肿瘤放射物理学基础

Primer on Radiation Oncology Physics

[美] 埃里克·福特（Eric Ford） 著

杨瑞杰 耿立升 孙保华 主译

张喜乐 李　君 潘羽晞 王明清 李凯文

雷润宏 王　工 杨雪莹 刘　曦 周子铖　译

尹宇莹 胡昕雨 叶　萍

清华大学出版社

北京

内 容 简 介

本书内容涵盖原子、核物理基础,射线与物质相互作用,辐射剂量概念、计算与测量,影像及治疗设备原理、结构、特点与应用;常用放疗技术的原理与临床应用、治疗计划设计、质量保证,辐射防护等。本书期望为肿瘤放疗医师、物理师、技师以及学生、企业研发、行业管理人员提供参考。

北京市版权局著作权合同登记号　图字:01-2023-1984

Primer on Radiation Oncology Physics/by Eric Ford/ISBN:9781138591707
Copyright © 2020 Taylor & Francis Group LLC
本书原版由 Taylor & Francis 出版集团子公司 CRC Press 出版,并经其授权翻译出版。版权所有,侵权必究。

本书中文简体翻译版授权由清华大学出版社独家出版。此版本仅限在中华人民共和国境内(不包括中国香港、澳门特别行政区和台湾地区)销售。未经出版者书面许可,不得以任何方式复制或发行本书的任何部分。

本书封面贴有 Taylor & Francis 公司防伪标签,无标签者不得销售。
版权所有,侵权必究。举报:010-62782989,beiqinquan@tup.tsinghua.edu.cn。

图书在版编目(CIP)数据

肿瘤放射物理学基础/(美)埃里克·福特(Eric Ford)著;杨瑞杰,耿立升,孙保华主译.—北京:清华大学出版社,2024.1
书名原文:Primer On Radiation Oncology Physics
ISBN 978-7-302-64917-5

Ⅰ.①肿… Ⅱ.①埃… ②杨… ③耿… ④孙… Ⅲ.①肿瘤—放射疗法—物理学 Ⅳ.①R730.55

中国国家版本馆 CIP 数据核字(2023)第 221692 号

责任编辑:佟丽霞　王　华
封面设计:常雪影
责任校对:欧　洋
责任印制:杨　艳

出版发行:清华大学出版社
　　　　网　　　址:https://www.tup.com.cn,https://www.wqxuetang.com
　　　　地　　　址:北京清华大学学研大厦 A 座　　　邮　　编:100084
　　　　社 总 机:010-83470000　　　　　　　　邮　　购:010-62786544
　　　　投稿与读者服务:010-62776969,c-service@tup.tsinghua.edu.cn
　　　　质量反馈:010-62772015,zhiliang@tup.tsinghua.edu.cn
印 装 者:三河市龙大印装有限公司
经　　销:全国新华书店
开　　本:185mm×260mm　　印　张:19.25　　　　　字　　数:464 千字
版　　次:2024 年 1 月第 1 版　　　　　　　　　印　　次:2024 年 1 月第 1 次印刷
定　　价:129.00 元

产品编号:099344-01

纪念我的第一位物理学老师——

弗兰·麦考利（Fran McCauley）

译者名单

杨瑞杰　北京大学第三医院

耿立升　北京航空航天大学

孙保华　北京航空航天大学

张喜乐　北京大学第三医院

李　君　北京大学第三医院

潘羽晞　北京大学第三医院

王明清　北京大学第三医院

李凯文　国科离子医疗科技有限公司

雷润宏　北京大学第三医院

王　工　北京大学第三医院

杨雪莹　北京航空航天大学

刘　曦　北京航空航天大学

周子铖　上海联影医疗科技股份有限公司

尹宇莹　北京航空航天大学

胡昕雨　北京航空航天大学

叶　萍　北京航空航天大学

序言1

　　肿瘤放射物理学是肿瘤放疗专业重要的基础课程,是放疗医师、物理师、技师的必修课程。放疗在肿瘤治疗中地位与作用的快速提升,以及放疗技术设备的发展,对肿瘤放射物理学的知识更新与拓展提出了更高的要求。系统深入地学习和掌握肿瘤放射物理学知识在保证放疗的安全和质量,加速技术设备研发与转化应用、提高治疗技术水平和为患者提供高质量服务等方面发挥着非常重要的作用。

　　由杨瑞杰、耿立升、孙保华教授主译的《肿瘤放射物理学基础》,在内容上,全面系统涵盖了肿瘤放射物理学的基础知识、基本概念和基本理论,内容丰富适用、易懂易学。教材适合于不同水平、经验的人员系统学习,也可以就具体某一章节的内容针对性学习。在形式上,文本和讲解视频互为补充。作为一套基础知识培训教材,这种结合习题与实例讲解视频的形式,相较于单纯的文本阅读,使读者耳目一新,将具有更好的学习效果。该套教材的出版,将会有力促进国内肿瘤放疗行业的发展,并对肿瘤放疗物理师的职业发展产生积极作用。同时,作为一套肿瘤放射物理学的基础教材,可为肿瘤放疗医师、物理师、技师以及拟从事肿瘤放疗的学生提供重要参考。本书有助于教师开设"翻转课堂",开展翻转教学,与学生进行互动讨论和答疑解惑,帮助学生进行课前预习,提高学习效率、解决实际问题。

中华医学会放射肿瘤治疗学分会第七届委员会　主任委员

中国医学科学院肿瘤医院放疗科　主任

2023 年 5 月

序言2

　　《肿瘤放射物理学基础》(*Primer on Radiation Oncology Physics*)一书是美国著名放射物理学家埃里克·福特(Eric Ford)的新作,并由杨瑞杰、耿立升、孙保华教授主译引进国内。该书系统全面地介绍当前肿瘤放射治疗中所涉及的基础理论和实践指南,是一部高质量的专业教材。教材涵盖了原子/原子核结构/衰变等基础物理学知识;阐述了光子、电子、质子、中子、重离子等与物质的相互作用,比释动能、吸收剂量、有效剂量等辐射量的概念及其相互关系,X 射线机和直线加速器的原理和结构,详细讲解了 C 型臂直线加速器、螺旋断层治疗机、射波刀加速器、γ-刀以及磁共振引导的直线加速器、质子重离子治疗机等治疗设备的原理、结构、特点与应用,辐射剂量测量原理、电离室、半导体、发光剂量计、胶片剂量计等剂量测量设备,光子/电子束/近距离后装治疗的剂量学、计划设计的优化与评估;重点讨论了适形/调强(包括容积旋转)放疗、立体定向放疗、X 射线/电子束全身照射技术,质子、重离子治疗和图像引导治疗技术,放射治疗过程的设备和患者治疗过程中的质量保证和质量控制,事故的发生、失效模式与效应分析等患者安全和质量控制方法,以及放射防护/场所设计/屏蔽计算和效果评价等。每章教材同时配有习题和讲解视频,便于课堂教学、读者自学及教学效果考评。

　　该教材的出版将极大促进我国放射治疗技术的普及和发展,可以为肿瘤放射物理师、放射肿瘤医师、放射治疗师以及肿瘤放疗专业相关的学生提供重要参考。将会有力促进肿瘤放疗物理师、放射肿瘤医师和放射治疗师的教育培训和职业发展。

中国生物医学工程学会医学物理分会　前主任委员

中国医学科学院肿瘤医院放疗科　教授

胡逸民

2023 年 6 月 3 日

译者序

随着临床需求的推动和技术设备的发展,放疗在恶性肿瘤及一些良性疾病的治疗中发挥了越来越重要的作用。近年来,影像引导放疗、调强、旋转调强放疗、立体定向放疗快速发展,质子重离子治疗也在国内越来越多的单位落地。放疗在我国的快速发展对医师、物理师、技师的人才需求日益急迫,对从业人员的教育培训提出了更高的要求。随着中国经济社会水平的发展,人民对生活质量提出了更高的要求。中共中央、国务院于 2016 年 10 月 25 日印发并实施《"健康中国 2030"规划纲要》,推进健康中国建设,提高人民健康水平。面向人民生命健康,国内很多大学和科研院所开始加大力度建设医学物理学科,培养高端医学物理人才。也急需对这些人员进行系统的教育和培训。在肿瘤放射物理学方面,需要一本全面系统、易懂易学的教材教辅书籍。《肿瘤放射物理学基础》(*Primer on Radiation Oncology Physics*)是埃里克·福特(Eric Ford)教授总结其近 20 年针对不同教育背景学生的教学经验,编写的一本具有鲜明特色的肿瘤放射物理学教材。福特教授是美国华盛顿大学(University of Washington)医学物理学系主任,北美医学物理学会多个报告工作组主席;于麻省理工学院(Massachusetts Institute of Technology)获得学士学位后又于哥伦比亚大学(Columbia University)获得博士学位;发表文章 100 多篇,并主编多部专著。

本教材内容涵盖了肿瘤放射物理学的基本概念、基本理论和放疗临床物理的基本技术与方法,每个章节都配套了对应的习题集,并录制了生动有趣的讲解视频。自 2020 年出版以来,该教材受到了行业学界的广泛好评。

结合国内目前快速发展的教材需求,译者以翻译版的形式将该教材引入国内,希望能为国内肿瘤放疗医师、物理师、技师、学生以及企业的研发人员等的教育、培训和培养提供帮助。《肿瘤放射物理学基础》以文本结合视频的新型教材形式,使读者产生"身临其境"的学习体验,提升学习效率和效果;将物理学的概念和原理讲解得深入浅出、清晰易懂;方便医师、物理师、技师、学生以及研发人员学习掌握。本教材同时辅以习题及拓展阅读材料,对于研究生和高年资的物理师可以作为拓展知识和深入研学的参考,也方便学员和教师检验教学效果。本教材可以作为自学材料,也可以作为课程教学、各类考试的参考教材。

本教材的翻译和出版,得到了行业内老师、专家同道的大力支持。在此表示衷心的感谢。因时间和译者学识所限,教材中难免会有纰漏之处,望广大读者批评指正,以期及时修订。

译 者

前言

本教材和系列视频为学习肿瘤放射物理学提供了一种新的方式。具体包含三个关键组成部分：①教学视频：每个视频长度为 10～15 分钟，与教材文本中的特定部分相对应。与教材配合，包含多选题的视频对于学习者特别有帮助。②教材：教材遵循以概念为基础的结构化课程设计。例如，第 7 章讨论了带电粒子在穿过物质时如何失去能量，第 9 章则基于这个概念解释了在直线加速器中光子束是如何产生的。③习题集：教材包含数百道习题（教师版有答案和解释），教学视频还包括数百个问答题。这些习题集和问答题为读者提供了一个重要的学习工具，因为物理最好是通过解决实际问题的方式来学习。

本教材内容经过了广泛的"实地测试"。作为使用超过 15 年的一本课程教学教材，已经由来自各种背景的大量学员尝试、测试和完善，学员包括放射肿瘤学住院医师、医学生、住院物理师、研究生、放射治疗师、剂量师等。本教材广受学员的深度好评。教材内容非常丰富、适用、易懂和易学，适合不同水平、经验的人员系统学习，也可以就具体某一章节的内容进行针对性学习。

本教材对教师教学也非常有帮助。教材文本和视频可以用来开发"翻转课堂"，开展翻转教学。学生、教师课前预习，课堂大部分时间进行互动讨论和答疑解惑，解决实践问题。翻转教学正在成为高级课程主流的教学方法。数据表明，这种主动的学习方法能使学生对教学内容理解得更透彻，并能更好地记忆和掌握。主动学习还能缩小学生之间的成绩差距。然而，尽管主动学习有这些优点，但开发这样高质量的教材需要大量的时间和辛勤的努力。鉴于没有相应的教材，大多数教师不能有效地开展翻转教学。本教材很好地解决了这一问题，使教师和学生能够更容易地进行翻转教学和主动学习。

本教材的每一章都包含习题集。教师版中有问题答案和详细的解释。这也有助于促进学生主动学习。

毫无疑问，学习物理学是很有挑战性的。但物理学也是一门内容丰富而引人入胜的学科。我希望本教材和系列视频能激发读者的学习兴趣，并帮助读者深入地学习，最终为患者提供更高质量的照护。对我来说这份努力是非常值得的。

目 录

第1章

基础物理学

1.1 波和粒子

1.1.1 电磁波

电磁波有很多种形式,如无线电波、可见光和 X 射线。1870 年,詹姆斯·克拉克·麦克斯韦(James Clerk Maxwell)提出了一种描述这些电磁波的方法,即变化的磁场产生电场,反之亦然,形成一种自我维持的波。这种波的传播速度为 c,即光速,在真空中的传播速度为 3×10^8 m/s。波可以由 3 个物理量描述:波速 c、波长 λ 和频率 ν(有时写作 f),如图 1.1.1 所示,三者间的关系如下:

$$c = \lambda \cdot \nu \tag{1.1}$$

其中:单位分别为 c(m/s)、λ(m)、ν(Hz)。波的类型由波长(或者等效的频率)决定。如图 1.1.1 所示,可见光在光谱中所占的范围相对狭窄,波长从 $400 \sim 700$ nm。

波长非常短的电磁波是 X 射线。1895 年,威廉·伦琴(Wilhelm Roentgen)首次发现并定义了 X 射线。其波长与原子本身大小相似,通常情况下用能量而不是波长来描述波的性质。能量 E 由式(1.2)给出:

$$E = h \cdot \nu \tag{1.2}$$

其中:h 是一个基本的自然常数,称作普朗克常数,其值为 6.626×10^{-34} m^2·kg/s。在医学物理领域,描述能量大小的另一个常见的单位是电子伏(eV),定义为 1 个电子穿过 1 V 的电势所获得的能量。医学物理中应用的 X 射线和粒子通常处于千电子伏至兆电子伏的能量范围内。

1.1.2 粒子

在医学物理中应用的具有重要意义的各种粒子如表 1.1 所示。电子最早是由 J.J.汤姆森(J.J.Thompson)在 1897 年发现的。1908 年,罗伯特·A.米利根(Robert A. Milikan)和哈维·弗莱彻(Harvey Fletcher)进行了一系列实验,证明了电子的电荷是量子化的,即存在非连续的离散量。这些实验包括在电场中的悬浮油滴实验(详见视频了解更多背景知识)。现在公认的电子电荷为 1.602×10^{-19} 库仑(C)。

粒子的一个重要性质是电荷。测量粒子电荷量的方法之一是测量其电荷质量比,然后再通过其质量就可计算出电荷。电荷质量比可以通过测量粒子在磁场中的运动来得

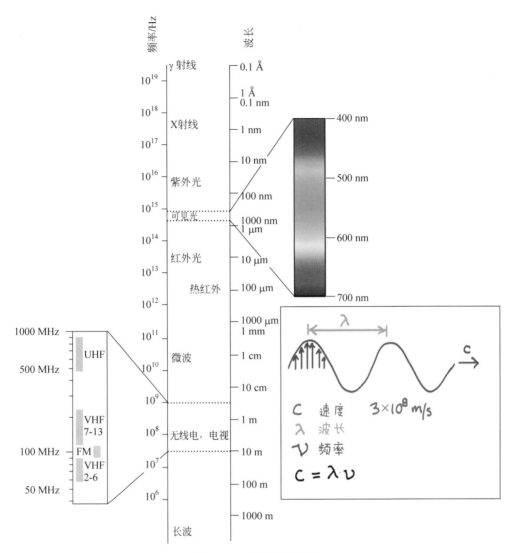

图 1.1.1　电磁波的性质

到。任何在磁场中运动的带电粒子都会受到与其运动方向垂直的力($F = qvB$),其中:q 是粒子电荷量,v 是粒子运动速度,B 是磁场强度,如图 1.1.2 所示。这个力使粒子轨迹偏离成弯曲的轨迹。**在磁场中运动的带电粒子受到的力在医学物理中有各种实际应用,并形成一个关键概念。**

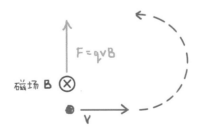

图 1.1.2　运动的带电粒子在磁场中受到的力

表 1.1.1 给出了各种粒子的质量。根据爱因斯坦质能方程 $E = mc^2$，粒子的静止质量既可以写成质量（kg）的形式也可以写成能量（MeV）的形式。请注意质子的质量是电子的近 2000 倍，这一特点对其在放射治疗物理学中的应用有许多实践意义。

表 1.1.1　放射治疗中应用的重要粒子

粒子	符号	带电性质	静质能（$E = mc^2$）
电子	e^-	－	0.511 MeV
正电子	e^+	＋	0.511 MeV
质子	p^+	＋	938.3 MeV
中子	n	不带电	938.9 MeV
光子	γ	不带电	无

1.1.3　波粒二象性

20 世纪早期物理学界的重要见解之一是粒子可以表现为波，相反地，电磁波也可以表现为粒子。20 世纪 20 年代，法国物理学家路易斯·德布罗意（Louis de Broglie）提出，粒子具有波的性质和波长 λ（$\lambda = h/p$，其中：h 是普朗克常数，p 是粒子的动量（即质量 m 乘以速度 v））。这个波长被称为德布罗意波长。又因为能量和动量有 $E = pc$ 的关系，所以德布罗意波长也可写作 $\lambda = hc/E$。20 世纪 20 年代中期，克林顿·戴维森（Clinton Davission）和莱斯特·格默（Lester Germer）在贝尔实验室的实验中，观察到了电子从晶体中散射出来的衍射模式与从波中观察到的衍射模式相同，从而证实了这一理论见解。

电磁波也可以表现为粒子，即所谓的"光子"，或者写成 gamma 的希腊符号，γ（见表 1.1.1）。光子没有质量，以光速传播。对此的理解可以追溯到 1905 年，当时阿尔伯特·爱因斯坦（Albert Einstein）提出，波可以被认为是一组不断传播的粒子（光子）。这一理论是为了解释光电效应，即当金属的频率（或能量）超过一定的阈值时，电子会逃离金属。**光子的存在是一个关键的概念，每个光子都有一个由方程（1.2）给出的对应能量。**

1.2　原子结构

1.2.1　原子结构与库仑定律

现代对原子的理解如图 1.2.1 所示，电子围绕原子核旋转。原子核是由质子和中子组成。在一个中性原子中，质子（电荷＋1）和电子（电荷－1）的数量相等。原子的尺寸是几十纳米（10 nm＝1 Å），然而原子核要小得多，通常是 1×10^{-15} 量级。因此，原子内部大部分由空腔构成。

回顾一下人们是如何认识原子结构的概念是很有益处的，这代表了一个重要的物理学原理。1909 年，欧内斯特·卢瑟福（Earnest Rutherford）与英国曼彻斯特大学的其他物理学家合作，设计了一个完美的实验，利用 α 粒子（氦原子核，由两个质子和两个中子组成）来探索原子的内部结构。α 粒子轰击一层很薄并涂有荧光材料的金箔，α 粒子撞击金箔时会产

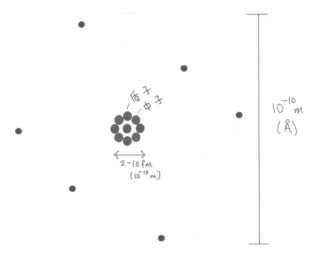

图 1.2.1　原子结构

生一个小的闪光,这样它的路径就可视化了。观测到的大部分散射事件都发生在 α 粒子的光束路径上,还有一小部分的 α 粒子向后散射的事件。也就是说,有一小部分的 α 粒子与一个小且紧凑的物体正面碰撞。关于实验的进一步说明,请参阅视频。

卢瑟福将这些结果解释为 α 粒子与金箔中金原子核的相互作用。如图 1.2.2 所示,带正电的 α 粒子在接近原子核时,会受到斥力(同电荷相互排斥)。两个带电粒子之间的作用力由库仑定律来描述:

$$F = k\frac{q_1 q_2}{r^2} \tag{1.3}$$

式中:k 为库仑常数,r 是两个带电粒子之间的距离,式(1.3)中的分子是两个粒子的电荷 q_1 和 q_2,对于两个电子的情况,是 $q_1 = e$ 和 $q_2 = e$。对于一个 α 粒子和一个金原子核的情况,是 $q_1 = 4e$ 和 $q_2 = 79e$,因为金原子核中有 79 个质子。

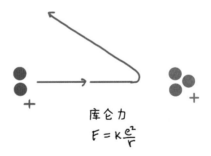

图 1.2.2　同类电荷的斥力和库仑定律

库仑定律(式(1.3))是一个重要的关键概念,在下面的篇章有许多应用。当两个粒子靠得更近(r 变小)时,它们之间的力就会变大。

1.2.2　原子的量子(玻尔)模型

上面描述的概念意味着原子的结构应该是不稳定的。原子中的电子和质子会互相吸引,电子会被拉向原子核。电子离原子核越近,引力就越强,所以电子就会螺旋进入原子核。然而,实际情况下不会产生这种情况,那么就需要一个新的替代模型。

这个原子的替代模型基于量子力学。量子力学是在非常小的尺度上描述物质和能量的理论,最初由丹麦物理学家尼尔斯·玻尔(Niels Bohr)于 1913 年提出。原子态的量子力学模型认为,电子只能分布在离散的能级中,即能量是量子化的。图 1.2.3 显示了氢原子 H(原子核中只有一个质子的最简单原子)的能级。**量子能级是一个关键的概念**,正如原子中的电子只能分布在离散的量子态中一样,我们将在后面会看到原子核本身也具有量子能级。

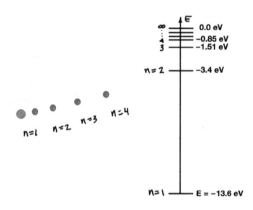

图 1.2.3 氢原子量子能级

在原子中,能级由一个主量子数 n 来描述,能量与 $\frac{1}{n^2}$ 成正比。$n=1$ 时的量子态是基态,即能量最低的状态。氢原子的基态能量为 13.6 eV。也就是说,处于这个量子态的电子需要 13.6 eV 的能量才能从原子中移除。电子可以在不同的量子态(能级)之间跃迁。如果一个电子失去能量(如从 $n=2$ 的能级跃迁到 $n=1$ 的能级),那么额外的能量就会以光子的形式释放出来。如果一个电子要获得能量(如从 $n=1$ 的能级到 $n=2$ 的能级),那么就会有一个光子被电子吸收。这些光子在能量上也是量子化的,并且具有特定原子所特有的能量。

1.2.3 量和单位

以下是一些有用的物理量(国际单位制[SI]):

$h=6.626\times10^{-34}$ m$^2\cdot$kg/s

1 eV$=1.602\times10^{-19}$ J

$c=3\times10^8$ m/s

库仑常数 $k=8.987\times10^9$ N$\cdot$m^2/C^2

电子电荷数 $e=1.602\times10^{-19}$ C

常见的前缀:

n	纳	10^{-9}
μ	微	10^{-6}
m	毫	10^{-3}
c	厘	10^{-2}
k	千	10^{3}
M	兆	10^{6}
G	千兆	10^{9}

进阶阅读

Khan, F.M. and J.P. Gibbons. 2014. *Khan's The Physics of Radiation Therapy*. 5th Edition. Chapter 1. Philadelphia, PA: Wolters Kluwer.

McDermott, P.N. and C.G. Orton. 2010. *The Physics of Radiation Therapy*. Chapter 1. Madison, WI: Medical Physics Publishing.

习题

注：＊表示问题较难。

1. KUOW 电台 94.9FM 的载波信号的波长是多少？（　　）

　　a. 3.16 m　　　　b. 10.5 m　　　　c. 105 m　　　　d. 316 m

2. 考虑氢原子中从 $n=3$ 到 $n=2$ 的跃迁，能量差是多少（eV）？其对应光的波长是多少？光的颜色是什么？（　　）

　　a. 1.51 eV　A. 91.2 nm　1. 红色　　　b. 1.88 eV　B. 365 nm　2. 黄色

　　c. 3.39 eV　C. 656 nm　3. 绿色　　　d. 13.6 eV　D. 1028 nm　4. 蓝色

3. 考虑氢原子中到 $n=1$ 态的跃迁，能发射光子的最高能量是多少？这对应于电磁波的哪个区域？（　　）

　　a. 1.51 eV　1. 无线电　　　　　　b. 1.88 eV　2. 红外光

　　c. 3.39 eV　3. 可视光　　　　　　d. 13.6 eV　4. 紫外光

4. 在下面的太阳光谱中，暗带是怎么产生的（图 PS1.1）？

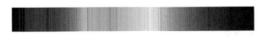

图 PS1.1　太阳光谱

5. 光绕地球一周需要多长时间？蓝光和红光的速度会不同吗？（　　）

　　a. 21 ms　1. 红光快　　　　　　b. 133 ms　2. 蓝光快

　　c. 21 s　3. 一样快　　　　　　d. 133 s

6. 对于工作于 3 GHz 频率的 S 波段直线加速器,射频(RF)波的波长是多少?(　　　)

    a. 1 mm　　　　　　b. 1 cm　　　　　　c. 10 cm　　　　　　d. 1 m

7. X 波段直线加速器(频率 11 GHz)中射频波的波长是多少?(　　　)

    a. 27 mm　　　　　b. 0.27 cm　　　　c. 2.7 cm　　　　　d. 27 m

8. 假设两种情况:①两个相距 10 nm 的电子;②两个相距 10 nm 的电子和质子。下面哪个陈述正确描述了两个粒子之间的作用力?(　　　)

    a. ①中的力更大　　　　　　　　b. ②中的力更大

    c. ①和②中的力相同　　　　　　d. ①和②力大小相等,但方向相反

*9. 计算一个电子从距离氢原子中的原子核 10 nm 处经过时的加速度(推导出加速度公式,并以 m/s^2 表示)。其与电子从距离铅原子核 10 nm 处经过的加速度相比如何?(　　　)

    a. 1.33×10^8 m/s^2　　　　　　b. 2.54×10^8 m/s^2

    c. 1.33×10^{18} m/s^2　　　　　d. 2.54×10^{18} m/s^2

*10. 在磁场(B)为 1 T 的回旋加速器中,质子的旋转频率是多少?根据电荷、质量和 B 推导出频率的公式(假定一个低能量的非相对论性的质子)。(　　　)

    a. 1.53 MHz　　　　b. 9.86 MHz　　　　c. 15.3 MHz　　　　d. 98.6 MHz

第2章

核结构与衰变

2.1 核结构与能量学

2.1.1 核结构与命名法

在第 1 章中,我们介绍了原子和原子核的结构。原子的大小约为 1×10^{-10} m(1 Å),原子核大小为 $2 \sim 10$ fm (1 fm$=1 \times 10^{-15}$ m)。考虑到质子之间的距离如此之近,原子核还能够保持稳定,这令人匪夷所思(注意,两个粒子之间的斥力大小是由库仑定律描述的,尺度为 $1/r^2$,其中:r 是粒子之间的距离。小的距离会产生大的排斥力)。然而,实际上原子核内还存在着一种平衡力,即量子力学所描述的将原子核聚集在一起的强作用力。这种力已经超出了本书的范围,但读者可以参考 Podgorsak(2016),以了解更多信息。

元素的标准命名法如下:

$$^A_Z Y$$

其中:Z 是原子序数(质子数 Z),A 是原子质量(质子数＋中子数),Y 是元素种类。举个例子,$^4_2$He 为氦原子,由两个质子和两个中子组成。因为 Z 和元素名是重复的,所以底部的数字有时会被省略,省略为^{4}He。

2.1.2 同位素图与结合能

同位素图如图 2.1.1 所示,显示的是元素的中子数(y 轴)和质子数(x 轴)的对应关系。质子数相同但中子数不同的元素称为"同位素"。举个例子,带有两个质子和两个中子的^{4}He 和带有两个质子和一个中子的^{3}He。关于同位素的更多信息可以参考 2.1.4 节。

从图 2.1.1 可以观察到几个特征:

(1) 有些同位素是稳定的(黑色方框),有些则是不稳定的,不稳定的会发生衰变(其他颜色的方框)。

(2) 大多数元素是丰中子的(即黑线上方的,黑线对应于中子数等于质子数)。

(3) 相对来说,质子数越多的元素拥有更多的中子(中子数量随质子数 Z 增加)。

(4) 一个重要的极端情况是没有中子的氢元素($n/p=0$)。

(5) 质子数大于 83($Z>83$)的原子核是不稳定的,即没有稳定的形态。

为了理解一些原子核是如何维持稳定的,让我们回顾一个碳核能量的计算示例(表 2.1.1)。稳定的碳原子(C)有 6 个质子、6 个中子和 6 个电子。这些组成部分的质量如表 2.1.1 所示(使用原子质量单位[amu])。

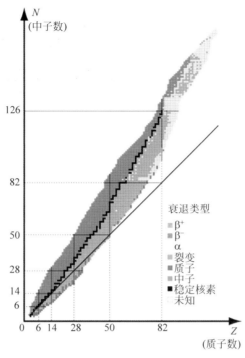

图 2.1.1　同位素图

表 2.1.1　稳定碳原子组成成分的质量

成　　分	质　　量	总　质　量
质子(6)	$6 \times 1.007\,277$ amu	$6.043\,662$ amu
中子(6)	$6 \times 1.008\,665$ amu	$6.051\,990$ amu
电子(6)	$6 \times 0.000\,549$ amu	$0.003\,294$ amu
共计		**12.099 006 amu**

^{12}C 所有组分质量之和为 12.099 006 amu。然而,稳定碳原子的总质量为 12.000 00 amu(此为 amu 的定义)。换言之,当这些组分被束缚在一个碳原子(质子、中子和电子)中时,它们的质量比把它们单独加起来的质量低 0.099 006 amu。通常认为,这不是质量差,而是能量差(质量和能量是可以互相转换的,$E = mc^2$)。碳原子的能量差为 0.099 006 amu 或 92.2 MeV。

相比于其组分来说,是什么原因导致稳定碳原子的质能更小了呢？答案是原子核的结合能。质子和中子通过结合能束缚在原子核中。换句话说,若要分离原子核,则需要外界提供额外能量。因此,稳定核的质量除以能量小于其组分的质量除以能量之和。

2.1.3　核衰变与能量释放

由于原子核中存在一定的结合能,所以原子核产生衰变也就不足为奇了。这种衰变会发生能量有利的情况,如在衰变时可以释放能量。图 2.1.2 为同位素的结合能曲线(横坐标为核子数,即质子数＋中子数)。

当原子核从一种同位素衰变到另一种同位素时,它的结合能曲线会向上移动,能量就会释放出来。以铀 235 裂变为例,当一个中子与^{235}U 结合形成^{236}U,之后发生自发衰变过程如下：

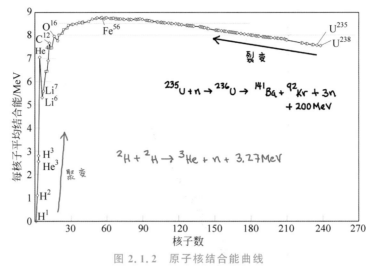

图 2.1.2　原子核结合能曲线

$$^{235}U + n \rightarrow {}^{236}U \rightarrow {}^{141}Ba + {}^{92}Kr + 3n + 能量$$

在这个裂变过程中释放了能量。

　　另一种释放能量的方式是低质子数原子核的聚变,它将结合能曲线从轻元素移到重元素。一个例子是在热密的太阳核心所发生的主要反应:

$$^{2}H + {}^{2}H \rightarrow {}^{2}He + n + 能量(3.27\ MeV)$$

这里的 ^{2}H 是氘原子核,即氢原子加上一个中子。

2.1.4　同位素命名法

　　如图 2.1.3 所示,原子核可以有不同数量的质子和中子。氦的两种同位素分别是 $^{4}_{2}He$ 和 $^{3}_{2}He$。它们是彼此的同位素,它们有相同的质子数($Z=2$),因此是同一种元素,但它们的中子数不同。$^{4}_{2}He$ 和 $^{3}_{1}H$ 是彼此的同中子素,也就是说它们有相同的中子数量。

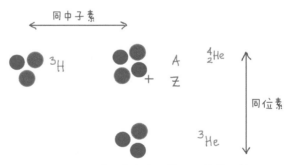

图 2.1.3　质子数和中子数不同的原子核

2.2　核衰变类型

　　综上所述,图 2.1.1 中有些原子核是稳定的(黑色方块),但是有些原子核是不稳定的,会产生衰变。衰变类型的不同,取决于一个原子核是相对丰中子(图 2.1.1 中的蓝色区域)还是缺中子(橙色区域)。下面的章节将描述不同的衰变类型、衰变产物及其衰变能。

2.2.1 β⁻衰变

本节描述丰中子原子核中的 β⁻ 衰变。图 2.2.1 展示了一个 $^{33}_{16}$P 到 $^{32}_{15}$S 的 β⁻ 衰变的例子,这个过程产生了一个 β⁻ 粒子。请注意,"β⁻"粒子与电子是一样的。同时产生的还有一个反中微子($\bar{v}$),对于医学物理目的来说,它并不重要。释放的能量用符号 E 表示。在这次衰变中,我们从 15 个质子开始,到 16 个质子结束。换句话说,一个质子被"产生"了,或者更准确地说,一个中子被转化成了一个质子。最终结果是多出了一个质子,所以必须同时产生一个电子,以保证在衰变前后具有相等的电荷。

一般来说,任何 β⁻ 衰变都可以写成 $^A_Z X \rightarrow {}^A_{Z+1} Y + \bar{v} + \beta^-$,即含有 Z 个质子的元素 X 衰变为含有 Z+1 个质子的元素 Y。衰变纲图也经常以图表的形式显示,如图 2.2.1 所示(左下,黄色),能量轴为垂直方向,质子数向右增加。黄色的轴通常不包括在这样的图表中。β⁻ 衰变中的电子并不总是以最概然能量发射。这是因为衰变的能由 β⁻ 粒子和中微子共享。衰变得到的电子的能谱图如图 2.2.1(右下)所示。电子的平均能量通常为最概然能量的 $\frac{1}{3}$。

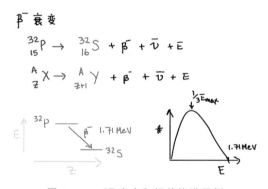

图 2.2.1 β⁻衰变和相关能谱示例

2.2.2 β⁺衰变

β⁺ 衰变与缺中子原子核有关(图 2.1.1 中的橙色方块)。图 2.2.2 所示为 ^{18}F 衰变的过程,^{18}F 是 PET 成像中广泛使用的同位素。在 β⁺ 衰变中,原子失去一个质子,获得一个中子,产生一个 β⁺ 粒子。请注意,"β⁺"粒子与正电子是相同的,正电子是电子的反粒子。与"β⁻"衰变一样,β⁺ 衰变也会产生中微子。由于带电粒子与中微子共享衰变能量,所以正电子能谱具有特定分布(图 2.2.2,右下)。

2.2.3 β衰变:产生和半衰期

图 2.2.3 展示了同位素图中 β⁺ 和 β⁻ 衰变的分布。β⁻ 衰变同位素相对来说是丰中子的。在衰变过程中,这些丰中子原子核失去一个中子,增加一个质子。这种衰变的半衰期相对较长。这些同位素可在核反应堆中产生(在反应堆中,用中子轰击靶核,产生丰中子同

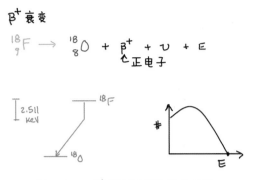

图 2.2.2　β⁺衰变示例和相关能谱

位素）。

　　经过 β⁺ 衰变的同位素相对来说是缺中子的。在衰变过程中,它们失去一个质子,得到一个中子。这种衰变的半衰期相对较短。这些同位素可利用回旋加速器(靶核由质子等重带电粒子轰击)产生。

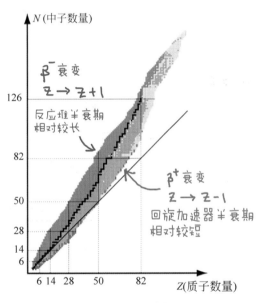

图 2.2.3　β衰变概述

丰中子同位素(蓝色)在核反应堆中产生,发生 β⁻ 衰变,半衰期相对较长。而缺中子同位素(橙色)可利用回旋加速器产生,发生 β⁺ 衰变,半衰期相对较短。

2.2.4　α 衰变

　　一些原子核(特别是非常重的原子核)可发生 α 衰变(如图 2.1.1 和图 2.2.3 中的黄色框所示)。经历这种衰变的原子核会产生一个 α 粒子,即一个具有两个质子和两个中子的粒子,其与氦原子核 $_2^4\mathrm{He}$ 是一样的。这种衰变的一个例子如图 2.2.4 所示,即 $^{226}\mathrm{Ra}$(镭)衰变为 $^{222}\mathrm{Rn}$(氡)。在此衰变中, $^{226}\mathrm{Ra}$ 衰变中的 94% 到 $^{222}\mathrm{Rn}$ 的基态,6% 衰变到能量更高的 $^{222}\mathrm{Rn}$ 的激发态。 $^{222}\mathrm{Rn}$ 激发态然后衰变到 $^{222}\mathrm{Rn}$ 的基态,同时释放出一个能量为 0.18 MeV 的光子。^{226}Ra 历史上曾用于近距离治疗,而提供治疗剂量的正是 0.18 MeV 的光子。

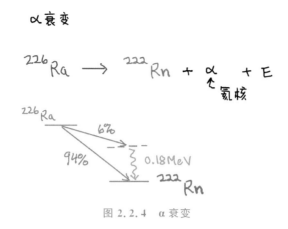

图 2.2.4 α衰变

2.2.5 其他衰变类型

其他可能的核衰变类型如图 2.2.5 所示。第一种衰变类型是电子俘获(EC),一个内壳层电子与原子核相互作用,结果是失去一个质子。这种衰变的一个例子是^{125}I(碘),其衰变到^{125}Te 的亚稳态^{125m}Te(碲)。亚稳态指的是原子核的高能激发态,可以存活很长一段时间,但最终会衰变到基态。EC 之后,内壳层电子会有一个空位,外壳层电子可以跃迁到这个空位,同时产生一个特征光子。这个退激过程也可能释放出一个俄歇电子。有关特征光子和俄歇电子的更多信息,请参考 5.1.2 节。

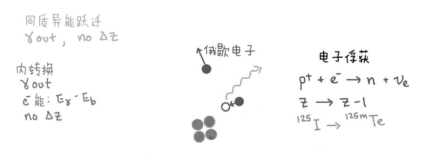

图 2.2.5 其他衰变类型:电子俘获、同质异能跃迁及内转换

第二种核衰变类型是同质异能跃迁(IT),即处于激发态的原子核跃迁到基态,并发射出一个光子,质子数 Z 没有变化。

最后一种衰变类型是处于激发态原子核跃迁到基态的内转换(IC)。在这个衰变类型中,发射的不是光子,而是电子。发射电子的能量是跃迁的能量(本来应该是一个光子)减去电子的结合能。

表 2.2.1 总结了衰变类型。表 2.2.2 列出了具有重要医学应用的常见同位素、衰变类型、半衰期和照射量率常数(将在后续章节中讨论)。

表 2.2.1　衰变类型总结

衰 变 类 型	质子数 Z 变化	释 放 粒 子	注
β^-	Z 增加	电子	反应堆生成,较长的半衰期
β^+	Z 减少	正电子＋γ(子体)	回旋加速器生成,较短的半衰期
电子俘获(EC)	Z 减少	伽马射线,俄歇电子	
α	$Z \to Z-4$	$\alpha+\gamma$(子体)	
同质异能跃迁(IT)	无变化	伽马射线	
内转换(IC)	无变化	伽马射线	

注:"γ(子体)"表示伽马射线,由子同位素激发态衰变到基态产生。

表 2.2.2　医学应用中的部分重要同位素

同位素	半衰期	衰变类型	照射量率常数 Γ	注
^{226}Ra	1600 年	α	8.25 R cm^2/(h·mg)	铀系衰变产物
^{137}Cs	30.2 年	β^-	3.28 R cm^2/(h·mCi)	1.18 MeV E$_{max}$ β^- 光子,662 keV
^{192}Ir	73.8 年	β^-(95.3%) 或 EC(4.7%)	4.64 R cm^2/(h·mCi)	0.67 MeV E$_{max}$ β^- 大量光子,295~468 keV
^{60}Co	5.27 年	β^-	13.0 R cm^2/(h·mCi)	1.48 MeV E$_{max}$ β^- 光子,1.17 MeV,1.33 MeV(平均 1.25 MeV)
^{125}I	59.4 天	EC		光子平均能量: 28.4 keV
^{103}Pd	17.0 天	EC		光子平均能量: 20.7 keV
^{131}I	8.01 天	β^-		0.61 MeV E$_{max}$ β 光子,80~723 keV
^{90}Mo	66.0 小时	β^-		
^{99m}Tc	6.0 小时	β^-		
^{90}Y	64.0 小时	β^-		2.28 MeV E$_{max}$
^{90}Sr	28.7 年	β^-		0.546 MeV E$_{max}$
^{223}Ra	11.4 天	α		5.78 MeV
^{177}Lu	6.71 天			0.5 E$_{max}$ β^- 光子,113 208 keV

进阶阅读

Khan, F.M. and J.P. Gibbons. 2014. *Khan's The Physics of Radiation Therapy*. 5th Edition. Chapters 1 and 2. Philadelphia, PA: Wolters Kluwer.

McDermott, P.N. and C.G. Orton. 2010. *The Physics of Radiation Therapy*. Chapter 3. Madison, WI: Medical Physics Publishing.

Podgorsak, E.B. 2016. *Radiation Physics for Medical Physicists*. 3rd Edition. Chapters 1 and 11. Switzerland: Springer.

习题

注：* 表示问题较难。

相关链接：

http://atom.kaeri.re.kr/nuchart

www.ptable.com

有关同位素的网站：http://www.nndc.bnl.gov/chart/

问题 1～3 参考 ^{226}Ra 的衰变链（图 PS2.1）

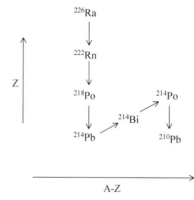

图 PS2.1　Ra 的衰变链

1. ^{226}Ra → ^{222}Rn 是什么衰变类型？（　　）

　a. β$^-$ 衰变　　　　　b. β$^+$ 衰变　　　　　c. α 衰变　　　　d. 电子俘获

2. ^{214}Pb → ^{214}Bi 是什么衰变类型？

　a. β$^-$ 衰变　　　　　b. β$^+$ 衰变　　　　　c. α 衰变　　　　d. 电子俘获

3. 图 PS2.1 没有包括哪些类型的衰变？（并解释原因）（　　）

　a. β$^-$ 衰变　　　　　b. β$^+$ 衰变　　　　　c. α 衰变　　　　d. 核散裂

4. ^{15}O → ^{15}N 是什么衰变类型？（　　）

　a. β$^-$ 衰变　　　　　b. β$^+$ 衰变　　　　　c. α 衰变　　　　d. 电子俘获

这种同位素如何应用于医疗？

5. 由 ^{14}N 生成 ^{15}O 是什么衰变类型？（　　）

　a. β$^+$ 衰变　　　　　b. β$^-$ 衰变　　　　　c. 氘核轰击　　　d. 电子俘获

6. ^{99}Mo → ^{99m}Tc 的衰变是哪种衰变类型？（　　）

　a. β$^-$ 衰变　　　　　b. β$^+$ 衰变　　　　　c. 内转换　　　　d. 电子俘获

7. ^{99}Tc → ^{99}Ru 的衰变是哪种衰变类型？（注：Tc $Z=43$，Ru $Z=44$）（　　）

　a. β$^-$ 衰变　　　　　b. β$^+$ 衰变　　　　　c. 内转换　　　　d. 电子俘获

8. ^{137}Cs 衰变纲图如图 PS2.2 所示，衰变时会发射出什么粒子（选择所有适用的）？（　　）

　a. 光子　　　　　　　b. 电子　　　　　　　c. 正电子　　　　d. 质子

e. 阿尔法粒子

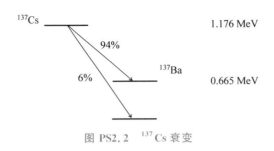

图 PS2.2　^{137}Cs 衰变

9. 描述俄歇电子是如何产生的。

*10. ^{64}Cu 可以衰变为 ^{64}Ni 或 ^{64}Zn。将如图 PS2.3 A&B 所示的粒子能谱与对应的衰变模式进行匹配。（　　）

　　a. β$^+$ 衰变　　　　b. β$^-$ 衰变

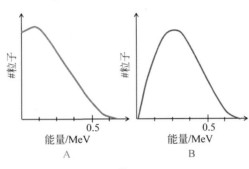

图 PS2.3　^{64}Cu 衰变能谱

第3章

核衰变中的数学

3.1　指数衰减

第 2 章介绍了不稳定同位素的核衰变物理过程,包括电子俘获、β^- 衰变、β^+ 衰变以及其他衰变类型。本章将探讨衰变过程的数学描述。为了说明数学描述的重要性,考虑 ^{125}I 通过电子俘获衰变到 Te(碲)的过程。这种同位素可用于前列腺癌的低剂量率近距离治疗和其他方面的应用。为了计算上述应用中的辐射剂量,我们需要知道一段时间后存在的放射性 ^{125}I 的数量(数量越多,剂量率越高)。本章提供了理解此问题的数学框架。

3.1.1　指数式衰减导论

这里我们考虑一种简单情况,即同位素衰变成另一种同位素。如图 3.1.1 所示,样品中有数量为 N 的不稳定原子核,给定某个时间间隔,我们写为 Δt。在这个时间间隔内,某些原子核发生衰变,衰变的数量我们写成 ΔN。衰变过程有两个性质:第一,衰变的数量与样品中原子核的总数成正比(原子核越多,衰变事件就越多);第二,衰变的数量与我们给定的时间间隔 Δt 成正比(时间越长衰变越多)。因此,我们可以把这个方程写成 $\Delta N = -\lambda N \Delta t$。在这里,$\lambda$ 是衰变常数,代表在总量为 N 的样本中每秒的衰变次数,负号表示原子核数量减少,即它们衰变为其他原子核。我们可以用微积分表示法来替换符号,Δt 变成 $\mathrm{d}t$,ΔN 变成 $\mathrm{d}N$(表示每个变量的微小变化),方程变成 $\mathrm{d}N = -\lambda N \mathrm{d}t$,也可写作 $\dfrac{\mathrm{d}N}{\mathrm{d}t} = -\lambda N$。此方程有一个解 $N(t) = N_0 \mathrm{e}^{-\lambda t}$,我们把 N 写成 $N(t)$,也就是数字 N,在某个时间 t 的值,这是指数衰减的公式。e 是一个特殊的数字,是自然对数的底数,即 2.71828。当 $t = 0$ 时,样品中的核数为 N_0。这个方程对应的衰减曲线如图 3.1.1 所示。

活度的指数衰减依赖于衰变常数 λ,衰变常数越大,指数衰减越快。衰变常数由原子核的稳定性决定:不稳定的原子核每秒会有更多的衰变或者具有更大的衰变常数。

衰变曲线的指数形式来源于核衰变过程的独立性和随机性。也就是说,任何一个衰变事件与它之前发生的衰变事件或之后将要发生的衰变事件是完全无关的。在这种情况下,我们可以写出简单的比例方程 $\Delta N = -\lambda N \Delta t$,它的解是指数形式。在其他情况下也会出现同样的数学表述,所以有必要思考一下这个表述。

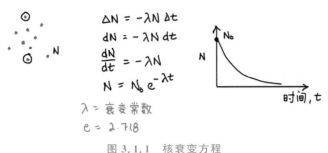

图 3.1.1　核衰变方程

一个样本中有 N 个原子核(红色),其中某些会发生衰变

3.1.2　活度和活度单位

原子核的数量 N 是很难测量或量化的。比较容易计算的量是其活度,即每秒的衰变次数,它可以通过产生的衰变产物来测量(如从同质异能跃迁产生的光子等)。A 是每秒衰变的次数,可以写成 $A=\dfrac{\mathrm{d}N}{\mathrm{d}t}$,这个方程的解是 $A(t)=A_0\mathrm{e}^{-\lambda t}$, $A(t)$ 为 t 时刻的活度, t 为 0 时刻的活度为 A_0 (图 3.1.2)。活度的国际标准(SI)单位是"每秒对应的衰变次数",专用单位是贝可勒尔(Becquerel),用符号 Bq 表示。另一个常用的单位是居里(Curie),用符号 Ci 表示。两个活度单位的换算为 $1\ \mathrm{Ci}=3.7\times10^{10}\ \mathrm{Bq}$ 或 $1\ \mathrm{mCi}=3.7\times10^{7}\ \mathrm{Bq}=37\ \mathrm{MBq}$ 。

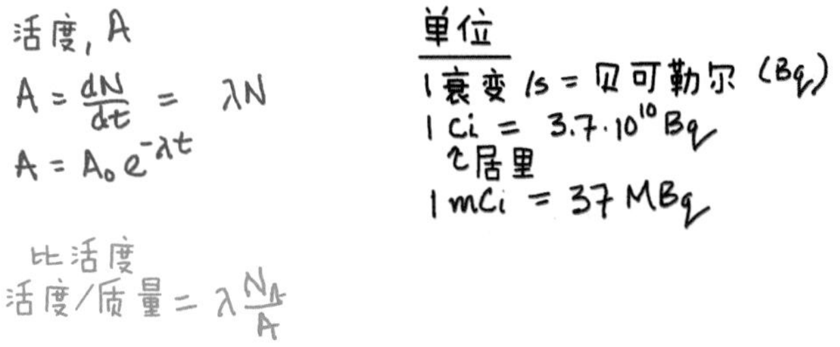

图 3.1.2　活度

活度是一个可测量的物理量,定义是每秒对应的衰变次数。活度随时间呈指数衰减

还有一个重要的物理量是比活度,定义为单位质量对应的活度,由 $\lambda\dfrac{N_A}{A}$ 给出。比活度表示某一特定放射性同位素的"浓度",即对于给定的质量,该同位素发生了多少次衰变事件。

3.1.3　半衰期

从概念上讲,半衰期是指同位素的活度衰减到其初始活度一半所需的时间,定义为 $A(t)=\dfrac{1}{2}A_0=A_0\mathrm{e}^{-\lambda t}$,通过这个方程可以解出时间 t ,如图 3.1.3 所示。我们用符号 t_h 来表示这个半衰期,半衰期与衰变常数 λ 之间的关系如下:

$$t_h = \frac{0.693}{\lambda} \tag{3.1}$$

衰变常数(和半衰期)由原子核的稳定性决定。不稳定的原子核每秒会有更多的衰变,或有更大的衰变常数 λ,导致更短的半衰期。

有了这些物理量,那么上面的活度方程可以改写为

$$A(t) = A_0 e^{-\lambda t} = A_0 e^{-0.693 \cdot t/t_h} \tag{3.2}$$

活度方程可以用另一种形式来改写,注意每经历一个半衰期活度就会减少一半。n 个半衰期之后,活度将变为

$$A(\text{经过 } n \text{ 个半衰期}) = A_0 (1/2)^n \tag{3.3}$$

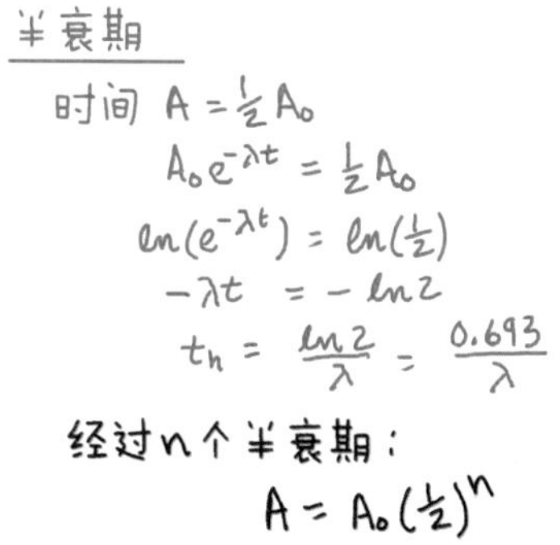

半衰期

时间 $A = \frac{1}{2} A_0$

$A_0 e^{-\lambda t} = \frac{1}{2} A_0$

$\ln(e^{-\lambda t}) = \ln(\frac{1}{2})$

$-\lambda t = -\ln 2$

$t_h = \frac{\ln 2}{\lambda} = \frac{0.693}{\lambda}$

经过 n 个半衰期:

$A = A_0 (\frac{1}{2})^n$

图 3.1.3　半衰期

放射源活度的指数式衰减的强度取决于衰减常数 λ 或半衰期 t_h。不稳定同位素具有较大的衰变常数和较小的半衰期

注意,式(3.3)尽管与式(3.2)有不同的形式,但仍然描述的是指数衰减。人们可以从数学上证明这两个公式是等价的。在下面的习题集和本书其他地方的计算中,将会反复使用式(3.2)和式(3.3),因此很有必要认识和理解它们。

3.1.4　平均寿命

最后要考虑的是平均寿命。虽然有些难以理解,但它对放射性粒子永久性植入的剂量计算很有帮助。

首先考虑一个放射源,总原子核个数为 N_0。在这个放射源的生命周期中,会有 N_0 次总衰变,也就是放射源衰变到其他原子核,直到没有原来的原子核剩下。现在,出于概念上的考虑,考虑一个"假源"。这个假源不经历指数衰减,而是有一个恒定活度,可以写成 $A = \lambda N_0$。在总时间 τ 内,这个源衰变的次数将是 $\lambda N_0 \tau$。如果我们设定 $\lambda N_0 \tau$ 数值等于来自真实源(N_0)的衰减总数,可得到方程:$\lambda N_0 \tau = N_0$。解这个方程,会发现 $\tau = \frac{1}{\lambda}$,也可以写成 $\tau = \frac{t_h}{0.693}$,或者

$$\tau = 1.44 t_h \tag{3.4}$$

因此,平均寿命 τ 是衰变次数等于具有恒定活度放射源的初始活度 A_0 所对应的时间。这对永久植入放射源的剂量计算很有帮助(见 4.2.5 节)。

3.2　同位素的平衡

　　本章描述了一种同位素衰变为子产物（另一种同位素）的情况。然而，在一些医学物理应用中，情况更加复杂。可能有一种同位素会衰变成另一种同位素，而另一种同位素又会衰变成第三种同位素，以此类推。也就是说，可能会有一连串的衰变。随着时间的推移，这些同位素的活度将达到平衡。这种情况将在视频中进行更详细的讨论。

进阶阅读

Khan, F.M. and J.P. Gibbons. 2014. *Khan's The Physics of Radiation Therapy*. 5th Edition. Chapter 2. Philadelphia, PA: Wolters Kluwer.

McDermott, P.N. and C.G. Orton. 2010. *The Physics of Radiation Therapy*. Chapter 3. Madison, WI: Medical Physics Publishing.

Podgorsak, E.B. 2016. *Radiation Physics for Medical Physicists*. 3rd Edition. Chapter 10. Switzerland: Springer.

习题

　　注：＊表示问题较难。

　　相关的半衰期参见表 2.2.2。

　　1. 哪个源的活度最高？（　　　）

　　　　a. 1 mCi ^{125}I　　　　　b. 1 mCi ^{131}I　　　　　c. 1 mCi ^{192}Ir　　　　d. 都一样

　　2. 在 PET 扫描中，注射 10 mCi ^{18}F-FDG，对应的活度（以 Bq 为单位）是多少？（　　　）

　　　　a. $2.70×10^{-13}$　　　b. $2.70×10^{-10}$　　　c. $3.70×10^{8}$　　　d. $3.70×10^{11}$

　　3. 采购了一个活度为 38 mCi 的 ^{137}Cs 放射源，10 年后的活度是多少？（　　　）

　　　　a. 12.6 mCi　　　　b. 27.3 mCi　　　　c. 30.2 mCi　　　　d. 37.1 mCi

　　4. 一个 ^{60}Co 外照射治疗机的初始剂量率为 2 Gy/min，安装 10 年后的参考剂量率是多少？（　　　）

　　　　a. 0.30 Gy/min　　　b. 0.54 Gy/min　　　c. 1.75 Gy/min　　　d. 3.80 Gy/min

　　5. 根据规定，放射性同位素在 10 个半衰期后，可以在没有特别预防措施的情况下进行废物处理。0.5 mCi ^{125}I 放射源经过 10 个半衰期后的活度是多少？（　　　）

　　　　a. 0.02 μCi　　　　b. 0.49 μCi　　　　c. 0.02 mCi　　　　d. 0.49 mCi

　　6. 根据 NRC NUREG-1556 规定，如果 1 m 处测量到的辐射强度小于 1 mR/h，进行^{125}I 植入治疗的患者可以出院。如果植入后测量的照射量率为 1.1 mR/h,那么从技术上讲,患者还需要多久才能出院?(   )

    a. 2.3 min   b. 5.9 d   c. 8.2 d   d. 54.0 d

    7. 在^{223}RaCl$_2$(Xofigo)治疗中,如果注射 130 μCi 药量,总共会发生多少次衰变?假设整个过程没有^{223}RaCl$_2$排出体外。(   )

    a. 7692   b. 8.43×10^7 c. 6.84×10^{12} d. 4.74×10^{18}

    *8. ^{90}Sr 的初始活度是 10 mCi,当^{90}Sr 与其子同位素^{90}Yr 达到平衡时,^{90}Sr 的活度是多少?(形式见视频)(   )

    a. 1 mCi   b. 5 mCi   c. 10 mCi   d. 15 mCi

    *9. 证明活度的两个公式是等价的:$A = A_0 e^{-0.693 \cdot t/t_h}$ 和 $A = A_0 (1/2)^n$。其中 n 是半衰期数。

    10. 描述如何用^{137}Cs 来确定陈年葡萄酒的年份。(提示:^{137}Cs 是^{235}U 核裂变的副产物)

第4章

近距离治疗

4.1 近距离治疗放射源和同位素

前几章我们重点介绍了一些基本的物理概念,如原子结构、原子核和不稳定同位素的衰变等。本章将介绍它们在治疗中的应用——近距离治疗,即通过向组织中植入放射源而进行的治疗。本章仅对近距离治疗进行概念性的介绍,详细内容将在后续章节中展开。在第26章中,我们还将介绍近距离治疗的实际示例(如前列腺癌粒子植入和针对妇科肿瘤的高剂量率近距离治疗)。

4.1.1 常用同位素:低剂量率/高剂量率近距离治疗

近距离治疗可以采用两种不同的方式:低剂量率(low-dose rate,LDR)近距离治疗,即剂量率小于 2 Gy/h;高剂量率(high-dose rate,HDR)近距离治疗,即剂量率大于 12 Gy/h。国际辐射单位与测量委员会(ICRU)第 38 号报告给出了这些定义和标准(Wyckoff et al.,1985)。

最常见的近距离治疗方法是使用放射性同位素,放射性同位素会发生衰变并发射粒子。最常用的近距离放射源通过发射光子来沉积能量。LDR 治疗中使用的同位素半衰期相对较短,发射光子的能量相对较低,而 HDR 治疗中使用的同位素半衰期稍长,发射光子的能量相对较高。LDR 植入通常是永久性的(即放射源植入患者体内并留在体内),而 HDR 植入是暂时性的(即导管插入患者体内,放射源暂时植入这些导管以沉积能量)。

同位素示例如图 4.1.1 所示。LDR 治疗中使用的两种同位素是 ^{121}I 和 ^{103}Pd,它们都通过电子俘获的方式衰变并发射低能光子。^{103}Pd 的半衰期略短于 ^{121}I,发射的光子能量略低。这两种放射源均用于前列腺癌的近距离治疗(见第 26 章)。在 HDR 治疗中,一种常用的同位素是 ^{192}Ir,它首先通过 β^- 衰变为 ^{192}Ro 的激发态,然后通过发射不同能量的光子衰变为基态,光子能量的平均值为 380 keV。

4.1.2 低剂量率放射源的设计

许多近距离治疗应用依赖于封装在"粒子"中的放射源,粒子是一种约米粒大小的小型金属输送容器(图 4.1.2)。这种设计的目的在于封装放射性同位素,并且过滤掉不需要的

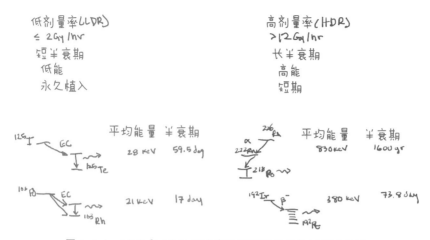

图 4.1.1 LDR 和 HDR 近距离治疗以及各自的示例同位素

粒子(如 ^{192}Ir 发生 β^- 衰变时所产生的电子,它在治疗上没有用处),此外粒子可以作为射线成像标记的载体,在 X 射线或 CT 图像上显示。

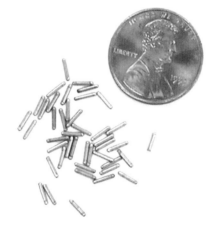

图 4.1.2 近距离治疗粒子(来自维基共享开源资源)

图 4.1.3 给出了一个此类源的示例,即 Amersham 公司作为 6711 型粒子出售的 ^{121}I 粒子。放射性同位素沉积在银棒表面,封装在 50 μm 厚的钛包壳中,钛包壳可以保护源并吸收同位素 β^- 衰变中产生的俄歇电子。银棒用作射线成像标记。注意,源的尺寸较小,设计用于 17 号或 18 号针头。

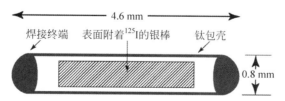

图 4.1.3 LDR 近距离治疗源示例

Amersham 公司 6711 型号的 ^{125}I 粒子(来自美国医学物理师协会第 43 号报告更新版,Rivard et al. 2004.)

图 4.1.4 展示了 LDR 近距离治疗源的另一个示例,即 Theragenics 公司的 200 型的 ^{103}Pd 粒子,同位素涂覆在一端的石墨颗粒上。铅标记包含其中,用于可视化射线成像。

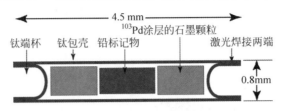

图 4.1.4　LDR 近距离治疗源示例

Theragenics 公司型号 200 的 ^{103}Pd 粒子(来自美国医学物理师协会第 43 号报告更新版,Rivard et al. 2004.)

4.1.3　高剂量率放射源的设计

图 4.1.5 展示了 HDR 近距离治疗源的示例,即 Nucletron 公司的 ^{192}Ir 源。该源尺寸较小,设计把它安装在导管中,并封装在不锈钢包壳中,源的包壳被激光焊接到不锈钢电缆上。电缆允许源暂时插入导管,然后使用远程后装机移除(见第 26 章)。使用远程后装技术的原因是安装过程放射性活度非常高(安装时约 10 Ci)。因此,该程序不能由工作人员手动完成,必须在远程控制放射源的屏蔽室中执行。

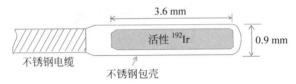

图 4.1.5　HDR 近距离治疗源示例

Nucletron 公司的 ^{192}Ir 源(改编自 G. Douysset et al. 2008. Comparison of air kerma standards of LNE-LNHB and NPL for ^{192}Ir HDR brachytherapy sources：EUROMET Project No 814.　Phys Med Biol 53. N85-N97 doi：10.1088/031-9155/53/6/N02.)

4.1.4　其他形式的近距离治疗

注意,并非所有的近距离治疗都使用粒子,还有其他形式的近距离治疗:

(1)电子近距离治疗(eBT)。该治疗的实现方式有很多种,如将微型 X 射线管插入导管(如 Axxent$^{®}$,Xoft/iCad Inc.),或封装在球形施源器中的电子靶上(Intrabeam$^{®}$,Carl Zeiss Meditec AG)。更多信息参见美国医学物理学家协会(The American Association of Physicists in Medicine,AAPM)第 182 号报告。

(2)放射性核素治疗。有时被归类为近距离治疗,这种治疗是通过将非密封的源注射到患者体内来完成的。包括用于甲状腺癌的 ^{131}I、用于骨转移的 ^{223}Ra-氯化物和用于肝脏的 ^{90}Yr 涂层微球等不同的形式。更多信息参见第 26 章。

4.2　近距离治疗照射量和剂量

在临床应用中使用近距离放射源的关键是理解其产生的剂量。第 3 章介绍了源活度的概念,即每秒的衰变数,但这并没有直接告诉我们组织中剂量的任何信息。为了从活度得到剂量,我们必须计算照射量这一中间物理量。即活度(A)→照射量(X)→剂量(D)。这样,知道了放射源的活度,就可以计算剂量。本节将对此主题进行介绍。

4.2.1　照射量

照射量的概念不仅对近距离治疗很重要,而且对医学物理中的其他应用同样重要。为理解照射量,考虑图 4.2.1 中所示的实验。使用光子源(图中绿色部分)照射充满空气的腔室(图中黑色圆圈)。这些光子可能来自近距离治疗源或其他源,当光子与腔室内的空气相互作用时,会使空气电离,即导致电子从空气中的分子中释放。这一过程在第 5 章有详细的描述。在这个空腔里,我们放置了一个高压电极(如图 4.2.1 中红色所示)。高压电极会在腔室中产生电场。电子被电场加速,流向电极并被电极收集。最终在电极上收集到电荷(符号“Q”)。电荷的国际单位是库仑(C)。

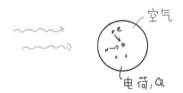

图 4.2.1　照射量的定义

在此演示实验中,光子(绿色)电离电离室(黑色圆圈)中的空气分子,导致在腔室中产生电荷 Q。

照射量定义为腔室中每单位质量的空气产生的电荷,并用符号 X 表示:

$$照射量,\quad X = \frac{Q}{m_{air}} \tag{4.1}$$

如果我们知道腔室中的空气质量(或通过校准得出),并测量电荷,我们就可以知道入射光子产生的照射量。照射量的单位是伦琴(R),定义为 2.58×10^{-4} C/kg。在旧的单位制(即非国际单位制、厘米-克-秒单位制)下,1R 定义为 1 esu/cm^3。

4.2.2　近距离治疗放射源的照射量率

为理解活度与剂量的关系,我们现在考虑近距离放射源的照射量。

$$放射性活度(A) \rightarrow 照射量(X) \rightarrow 剂量率(D)$$

对于近距离治疗,我们通常不考虑照射量,而是考虑照射量率,不考虑剂量,而是考虑剂量率。这是因为近距离放射源是连续发射射线的,其量用活度来表征,活度也是一个比率(即每秒的衰变数)。照射量率可以写成 $\dot{X} = \frac{dX}{dt}$,即单位时间(dt)内的照射量变化(dX)。

注意,物理量上的点表示每单位时间的变化(例如,$\dot{D}$ 是剂量率)。

照射量率与活度除以距离 r 的平方成正比: $\dot{X} = \Gamma \frac{A}{r^2}$。比例常数 Γ 称为照射量率常数,不同源的照射量率常数不同,因为不同源发射的光子能量不同(见图 4.1.1)。**相同活度的不同近距离放射源产生的照射量率不同,这是一个关键概念。** 发射高能光子的源(如^{192}Ir)在空气中产生的电离比发射低能光子的源(如^{103}Pd)多得多。照射量率常数的单位是 R cm^2/(h·mCi)。一些示例值如表 2.2.2 所示。历史上活度的曾用单位是毫克镭当量(mg-Ra-Eq),即与该放射源具有相同照射量的镭的质量。以 mg-Ra-Eq 为单位表示源的活度可以简单地通过如下计算得到,$\dfrac{\Gamma_{\text{source}}}{\Gamma_{\text{Ra}}}A_{\text{source}}$(图 4.2.2)。照射量率的概念很重要,但它不再直接用于近距离治疗剂量计算,因为它已被 4.2.3 节所示的新公式所取代。

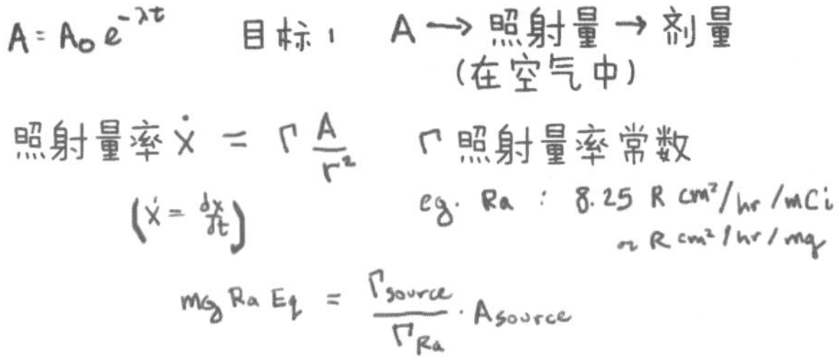

$$A = A_0 e^{-\lambda t}$$ 目标:A → 照射量 → 剂量 (在空气中)

照射量率 $\dot{X} = \Gamma \dfrac{A}{r^2}$ Γ 照射量率常数

$\left(\dot{X} = \dfrac{dX}{dt}\right)$ eg. Ra: 8.25 R cm²/hr/mCi ≈ R cm²/hr/mg

$$mg\ Ra\ Eq = \dfrac{\Gamma_{source}}{\Gamma_{Ra}} \cdot A_{source}$$

图 4.2.2　近距离治疗放射源的照射量

4.2.3　平方反比衰减

在上述等式中,我们注意到照射量取决于距源距离的平方分之一,$1/r^2$,即与距离的平方成反比。**平方反比衰减是放射治疗物理学中的一个关键概念。**

平方反比的概念如图 4.2.3 所示。源在所有方向上均匀地发射光子(如图中绿色部分)。有一些强度(即每秒光子数)的光子从源中发射。我们将其记为 I_0。现在我们要计算出距离源 r 处每单位面积的光子强度。单位面积的强度(或"通量")将决定照射量和其他量。为此,我们在距离源周围 r 处画一个球壳,面积为 $4\pi r^2$。该球壳每单位面积的强度可以表示为 $\dfrac{I_0}{4\pi r^2}$。也可写成 $\dfrac{C}{r^2}$,这里 C 是一个常数。这就是平方反比衰减的本质,单位面积的强度下降为 $1/r^2$。

在 r 处的强度 = #γs/面积

$$I_0/Area = I_0/4\pi r^2 = \dfrac{C}{r^2}$$

图 4.2.3　平方反比衰减

距离源 r 处的球壳面积为 $4\pi r^2$。因此,单位面积的强度正比于 $1/r^2$

4.2.4　TG43 公式和空气比释动能强度

在 4.2.2 节中,我们考虑了空气中近距离放射源的照射量,但这在临床上还不够。我们更感兴趣的是组织中的剂量。我们需要一个公式来将这两个量联系在一起,美国医学物理师协会第 43 号报告(Nath et al.,1995)提供了剂量计算公式,公式已多次更新,包含新的放射源和小的修正(如 Rivard et al.,2004)。

TG43 中的公式是基于比释动能的,比释动能代表"物质释放的动能"。在空气中,比释动能简单地等于照射量乘以电离空气中的分子所需要的能量(单位是 W/e)。故比释动能率可以表示为 $\dot{K} = \dot{X}\left(\dfrac{W}{e}\right)$。TG43 定义了一个特殊的量——空气比释动能强度,S_k,即在距离源 1 m 处的比释动能率,$S_k = \dot{K}l^2 = \dot{X}\left(\dfrac{W}{e}\right)l^2$。在干燥的空气中,计算得到的数值为:$\left(\dfrac{W}{e}\right)l^2 = 0.876\ \text{cGy}\cdot\text{cm}^2/\text{R}$。由于 $\dot{X}$ 的单位是 R/h,可以得到 $S_k = 0.876 \cdot \dot{X}\,\dfrac{\text{cGy}\cdot\text{cm}^2}{\text{h}}$。上式中空气比释动能强度有一个特殊的单位 U,即 $\text{U} = \dfrac{\text{cGy}\cdot\text{cm}^2}{\text{h}}$。

4.2.5　TG43 剂量计算公式

空气比释动能强度 S_k 可以用于计算剂量率。在 TG43 公式体系中,剂量率可以通过如下公式计算:$\dot{D} = S_k \cdot \Lambda \cdot G \cdot g \cdot F$。式中,$\Lambda$ 是剂量率常数,是一个特定于每个近距离放射源模型的量。它由制造商和研究实验室测量和计算,共识值由 AAPM 发布。剂量率常数的单位是 cGy/(h·U),可以看出 $S_k \cdot \Lambda$ 的单位为 cGy/h。

因子 G、g、和 F 表征了源的几何形状和组织中的剂量分布(图 4.2.4)。细节可以在视频中找到,其基本原则如下:

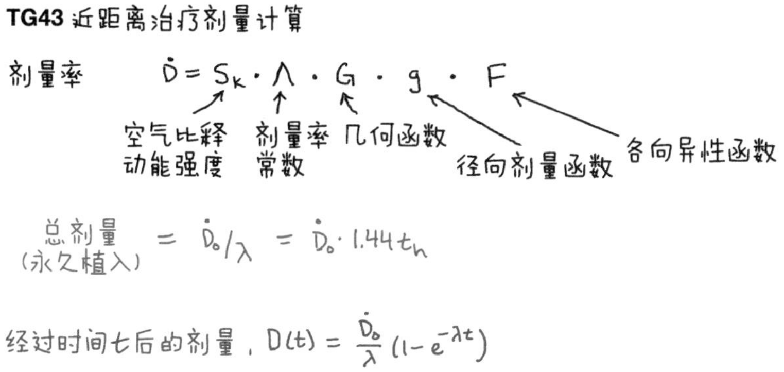

图 4.2.4　美国医学物理师协会第 43 号报告(Nath et al.,1995)提供的近距离治疗剂量计算公式

(1) G,几何函数,用于考虑与源距离 r 的平方反比衰减。G 可以是点源(在这种情况下,$G = 1/r^2$)或线源(在这种情况下,$G = \beta/Lr\sin\theta$,其中 β 是源相对于计算点的角度,θ 是与粒子轴线垂直的线的角度(见视频))。

(2) g 是考虑组织中散射和衰减的径向剂量函数。对于高能源,随着 r 的增加,衰减相对较慢；对于低能源，衰减更快。

（3）F 是一个各向异性函数，它考虑了光子被源的屏蔽包壳吸收。因此，对于沿粒子轴线的点，剂量将较低。F 同时是 r 和 θ（与垂线的角度）的函数。该因子可以在 θ 上取平均值，以得到各向异性因子 $\phi(r)$。

对于永久性植入，必须计算植入粒子使用寿命期间的总剂量。可以通过 $D_{total} = \dot{D}_0 \cdot 1.44t_h$ 得到，其中 $\dot{D}_0$ 为初始剂量率。通过计算剂量率 $\dot{D}_0 e^{-\lambda t}$ 随时间从 $0 \sim \infty$ 的积分，很容易证明该方程是正确的。注意，$1.44t_h$ 是 3.1.4 节中讨论的平均寿命。

进阶阅读

Dieterich, S., E. Ford, D. Pavord and J. Zeng. 2016. *Practical Radiation Oncology Physics*. Chapter 8. Philadelphia, PA: Elsevier.

Khan, F.M. and J.P. Gibbons. 2014. *Khan's The Physics of Radiation Therapy*. Edition 5. Chapter 15. Philadelphia, PA: Wolters Kluwer.

McDermott, P.N. and C.G. Orton. 2010. *The Physics of Radiation Therapy*. Chapter 16. Madison, WI: Medical Physics Publishing.

Nath, R., et al. 1995. Dosimetry of interstitial brachytherapy sources: Recommendations of the AAPM Radiation Therapy Committee Task Group No. 43. *Med Phys* 22(2):209–234.

Rivard, M.J., et al. 2004. Update of AAPM Task Group No. 43 Report: A revised AAPM protocol for brachytherapy dose calculations. *Med Phys* 31(3):633–674.

Wyckoff, H.O., et al. 1985. *ICRU Report No. 38, Dose and Volume Specification for Reporting Intracavitary Therapy in Gynecology*. Bethesda, MD: ICRU.

习题

注：* 表示问题较难。

有关半衰期和照射量率常数的有用信息，请参见表 2.2.2。问题 12 可能需要参考 TG43 update 2004 报告（Rioard et al.，2004）：各种粒子的 Λ（表Ⅰ）、g（表Ⅱ）和 F（表Ⅳ-Ⅹ）均有表可查。$G(r,\theta)$ 的公式可以找到（方程 4），几何图如图 1 所示。

1. 活度为 40 mCi 的 ^{137}Cs 源在 1 m 处的照射量率是多少？（　　）

　　a. 13.1 mR/h　　　b. 33.0 mR/h　　　c. 1.31 R/h　　　d. 3.30 R/h

2. 如果在距源 1 m 的空气中测得照射量率为 5 R/h，则 ^{192}Ir 源的活度是多少？（　　）

　　a. 0.61 mCi　　　b. 1.07 mCi　　　c. 6.1 Ci　　　d. 10.7 Ci

3. 假设距源 1 m 处的照射量率为 5 R/h，则距 ^{192}Ir 源 2 m 处的空气中的照射量率是多少？（　　）

　　a. 0.25 R/h　　　b. 0.50 R/h　　　c. 1.25 R/h　　　d. 2.50 R/h

4. 某妇科植入需要活度为 15 毫克镭当量（mg-Ra-Eq）的 ^{137}Cs 源。该放射源用 mCi 为

单位时其活度为多少？（　　）

    a. 1.80 mCi   b. 5.96 mCi   c. 26.4 mCi   d. 37.7 mCi

5. 10 Ci ^{60}Co 源与 10 Ci ^{192}Ir 源在空气中的照射量率之比是多少？（　　）

    a. 0.36   b. 0.57   c. 1.75   d. 2.77

6. ^{60}Co 源和 ^{192}Ir 源照射量率不同的物理原因是什么？（　　）

    a. ^{60}Co 每秒衰变更多

    b. ^{60}Co 发射的光子能量更高

    c. ^{60}Co 样本中的原子数

    d. ^{60}Co 发射的光子的传能线密度(linear energy transfer，LET)更低

7. 如果处方总剂量为 125 Gy，则 ^{125}I 永久性前列腺植入的初始剂量率是多少？（　　）

    a. 6.1 cGy/h   b. 8.8 cGy/h   c. 21.2 cGy/h   d. 146.1 cGy/h

8. 如果初始剂量率为 21.0 cGy/h，一个月(30 d)后 ^{103}Pd 植入的剂量率是多少？（　　）

    a. 3.59 cGy/h   b. 6.18 cGy/h   c. 11.8 cGy/h   d. 14.8 cGy/h

9. 在 1 m 处照射量率为 5 R/h 的源的空气比释动能强度是多少？（　　）

    a. 0.0044 cGy・cm^2/h   b. 0.17 cGy・cm^2/h

    c. 4.37 cGy・cm^2/h   d. 17.5 cGy・cm^2/h

*10. 证明永久植入的总剂量为 $\dot{D}_0 \cdot 1.44 t_h$。

*11. 如果处方总剂量为 125 Gy，^{103}Pd 前列腺植入在 30 d 内累积的剂量是多少？（　　）

    a. 0.25 Gy   b. 0.34 Gy   c. 70.8 Gy   d. 88.3 Gy

12. 如果距离为 1 cm，则空气比释动能强度为 1 U 的 ^{125}I 型号 6711 粒子在图 PS4.1 中点 1 处的初始剂量率是多少？使用有效源长度 $L=3.0$ mm 的线源近似。（　　）

    a. 0.20 cGy/h   b. 0.97 cGy/h   c. 1.32 cGy/h   d. 4.62 cGy/h

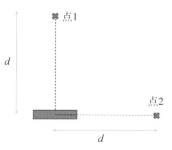

图 PS4.1　粒子几何关系

13. 如果距离为 1 cm，则空气比释动能强度为 1 U 的 ^{125}I 型号 6711 粒子在图 PS4.1 中点 2 处的初始剂量率是多少？使用有效源长度 $L=3.0$ mm 的线源近似。是什么导致问题 13 与问题 12 的剂量率不同？（　　）

    a. 0.37 cGy/h   b. 0.85 cGy/h   c. 1.32 cGy/h   d. 2.29 cGy/h

14. 如果距离为 2 cm，则空气比释动能强度为 1 U 的 ^{125}I 型号 6711 粒子在图 PS4.1 中点 1 处的初始剂量率是多少？使用有效源长度 $L=3.0$ mm 的线源近似。（　　）

    a. 0.15 cGy/h   b. 0.20 cGy/h   c. 0.84 cGy/h   d. 0.91 cGy/h

15. 如果距离为 2 cm，则空气比释动能强度为 1 U 的 ^{125}I 型号 6711 粒子在图 PS4.1 中

点 2 处的初始剂量率是多少？使用有效源长度 $L=3.0$ mm 的线源近似。比较问题 12～问题 15 的答案，并解释造成差异的原因。（　　）

    a. 0.088 cGy/h　　　　b. 0.30 cGy/h　　　　c. 0.97 cGy/h　　　　d. 1.55 cGy/h

16. 在永久性植入的寿命内，问题 12 中点 1 的总剂量是多少？（　　）

    a. 0.57 cGy　　　　b. 58 cGy　　　　c. 1.9 Gy　　　　d. 19.9 Gy

17. 如果粒子被相同空气比释动能强度的 ^{103}Pd Theragenics 公司 200 型粒子替换，问题 12 的剂量率将如何变化？（　　）

    a. 增加　　　　　　　　　　　　　b. 减小

    c. 保持不变　　　　　　　　　　　d. 取决于各向异性因子

18. 对于图 PS4.2 所示的植入，如果粒子在每种情况下具有相同的 S_k，Λ，则在点Ⅰ处剂量排序为（按递增顺序）。（　　）

    a. ^{192}Ir 源（GammaMed 公司）

    b. ^{125}I 6711 型

    c. ^{103}Pd Theragenics 200 型

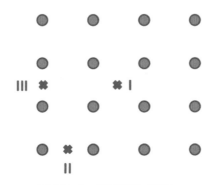

图 PS4.2　近距离放疗植入

19. 对于图 PS4.2 所示的植入，将点Ⅰ、Ⅱ和Ⅲ的剂量进行排序（递增顺序）。

*20. 绘制 ^{125}I 6711 型粒子和 ^{103}Pd Theragenics 200 型粒子沿横轴（$\theta=90$），散射和衰减因子（g）与距离 r 的函数。

*21. 绘制有效平方反比定律校正，$G_L(r,\theta=90)/G_L(r_0=1,\theta_0=90)$ 作为 r 的函数：(1)源长度近似为 3 mm 和 5 mm 的线源；(2)点源。

第5章

光子与物质的相互作用

简介：放射治疗中采用的光子和粒子

光子和粒子可用于患者治疗和成像,其与物质的相互作用是放射治疗物理学的基础。在详细介绍这一问题之前,我们首先了解一下光子和粒子在放射治疗中的应用背景。图 5.1.1 概述了使用外照射治疗时对各种靶区(以红色表示)的治疗方法。浅表靶区通常直接用电子束治疗(见第 15 章)。对于患者体内较深处的靶区,可以使用高能光子(用符号 γ 表示)或质子(见第 24 章),甚至重离子或快中子。

如果我们放大观察光子束在组织中的相互作用(图 5.1.1 中的灰色圆圈),可发现有下列几个过程。光子可能会散射掉一个电子,并在这个过程中把能量传递给电子,而光子本身也会改变能量和方向。光子也可能被吸收。还有一些光子会穿透,这部分光子可用于成像。

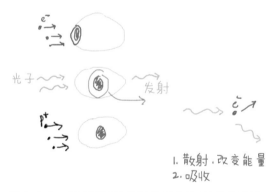

图 5.1.1　各种靶区的放射治疗方法(以红色表示)

浅表靶区通常用电子束治疗。患者体内更深的靶区可以用高能光子(γ)或质子治疗

5.1　低能光子

如表 5.1.1 所示,光子与物质发生相互作用主要通过以下 4 种过程：相干散射、光电效应、康普顿散射和电子对产生。入射光子的能量在很大程度上决定了哪种过程占主导地位。虽然没有明确的限制,但我们通常考虑两种能量状态,"低能量"(大约低于 100 keV)和"高能量"(大约 100 keV 以上)。回顾一下,光子的能量可以用电子伏 eV(或 keV 或 MeV)表

示，这与波长有关。如果对这些概念不熟悉，复习第 1 章会有所帮助。

表 5.1.1　光子与物质相互作用过程（按发生概率随能量增加的顺序）

过　程	描　述
相干散射	与带电粒子（电子）作用，发生散射。没有能量获得或损失。与医疗应用无关
光电效应（≤100 keV）	与原子中的电子相互作用。这可能会将电子激发到更高的能级或使电子电离
康普顿散射	与原子中的电子作用，发生散射。电子从光子中获得一些能量并被反冲出去。光子失去一些能量并改变方向
电子对产生	在原子核的作用下发生转变，转化为电子/正电子对

5.1.1　相干散射

在极低能量下，相干散射占主导地位。相干散射中，光子在物质中不会获得或损失能量，因此与医疗应用无关。但为了完整起见，我们仍做简单介绍。

相干散射中，入射光子与电子相互作用（图 5.1.2）。光子使电子上下振荡（光子可以被认为是电磁波，振荡电场在电子上产生作用力）。加速的带电粒子总是产生电磁波。我们将在后面的一章中详细讨论此内容。因此，当电子振荡时，会产生第二个波（或光子）。这个波从另一方向出现。新发射的波的波长（能量）等于入射波的波长（能量）。也就是说，在这种相互作用中光子不会获得或损失能量。相干散射有两种形式：汤普森散射和瑞利散射，前者是光子与自由电子相互作用发生散射，后者是光子与原子中束缚的电子相互作用发生散射。大气中分子的瑞利散射与波长有关，这使得天空在地球上呈现蓝色。

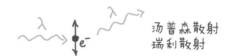

图 5.1.2　相干散射，一种在低能量下占主导地位的过程

新发射的光子的波长（或能量）与入射光子相同。由于没有获得或损失能量，这种相互作用与医疗应用无关

5.1.2　光电效应过程

在光电效应中，光子与原子中的电子发生相互作用（图 5.1.3）。如果入射光子的能量足够高，足以克服电子的结合能，则电子可能会从原子中逃逸，也就是原子离子化了。这种逸出的电子称为光电子。

光电子的能量与入射光子的能量有关。如果入射光子具有能量 E_γ，则发射的光电子将具有能量 $E_\gamma - E_b$，其中 E_b 是原子中电子的结合能（图 5.1.3(a)）。也就是说，入射光子中的一部分能量用于将电子从原子中释放出来，其余的能量传递给光电子。回想一下，电子占据了原子中特定的、离散的量子能级。因此，结合能 E_b 是特定于原子和电子所在壳层的能量。

在光电子发射后，电子先前所在能级上会出现一个空位。因此，来自高能级的电子可以向下跃迁到该能级，并在此过程中释放能量。这种能量以光子的形式释放。这种光子被称

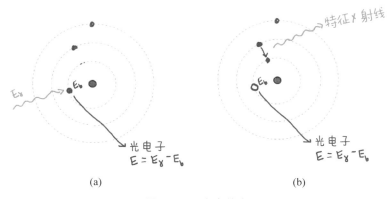

图 5.1.3　光电效应

（a）光子入射到原子上，电子从原子中射出；（b）外层电子转变为内层电子，并以光子（X 射线）的形式释放能量

为"特征 X 射线"（图 5.1.3（b））。也就是说，它携带特定原子的信息。该光子的能量是特定的，等于高能级与低能级的能级差。

　　光电效应相互作用中，可能发生的另一种过程是电子以特定能量发射，即所谓的俄歇电子。特征 X 射线并不离开原子，而是与外层电子相互作用。如果 X 射线的能量大于外层电子的结合能，则外层电子可以从原子中逸出。这样发射出的电子称为俄歇电子，具有特定的能量，为特征 X 射线的能量与外层电子结合能之差。

　　总之，在光电相互作用中可能产生以下粒子：

（1）光电子；

（2）俄歇电子；

（3）特征 X 射线；

（4）离子化原子。

5.1.3　光电效应：相互作用概率

　　前一节介绍了在光电相互作用中发生的几个过程。这里我们来看光电效应发生的概率。这一概率取决于入射光子的能量和物质的原子序数。

　　图 5.1.4 绘制了一个与相互作用概率成正比的物理量和入射光子能量的关系图。该物理量为质量吸收系数，单位为 cm^2/g，6.1.1 节将详细介绍该物理量。光电效应是能量低于 100 keV（诊断能量范围）的光子与物质相互作用的最主要的类型。在该能量范围内，质量吸收系数与光子能量的三次方成反比，即 $1/E^3$。

　　光电相互作用发生的概率与材料类型密切相关。图 5.1.4 展示了光子与肌肉相互作用的质量吸收系数（红色）。而光子与铅相互作用的质量吸收系数比光子与肌肉的大得多。这是因为铅的原子序数（$Z=82$）比肌肉的大。注意，质量吸收系数与物质原子序数的三次方成正比。铅曲线中值得注意的还有曲线的各种阶跃，即质量吸收系数变化的不连续性。这是由原子中电子能级的离散性决定的。电子能级的主量子数（$n=1,2,3,\cdots$）在 X 射线光谱学中标记为 K（最高结合能）、L、M 等。为理解这一点，我们来看 K 层的情况。如果入射光子的能量小于 K 层能量，则无法电离 K 层中的电子。然而，一旦光子的能量超过这个阈值，物质就可以释放电子。因此更多的光子被吸收，质量吸收系数突然增加。这解释了质量

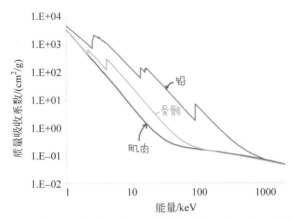

图 5.1.4　肌肉、铅和骨骼三种不同材料的质量吸收系数与能量的关系

吸收系数的不连续性。除了壳层跃迁外，铅的质量吸收系数随能量的增加而降低，近似与 E^3 成反比。注意，肌肉曲线上没有可见的 K 层或 L 层，因为它主要由碳、氧和氢组成，这些都是低 Z 材料，结合能非常小。

在图 5.1.4 中，可以清楚地看到铅的曲线的 L 层和 M 层还具有结构。这是由于主量子数内存在轨道子壳层（回想一下化学中的原子结构 $1s^2 2s^2 2p^2$ 等）。每一个子壳层的能量都略有不同。举个例子，L 层有 L_1、L_2 和 L_3 三个子壳层，每个壳层的能量稍有不同。关于 X 射线吸收系数和能级的数据可以在各种网站上找到（见 5.3 节）。

图 5.1.4 还显示了骨骼的质量吸收系数（绿色曲线）。骨骼的曲线高于肌肉，因为骨骼具有更高的有效原子序数 Z_{eff}，即通过将材料中所有元素平均在一起得到的原子序数。对于骨骼 $Z_{\text{eff}} \approx 12.3$，而对于肌肉 $Z_{\text{eff}} \approx 7.6$，对于铅 $Z = 82$。骨的质量吸收系数曲线在大约 4 keV 和 0.3 keV 时也出现了 K 层和 L 层边缘。这是由于骨骼中包含钙（$Z = 20$）。除了壳层跃迁外，骨骼的质量吸收系数与所有材料一样，在光电过程占主导地位的低能区随能量的增加而降低，近似与 E^3 成反比。**总的来说，光电吸收在低能量和高原子序数时更可能发生，质量吸收系数随能量和原子序数变化的关系大致为 $\sim Z^3 / E^3$。**

光电效应的特性和依赖性具有许多医疗应用意义，本文将对此进行阐述。一个例子是诊断成像中的对比度（见第 19 章）。诊断 X 射线成像在低能量（小于约 100 keV）下工作，在这种情况下，X 射线在高 Z 材料中衰减更大（$\sim Z^3 / E^3$）。因此，X 射线在肌肉和骨骼中的衰减将有更大的差异，随着能量的降低，这一差异将更加明显。也就是说，骨骼与肌肉之间的对比度在低能量时最高。这只是本节概述的基本原理许多应用的一个示例。

5.2　高能光子的相互作用

5.2.1　康普顿散射

当光子能量超过约 100 keV 时，光电效应变得不那么重要，光子将更多地通过康普顿散射过程进行相互作用。1923 年，美国物理学家阿瑟·康普顿（Arthur Compton）（1892—1962）发现了这种效应，并因此获得 1927 年诺贝尔物理学奖。

在康普顿散射中,入射光子与原子中的电子相互作用,并以一定角度 ϕ 散射(图 5.2.1)。电子也以一定角度 θ 散射,并获得能量。我们可以写出有关能量和角度的方程。虽然本书未详细推导这些方程,但其不难推导,只需要考虑物理学的两个基本原理:能量守恒(相互作用后的能量=作用之前的能量)和动量守恒(相互作用后的动量=作用之前的动量)。对于探讨其医学应用来说,最重要的是能量:入射光子的初始能量 E_0,以及散射光子和反冲电子的能量。

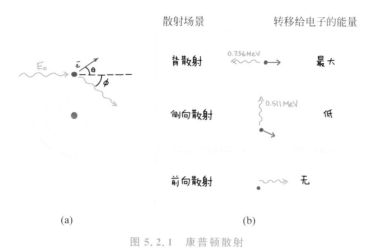

图 5.2.1　康普顿散射

(a) 能量为 E 的入射光子与原子中的电子散射。(b) 在与放射治疗相关的高能区($E_0 \gg 0.511$ MeV),方程预测了所示的散射场景

如果我们考虑高能区,即当入射光子的能量远高于电子的静止质量时(即 $E_0 \gg m_0 c^2$,注意,这是治疗能量能区,因为 E_0 通常大于 0.511 MeV),可对康普顿散射的方程进行简化。这种情况下的散射过程大大简化,如图 5.2.1 所示。这里举三个主要角度的散射和所涉及的能量作为示例:

(1) 背散射。入射光子直接向后散射,电子直接向前反冲。这是一次"正面碰撞",也是转移给电子最大能量的情况。在这种情况下,从方程中可以看出,散射光子的能量为 0.256 MeV(即电子静止质量的一半),反冲电子的能量为 $E_0 - 0.256$ MeV。

(2) 侧向散射。入射光子以 90°散射。在这种情况下,散射光子的能量为 0.511 MeV(即电子的静止质量),反冲电子的能量为 $E_0 - 0.511$ MeV。

(3) 前向散射。在这种情况下,入射光子不会向电子提供任何能量,而是向前散射。散射光子的能量为 E_0,电子的能量为 0。

当然,在真实的治疗束中,并不是只有一个单独的康普顿散射事件,而是多个散射事件的级联(图 5.2.2)。第一个康普顿散射事件产生一个电子和光子。光子可能会穿行一段距离,然后经历其他康普顿散射事件。电子可能在材料中漂移一定距离,并发生库仑散射事件。电子还可以通过轫致辐射过程产生光子,这将在 7.1 节中进一步介绍。最终,来自入射光子的所有能量将被材料吸收。**这一过程有两个关键概念:**

(1) 电子通过带电粒子相互作用将剂量沉积在材料中。光子本身不会直接沉积剂量。

(2) 剂量不是直接沉积在第一次相互作用的部位,而是分布在相对较大的距离上。从尺度意义上讲,以厘米为单位的电子射程大致等于以兆电子伏为单位的电子能量的一半。射程(cm) $\approx E$(MeV)/2。

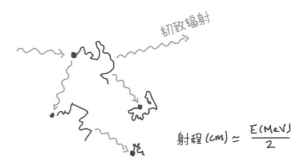

$$射程(cm) \simeq \frac{E(MeV)}{2}$$

图 5.2.2　多重散射事件

康普顿散射产生的电子在材料中穿行一定距离后,可以产生其他光子

5.2.2　康普顿散射:相互作用概率

5.2.1 节介绍了康普顿散射过程中发生的事件。现在我们考虑一下这种相互作用发生的概率。其相关性与光电效应有很大不同。

康普顿散射概率在某种程度上取决于入射光子的能量,但更重要的是,取决于材料中每克的电子数(电子越多,散射事件越多)。氢含量较高的材料每克含有更多的电子。这是因为氢原子每个核子有一个电子(即一个电子和一个质子),而大多数其他元素每两个核子(即一个质子和一个中子)有一个电子。高 Z 元素的质子相对较少,因为这些元素往往富含中子(见第 2 章)。这意味着它们的电子也更少。**总体结果是,与骨骼或金属等高 Z 材料相比,塑料、水或组织等低 Z、富含氢的材料中每克的电子更多。这是一个关键概念。**这意味着康普顿相互作用在低 Z 材料中具有更高的概率。

5.2.3　康普顿散射:方向依赖性

现在我们考虑康普顿散射事件中最有可能出现的散射角的问题。我们会发现,这个问题的答案与入射光子的能量密切相关。Klein-Nishina 公式对此进行了理论解释,本书不详细论述,但可以从图形上理解其关键特征。

图 5.2.3 为散射概率的极坐标图。想象在图上以感兴趣的角度从原点到图上的曲线绘制一个箭头,如图 5.2.3(a)所示,箭头的长度对应于该方向散射的概率。图 5.2.3(b)为康普顿散射的极坐标图。

图 5.2.3(b)表明散射对能量敏感。在低能量(如 1 keV)下,散射相对对称。也就是说,光子向前散射的可能性与向后散射的可能性相同。然而,在更高的能量下,这种概率变得更不对称。在所示的最高能量(如 10 MeV)下,光子更有可能发生前向散射,而不是背散射。**这是另一个关键概念,即在高能情况下,康普顿散射更向前。**

5.2.4　电子对产生

我们考虑的最后一个光子与物质的相互作用是电子对产生,通常在高能量下发生。这是光子在原子核库仑场中的量子力学相互作用(图 5.2.4)。光子被转换成一对粒子:一个电子(e^-)和一个正电子(e^+)。回顾一下,正电子是电子的带正电的反粒子。由于能量守恒,电子对的总能量等于之前的能量(即入射光子的能量)。这意味着入射光子的能量必须至少是电子静止能量的两倍($E_0 > 1.022$ MeV)。如果能量不够,就不足以生成电子/正电

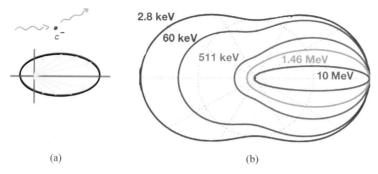

(a)　　　　　　　　　　　　　　　(b)

图 5.2.3　康普顿散射的角度相关性

（a）散射概率的极坐标图。箭头的长度（黄色）与该方向的散射概率成正比；（b）康普顿散射的极坐标图，显示出强烈的能量依赖性

子对。产生的电子对的总动能为 $E_0 - 1.022$ MeV。当能量高于 1.02 MeV 时，产生电子对的概率迅速增加，并且对于高 Z 核概率也更大。

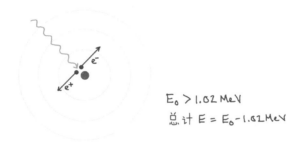

图 5.2.4　电子对产生过程

光子在原子核库仑场中相互作用，产生电子/正电子对

5.2.5　相互作用截面：综合考虑

图 5.2.5 绘制了光子通过上述三种过程与水发生相互作用的质量衰减系数。在低能时，光电相互作用占主导地位；但在 30 keV 以上，康普顿相互作用开始变得重要，在 100 keV 以上，几乎所有的相互作用都来自康普顿散射；最后，在高能量下，电子对产生也开始起作用。

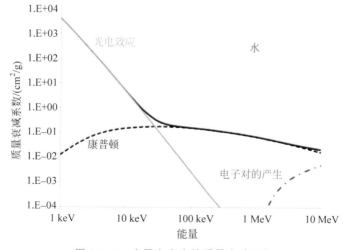

图 5.2.5　光子在水中的质量衰减系数

从图 5.2.6 中可以看出,这些相互作用也具有很强的 Z 依赖性。图 5.2.6 绘制了钛和水的质量吸收系数。钛的光电相互作用比水大,尤其是在钛的 K 边缘以上。然而,康普顿散射在钛和水中近似相等。由于低 Z 富氢材料中每克电子数较大,因此康普顿散射在水中略大。最后,电子对产生在高能量下再次发挥作用,并且由于 Z 依赖性,钛($Z=22$)中的电子对产生大于水($Z_{eff}=7.2$)。

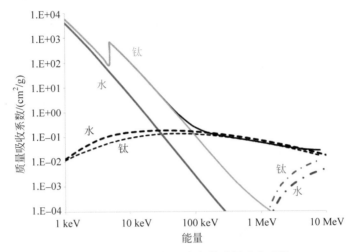

图 5.2.6   光子在水和钛中的质量吸收系数
相互作用有光电效应(蓝色)、康普顿散射(黑色虚线)和电子对产生(红色虚线)

5.2.6   光核反应

最后一个值得注意的相互作用是光核反应(或光致蜕变)。对于治疗物理学而言,最重要的相互作用是高能光子(>10 MeV)与原子核发生相互作用导致其发射一个中子。这可能发生在直线加速器机头及其周围的高 Z 材料中。该过程产生了一个额外的中子成分,在高能直线加速器的屏蔽中可能需要考虑该中子成分(见 25.3 节)。

5.3   参考信息:光子数据

(1) www. nist. gov/pml/data/xraycoef/
美国商务部国家标准与技术研究所(NIST)的网站提供了非常有用的材料数据和不同材料的质量衰减系数。网站上,表 3 和表 4 给出了质量衰减系数,表 1 和表 2 提供了材料密度的数据。

(2) http://xdb. Ibl. gov/xdb. pdf
劳伦斯伯克利实验室的 X 射线数据手册提供了有关壳层结构的信息。见第 91 页。

(3) https://physics. nist. gov/PhysRefData/XrayTrans/Html/search. html
NIST 网站还提供了一个 X 射线转换数据库。

进阶阅读

Khan, F.M. and J.P. Gibbons. 2014. *Khan's The Physics of Radiation Therapy*. 5th Edition. Chapter 5. Philadelphia, PA: Wolters Kluwer.

McDermott, P.N. and C.G. Orton. 2010. *The Physics of Radiation Therapy*. Chapter 6. Madison, WI: Medical Physics Publishing.

Metcalfe, P., T. Kron and P. Hoban. 2007. *The Physics of Radiotherapy X-rays and Electrons*. Chapter 2. Madison, WI: Medical Physics Publishing.

Podgorsak, E.B. 2016. *Radiation Physics for Medical Physicists*. 3rd Edition. Chapter 7. Switzerland: Springer.

习题

注：＊表示问题较难。

质量衰减系数数据参考 5.3 节。

1. 30 keV X 射线与碘相互作用后,下列哪项是特征 X 射线的最高能量?(仅考虑 K、$L1 \sim 3$ 和 $M1$ 壳层。有关能量,请参阅 www.nist.gov/pml/data/xraycoef/中的表 3)。(   )

    a. 1.07 keV   b. 4.12 keV   c. 5.19 keV   d. 30 keV

2. 30 keV X 射线与碘相互作用后发射的俄歇电子的最高能量是多少?(仅考虑 K、$L1 \sim 3$ 和 $M1$ 壳)。(   )

    a. 1.07 keV   b. 3.05 keV   c. 28.9 keV   d. 30.0 keV

3. 30 keV 时碘与水的质量衰减系数之比是多少?(   )

    a. 1.5   b. 3.2   c. 9.7   d. 22.8

4. 碘与水在 50 keV 下的质量衰减系数之比是多少?(   )

    a. 0.85   b. 1.0   c. 20.9   d. 54.3

5. 哪种材料在 2 MeV 时具有最大的质量衰减系数?(   )

    a. 水   b. 肌肉   c. 骨头   d. 钛

    e. 各种材料相同

6. 康普顿散射最可能的入射光子能量和材料是什么?(   )

    a. 2 MeV,肌肉   b. 20 keV,肌肉   c. 2 MeV,钛   d. 20 keV,钛

    e. a 和 c 一样   f. b 和 d 一样

7. 在 2 MeV 时,哪种材料的电子对产生最大?(   )

    a. 水   b. 肌肉   c. 骨头   d. 铅

    e. 近似一样

8. 在经历康普顿散射相互作用后,一个电子在组织中的穿行距离约为多远,其动能为

1.5 MeV？（　　）

   a. 0.8 mm   b. 1.5 mm   c. 0.8 cm   d. 1.5 cm

 *9. 在图 PS5.1 中，电子（蓝色）在与从左侧入射的 2 MeV 光子相互作用后，在三个方向（a、b 或 c）之一上发生散射。绘制 a、b 和 c 对应的出射光子的方向。并从下面能量中选择能量值：0、0.47、1.77、2 MeV 与方向（a、b、c）上的散射电子进行匹配。

  a.

  b.

  c.

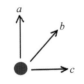

图 PS5.1　电子散射

 *10. 对于图 PS5.2 所示的入射能谱，绘制在束流方向上散射光子的光谱（即散射角为 0°）和垂直于束流方向上散射光子的能谱（即散射角为 90°）。哪个能谱更软？

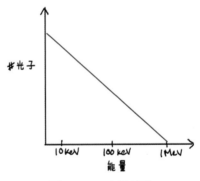

图 PS5.2　光子能谱

第6章

光子束，剂量与比释动能

6.1 射束衰减与能谱

前面的章节在微观层面描述了光子与物质之间的相互作用。现在我们将从更宏观的层面来考虑这些作用与临床上可测量的量之间的关系，以适用于用光子束成像和治疗的相关应用。

6.1.1 光子束：指数衰减

在第 5 章我们使用了"质量衰减系数"这个量(图 5.1.4)。这个量与光子和物质相互作用的概率有关。现在我们更加详细地考虑质量衰减系数的含义以及它和光子束特性之间的关系。

考虑这样一种情况，有 N 个光子入射到厚度为 Δx 的某种材料的平板上(图 6.1.1)。光子减少的数量为 ΔN，与材料的厚度 Δx 和入射光子的总数 N 成比例关系。也就是说，入射光子数越多丢失的光子也越多，换句话说，光子的丢失分数 $\Delta N / N$ 是一个常数。这个比例常数被称为线性衰减系数 μ，注意等式中的负号表示光子在射束中是衰减的。这个等式可以写成微分形式：$\mathrm{d}N/\mathrm{d}x = -\mu N$。这个等式的解是 $N = N_0 \mathrm{e}^{-\mu x}$。必须注意的是，我们要考虑的不是光子数 N，而是每秒的光子数 $\dot{N}$，这个量更加贴近我们所考虑的可以测量的量。每秒的光子数被称为强度 I。因此，我们有

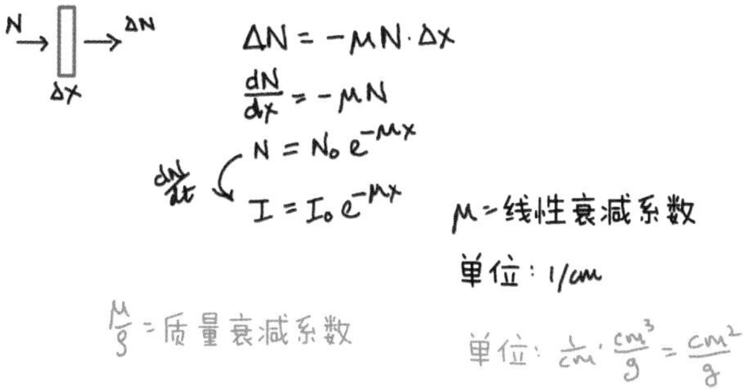

$$\Delta N = -\mu N \cdot \Delta x$$
$$\frac{\mathrm{d}N}{\mathrm{d}x} = -\mu N$$
$$N = N_0 \mathrm{e}^{-\mu x}$$
$$I = I_0 \mathrm{e}^{-\mu x} \qquad \mu = 线性衰减系数$$
$$单位：1/cm$$

$$\frac{\mu}{\rho} = 质量衰减系数$$

$$单位：\frac{1}{cm} \cdot \frac{cm^3}{g} = \frac{cm^2}{g}$$

图 6.1.1　理想射束的衰减

强度为 I 的光子穿过厚度为 x 的材料

$$I = I_0 e^{-\mu x} \qquad\qquad (6.1)$$

其中：若 I_0 为入射强度，I 是穿过一定厚度 x 的射束强度。

式(6.1)被称为比尔定律(或比尔-朗伯定律)，描述指数衰减。式(6.1)与描述放射性活度指数衰减的式(3.2)相似，即 $A = A_0 e^{-\lambda t}$。我们用 μ 替换 λ，用距离 x 替代时间 t。然而它们的数学推导是一致的。

注意 μ 的单位为 1/cm，也就是每厘米单位上光子消失的份额。这样制定单位可以使指数中的量 μx 变成无单位的量，因为 $e^{(cm)}$ 是无意义的。比线性衰减系数 μ 更通用的量是质量衰减系数 (μ/ρ)，由线性衰减系数除以材料密度 ρ 得到。质量衰减系数是一种固有量，仅取决于材料的种类而与材料的数量无关，所以这是一个更基本的量。式(6.1)用 (μ/ρ) 代替 μ，式(6.1)可被写为

$$I = I_0 e^{-\left(\frac{\mu}{\rho}\right) \cdot \rho \cdot x} \qquad\qquad (6.2)$$

各种材料的质量衰减系数制成表格，且密度已知，所以式(6.2)通常是可计算的。I 是透射强度。为了计算吸收强度，我们应该计算 $I - I_0$，也就是 $I_0(1 - e^{-(\mu/\rho) \cdot \rho \cdot x})$。

以上的推导和等式针对的是理想射束。实际上，光子束几乎不可能出现单纯的指数衰减，因为这当中还存在其他物理过程。首先就是光子束的散射。这样导致式(6.2)不能很好地描述强度。射束通常不是单能的(一种能量值)，所以对于射束来说 (μ/ρ) 并不是单一值 (μ/ρ) 与能量有关。这些复杂性都是很重要的，在之后的章节将会进行详细描述。关键的一点是，指数衰减是一个很重要的概念，但是实际光子束的行为会更加复杂。

6.1.2　半价层和什值层

半价层(half-value layer，HVL)是指射束强度减少为原来一半时穿过的材料厚度。对于特定能量的光子束，每种材料都有对应的 HVL。半价层与材料使光子衰减的能力 (μ/ρ) 和自身的密度 ρ 有关。对于上述讨论的理想射束，半价层可通过设置最终强度 I 使其等于原强度的一半，在式(6.1)中求解 x 来得到，即 $x = 1$，$HVL = \dfrac{\ln 2}{\mu}$ 或

$$HVL = \frac{0.693}{\mu} \qquad\qquad (6.3)$$

注意，如 5.2.5 节所述，线性衰减系数 μ 取决于光子能量，所以 HVL 也取决于光子的能量。在以光电效应为主的能量段(约 < 100 keV)，μ 随能量的减小而增大，所以 HVL 随能量减小而减小。同理，当材料密度增大时 HVL 就减小。

透射强度的等式可以按照半价层的数量来描述：

$$I = I_0 \left(\frac{1}{2}\right)^{\# HVL} \qquad\qquad (6.4)$$

式(6.4)和式(6.1)虽然形式不一样但本质是等效的。可通过数学推导证明。

什值层(tenth-value layer，TVL)与半价层的概念类似，射束强度变为原来的 1/10 时穿过材料的厚度。式(6.3)和式(6.4)变为 $TVL = \dfrac{\ln(10)}{\mu}$ 和 $I = I_0 \left(\dfrac{1}{10}\right)^{\# TVL}$。

注意式(6.3)与描述放射源活度衰变的半衰期 t_h 式(3.1)相似，也就是 $t_h = 0.693/\lambda$。此处我们用的是 μ 而不是 λ。式(6.4)也与式(3.3)相似，也就是说一个放射源经过 n 个半

衰期之后的活度为 $A_0 \cdot (1/2)^n$。虽然放射性衰变和光子束衰减中的物理过程很不相同,但数学推导式类似。

6.1.3 康普顿效应对原子序数的依赖性

光电效应主要作用在低于 100 keV 的低能区,μ 随能量增加而减小,随原子序数 Z 增加而增加(回顾 5.1.3 节中光电效应对 Z^3/E^3 的依赖性)。在以康普顿散射为主的更高能量段,对原子序数 Z 的依赖性更小,但对这种依赖性的理解很重要。

康普顿散射是光子与材料的电子相互作用产生的。因此,单位质量(克)所含电子数越多的材料会产生更多的康普顿散射。每克的电子数随着原子序数 Z 的增加而减小,如表 6.1.1 所示。有两种效应作用于此:第一,含氢量高的材料,每单位质量含有更多的电子,因为氢原子每个核子包含一个电子而其他元素每两个核子(即质子与中子)才包含一个电子;第二,高 Z 元素更趋于丰中子(第 2 章),这意味着有相对更少的质子和电子。总的来说,在高 Z 材料如骨和金属中康普顿散射相对更少。**这是一个很关键的概念,在康普顿效应中质量衰减系数随 Z 的增大而轻微减小。**

表 6.1.1 材料、原子序数或有效原子序数以及每克的电子数

材　　料	Z 或 Z_{eff}	每克的电子数($\times 10^{23}$)
氢	1	5.97
脂肪	6.46	3.34
水	7.51	3.34
肌肉	7.64	3.31
空气	7.78	3.01
骨	12.3	3.19
铅	82	2.38

改编自表 5.3（H. Johns and J. Cunningham,Physics of Radiology,1983.）

6.1.4 射束硬化与衰减

这里我们考虑光子束穿过一种材料的情况。图 6.1.2 是一个诊断 X 线管发出的光子束能谱示例(见 8.1 节)。入射至材料的射束能谱用红色标出。由于低能段光子质量衰减系数更大,射束中的低能光子将会经历更多衰减。图 6.1.2 展示了铅的质量衰减系数。当射束穿过一定厚度 t 的材料时,由于低能光子衰减系数更大,其份额减少也更大。而射束中高能的光子相对来说衰减得更少。因此,当射束穿过材料后能谱将会发生变化。射束穿过一定厚度的材料后的能谱在图 6.1.2 中用绿色标出。注意射束中光子的平均能量在穿过更多材料后变得更高了。**这被称为射束硬化,是一个重要概念。**穿过的材料越多,射束越硬。

6.1.5 射束硬化：对半价层的影响

当射束穿过材料时射束硬化会导致半价层的变化。由图 6.1.3 可以看到这种变化。如果射束是单能的或者不够硬,其强度曲线将会与图 6.1.3 中的虚线相似。注意这里用对数-线性曲线描述式(6.1)。在经历一个半价层厚度后,光束强度降低到其初始强度的一半。

随着光束能谱的硬化,平均能量将变得更高。这意味着平均质量衰减系数降低,因为质

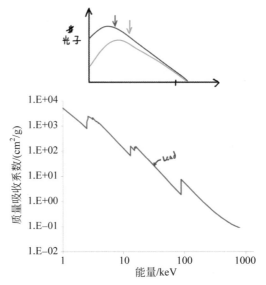

图 6.1.2   来自诊断 X 射线管的光子束能谱

红线表示射束入射至材料前的能谱,绿色表示穿过材料后的能谱

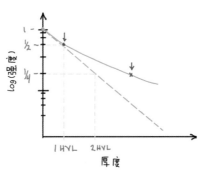

图 6.1.3   低能射束穿透材料时的强度变化

未经历射束硬化如虚线所示。然而,当射束穿过材料时将会变硬,衰减变弱(半价层会变厚)

量衰减系数在更高的能量下更小。这也意味着半价层厚度更大,因为从式(6.3)中可以看出半价层和 μ 是负相关的。结果表明,随着光束穿透材料,半价层逐渐变大,强度与厚度曲线的下降速度变缓。

6.2   剂量和比释动能

在放射治疗和医学物理学中剂量是一个很重要的概念,另一个相关量是比释动能,即"单位质量中物质释放的动能"。此章节将探究这两个量和它们之间的关系。

6.2.1   光子束的剂量和比释动能

剂量和比释动能的单位是相同的,都是每单位质量的能量。国际单位为戈瑞(Gray,

Gy),J/kg,符号为 Gy。在放疗中通常可以看到 cGy,因为这是一个很有意义的剂量计量单位。

比释动能是指光子穿过某种材料时释放的动能。在通常的康普顿散射过程(见 5.2.1 节),光子以动能的形式将能量传递给电子。光子可以进一步地发生康普顿散射,而电子可以产生次级光子再次发生康普顿散射。这是一个级联过程,能量以移动的带电粒子(即电子)形式释放(图 5.2.2)。这就是比释动能。

实际上,我们考虑的是在介质中发生移动的电子的碰撞比释动能。也就是带电粒子穿过介质时通过相互作用沉积的能量。另一种能量沉积机制被称为辐射损失,发生在电子产生光子的过程中。然而在该过程中,由于光子本身并没有沉积能量所以并没有剂量传输。因此,我们只考虑碰撞比释动能,不考虑辐射比释动能。关于这些能量损失过程的更多细节将在第 7 章介绍。

现在我们来考虑剂量这个量。剂量是指某个特定位置介质吸收的能量。与比释动能相似,但是不同的是能量释放(比释动能)的位置不一定是能量吸收(剂量)的位置。比如高能电子在能量沉积时宏观上会穿行更大的距离(图 5.2.2)。

图 6.2.1 展示了百分深度剂量(PDD)的一种表现形式。图中比释动能(红线)看起来随着深度增加稳定地变小。这是因为光子在射束穿过材料时被吸收或者偏移。随着深度增加光子数逐渐变少意味着比释动能也在变小。然而剂量的曲线并不与比释动能的曲线重合。因为比释动能在某深度释放并不代表在该深度处(如 10 cm 处)被吸收。而是电子沿着射束方向继续向前移动时,在更远处沉积能量。因此剂量和比释动能的曲线并不重合,其重合程度取决于电子在该组织中的射程。更高能量的射束可以产生更高能量的电子,意味着拥有更长的射程,其重合的起点更深。

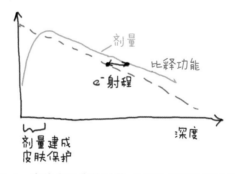

图 6.2.1　高能光子束的剂量、比释动能作为深度的函数

6.2.2　电子平衡与建成效应

图 6.2.1 展示了一种很重要的效应,称为在浅表处的剂量建成效应。由于该效应可以保护皮肤,所以这种效应很重要,是高能射束治疗的关键优势之一。

该效应可通过图 6.2.2 来理解。三个光子从患者皮肤表面入射。它们在浅表发生康普顿散射并产生高能电子(虚线)。这些电子在介质中穿行并沉积剂量。在某些位置处,电子被阻止然后停止前进。通过对穿过每一层(图 6.2.2 中的虚线)深度后的电子计数,我们观察到第一层有 3 个电子,第二层 6 个,第三层 6 个,……。如果我们假设每一层电子的计数与沉积的剂量成比例(这一假设基本是正确的),剂量从浅表处开始随着深度增加而增加。

这被称作**剂量建成效应**。在某一确定深度处离开该层的电子数与进入该层的电子数相等，这种现象为**电子平衡**。

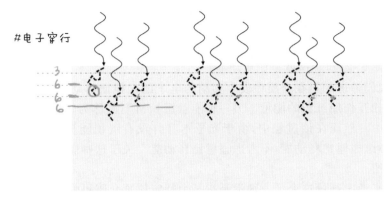

图 6.2.2 剂量建成

光子进入材料后，进行康普顿散射产生高能电子（如虚线所示）。这些电子在材料中穿行并沉积剂量

现在我们可以看图 6.2.1 中的剂量建成效应。在表面或浅表处的剂量很低，因为光子并没有在该处沉积剂量。它们通过首次产生电子来沉积剂量。当其中一个电子进入介质更深处，剂量开始建成直到出现电子平衡。在发生电子平衡之后的更深处，由于光子的衰减而剂量减小。最先达到电子平衡的点也就是剂量最大点，被称为最大剂量深度或 d_{max}（注意 d_{max} 是一个以厘米为单位的深度，不是剂量。该值是剂量达到最大值的深度）。这是一个关键量，在 10.1 节考虑兆伏级光子束时我们会对该量进行详细讨论。

注意，d_{max} 的大小取决于射束能量的大小。因为更高能量的射束可以产生更高能量的电子，其在介质中穿行的距离更远。因此需要更长的距离达到电子平衡。

进阶阅读

Khan, F.M. and J.P. Gibbons. 2014. *Khan's The Physics of Radiation Therapy*. 5th Edition. Chapters 5 and 8. Philadelphia, PA: Wolters Kluwer.
McDermott, P.N. and C.G. Orton. 2010. *The Physics of Radiation Therapy*. Chapters 6 and 7. Madison, WI: Medical Physics Publishing.
Metcalfe, P., T. Kron and P. Hoban. 2007. *The Physics of Radiotherapy X-rays and Electrons*. Chapters 2 and 4. Madison, WI: Medical Physics Publishing.
Podgorsak, E.B. 2016. *Radiation Physics for Medical Physicists*. 3rd Edition. Chapters 7 and 8. Switzerland: Springer.

习题

质量衰减系数参考 5.3 节。

1. 线性衰减系数与物质密度 ρ 的关系是什么？（　　　）
   a. 随 ρ 线性减小　　b. 随 ρ^3 线性减小　c. 随 ρ 线性增大　　d. 随 ρ^3 线性增大
   e. 与 ρ 无关

2. 能量为 30 keV 的光子穿过 2 cm 厚的皮质骨的透射分数是多少？（　　　）
   a. 0.6%　　　　　　b. 6.0%　　　　　　c. 86.6%　　　　　d. 92.8%

3. 能量为 3 MeV 的光子穿过 2 cm 厚的皮质骨的透射分数是多少？（　　　）
   a. 6.0%　　　　　　b. 23.9%　　　　　c. 86.6%　　　　　d. 92.8%

4. 按照 30 keV 射束每厘米衰减分数的大小对以下物质进行排序：水、皮质骨、乳房组织。

5. 按照 3 MeV 射束每厘米衰减分数的大小对以下物质进行排序：水、皮质骨、乳房组织。并解释问题 3 与问题 4 排序结果的差异性。

6. 对于 20 keV 单能 X 射线束,铝的半价层是多少？（　　　）
   a. 0.13 mm　　　　　b. 0.75 mm　　　　c. 1.1 mm　　　　　d. 2.8 cm

7. 对于 40 keV 单能 X 射线束,铝的半价层是多少？（　　　）
   a. 1.1 mm　　　　　b. 4.5 mm　　　　　c. 2.8 cm　　　　　d. 4.0 cm

8. 1.25 MeV 的单能光子束,钨的半价层是多少？（　　　）
   a. 0.25 cm　　　　　b. 0.64 cm　　　　c. 0.85 cm　　　　d. 1.23 cm

9. 将高能光子束衰减至初始强度的 3% 需要多少个钨半价层？（　　　）
   a. 1 HVL　　　　　b. 3 HVL　　　　　c. 5 HVL　　　　　d. 7 HVL

10. 在组织深度 5 cm 处,哪一个射束在剂量和比释动能之间呈现出最大差异？（　　　）
    a. 300 kVp 正交电压射束　　　　　　b. 钴 60 射束（平均能量为 1.25 MeV）
    c. 直线加速器产生的 18 MV 治疗射束　d. 以上均大致相同

11. 以下哪种射束与组织的组合的最大剂量深度最大？（　　　）
    a. 肺部 6 MV 治疗射束　　　　　　　b. 肌肉 6 MV 治疗射束
    c. 肺部 18 MV 治疗射束　　　　　　　d. 肌肉 18 MV 治疗射束

第7章

粒子与物质的相互作用

北极光是出现于地球北纬高纬度地区的非常美丽的光,这是带电粒子与物质相互作用的一个典型例子。在北极光中,来自太阳的带电粒子(电子和质子)与地球上层大气相互作用,激发了其中的氧气和氮气分子。当这些被激发的原子退激时,会通过发射特定能量(颜色)的光子来释放能量,发射光子的能量与原子中特定的量子能级有关。由于带电粒子沿地球磁感线运动,这些光在北纬地区最强。关于北极光的示例请参见视频。

在医学物理领域,带电粒子基本的能量损失方式有两种:辐射损失和碰撞损失。本章7.1节介绍带电粒子及其辐射损失机制;7.2节讲解带电粒子碰撞产生的能量损失;7.3节介绍中子的能量损失。中子由于不带电,将通过其他过程损失能量。中子的能量损失在放射治疗领域非常重要。

7.1 辐射能量损失

7.1.1 引言:带电粒子相互作用

考虑电子与原子的相互作用,如图7.1.1所示。带负电的电子与原子中的电子产生排斥库仑力,库仑力的大小为 $F = k\dfrac{ee}{r^2}$,其中:k 是常数,e 是电子的电荷,r 是两个电子的间距。这种相互作用中,入射电子损失能量,并将能量传递给原子中的电子。这个过程称为碰撞能量损失。另一过程是辐射能量损失。如图7.1.1所示,入射到原子的电子通常会在通过原子时沿直线运动。然而,当电子接近原子核时,它会受到原子核的吸引。因为电子带负电荷,而原子核带正电荷。因此,当电子经过原子核时,其轨迹会发生弯曲。电子轨迹弯曲是加速的一种形式,任何产生加速的带电粒子都会产生辐射(我们会在后面的章节中再次提及)。这个过程被称为辐射能量损失。通过这一过程产生的光子被称为"轫致辐射"光子(德语单词的意思是"制动辐射")。需要注意的是,这两种与物质相互作用的形式不仅适用于电子,也同样适用于较重的带电粒子,如质子或原子核。

7.1.2 阻止本领

为了定量计算上述相互作用中的能量损失,考虑如图7.1.2所示的过程。一个电子在介质中运动,此时它会通过碰撞或辐射过程损失能量。当电子运动的距离为 Δx 时,其损失能量的大小为 ΔE,或表示为微分形式 $-\dfrac{dE}{dx}$。注意这里的负号用于表示能量损失。$\dfrac{dE}{dx}$ 为每

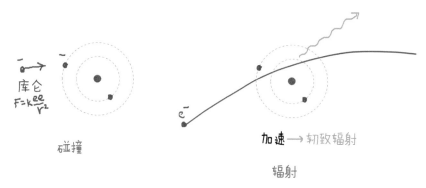

图 7.1.1　带电粒子的两种能量损失机制

单位长度损失的能量大小，单位为 MeV/cm，或 keV/μm（后面将给出原因）。多数情况下，固有量能提供更多的信息，因此我们将其除以介质的密度 ρ，即 $-\dfrac{1}{\rho}\dfrac{\mathrm{d}E}{\mathrm{d}x}$。此时消除了对介质密度的依赖，使我们更容易比较不同材料的性质。这个量被称为阻止本领 S。

$$S = -\frac{1}{\rho}\frac{\mathrm{d}E}{\mathrm{d}x} \tag{7.1}$$

容易看出，阻止本领的单位为 MeV $\cdot$ cm^2/g。

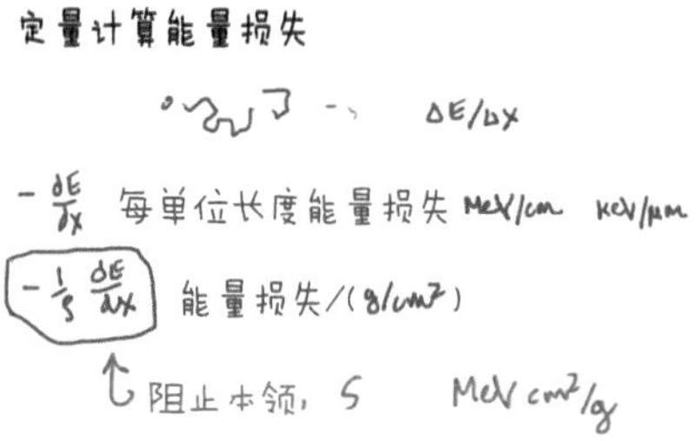

图 7.1.2　阻止本领，用于表述能量损失的物理量

下面我们写出两种相互作用形式中阻止本领的表达式，即碰撞能量损失中的阻止本领 S_{coll} 及辐射能量损失中的阻止本领 S_{rad}。总阻止本领 S_{tot} 为两者相加 $S_{\text{tot}} = S_{\text{coll}} + S_{\text{rad}}$，即总阻止本领来自于碰撞和辐射能量损失贡献之和。注意，有时也将 S_{coll} 和 S_{rad} 分别称为电子阻止本领和核阻止本领，因为前者来自于电子与核外电子的相互作用，而后者来自于电子与原子核的相互作用。

碰撞阻止本领与传能线密度（LET）密切相关，这一部分将在 7.3.6 节详细介绍。LET本质上描述的是局部能量沉积，它与细胞层次上的生物学效应相关，因此具有重要意义。

7.1.3　辐射阻止本领：质量和原子序数依赖性

本节我们将构建描述辐射阻止本领 S_{rad}（来自轫致辐射）的理论框架。该理论采用半经典方法，利用了一系列基础物理学方程。首先，对于一个被加速的带电粒子，其功率（power）正比于加速度的平方，$P \propto a^2$。其次，带电粒子受到的力通过库仑定律描述，$F = k\dfrac{Ze^2}{r^2}$。这里 Z 是原子核的原子序数，因此原子核带的电荷为 $Z \cdot e$。最后，我们考虑牛顿第二定律，$F = ma$，即力等于质量和加速度的乘积。由于功率（单位时间内的能量）正比于加速度的平方，辐射阻止本领也正比于加速度的平方，$S \propto a^2$。联立以上公式可得

$$S_{rad} \propto \left(\frac{Z}{m}\right)^2 \tag{7.2}$$

也就是说，辐射阻止本领与介质原子序数 Z 的平方成正比，与入射粒子质量 m 的平方成反比。

式（7.2）具有如下含义。第一，质子束流的辐射阻止本领相对较小。这是因为质子的质量 m 相对较大。第二，电子束流的辐射阻止本领较大。因为电子质量 m 相对较小。第三，在原子序数较大的介质中，辐射阻止本领较大。换句话说，如果入射粒子是轻粒子（如电子），或原子核的电荷数较大（高原子序数），则由原子核吸引所产生的加速度会很大。

图 7.1.3 定量地给出了水和铅两种材料的辐射阻止本领与入射电子能量之间的关系。铅的阻止本领远大于水（注意该图使用的是对数坐标）。这反映了前面描述的阻止本领对 Z 的依赖性。此外，S_{rad} 随电子能量的增加而增加。这也很容易理解，因为电子产生的功率正比于加速度，所以电子能量越高，加速度越大。

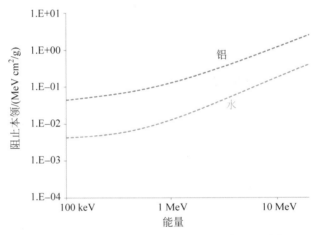

图 7.1.3　电子在两种不同材料中的辐射阻止本领

7.2　碰撞能量损失

7.2.1　电子的碰撞阻止本领

下面我们以电子和介质相互作用为例（图 7.1.1）介绍碰撞阻止本领（S_{coll}）。这里需要说明如下几点。首先，电子在介质中运动时，通常会与不同原子的核外电子发生多次带电粒子相互作用，每次相互作用都会沉积少量的能量。然而，电子的一次碰撞也可能产生很大的能量损失，最高可达电子能量的 50%。其次，电子的碰撞阻止本领取决于介质中每单位质量的电子数。这也很容易理解，因为介质中电子越少，相互作用就越少。在原子序数较高的材料中，单位质量内的电子数较少。因此，碰撞阻止本领有较弱的 Z 依赖性。在高原子序数 Z 的材料中，碰撞阻止本领较低。这与康普顿散射中的 Z 依赖性类似，康普顿散射也取

决于单位质量内的电子数(这部分内容请参见 5.2.2 节)。

图 7.2.1 给出了阻止本领与电子能量和材料的关系,将有助于我们进行总结。碰撞阻止本领对能量的依赖性较小。与低 Z 材料(如水)相比,高 Z 材料(如铅)碰撞阻止本领稍小。对于电子,低能区的碰撞阻止本领几乎总是大于辐射阻止本领。例外情况是高 Z 材料中的高能电子,其辐射阻止本领相对较大。这对 X 射线束的产生和特性有重要的实践意义。

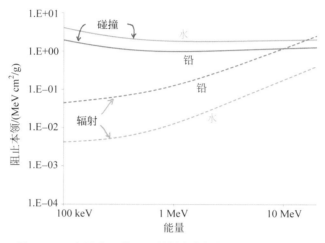

图 7.2.1　电子在两种不同材料中的辐射和碰撞阻止本领

7.2.2　质子的能量损失

上述讨论和案例中主要针对电子与物质相互作用。下面我们来讨论质子。质子的阻止本领由 Bethe-Bloch 公式给出。Bethe-Bloch 公式的完整形式较为复杂,本书不作详细介绍,这里我们只给出其基本形式,

$$S \propto \frac{z^2 Z}{v^2 A} B_{col} \tag{7.3}$$

式中,z 是入射粒子的原子序数(质子的 $z=1$),Z 是介质的原子序数,v 是入射粒子的速度,A 是介质的质量数,B_{col} 是表征原子阻止本领的常数,其取决于入射粒子的速度和介质的电离势。重带电粒子的阻止本领几乎全部来自于碰撞阻止本领,其辐射能量损失非常小。

式(7.3)中各项的关系对我们理解阻止本领非常重要。阻止本领取决于介质的原子序数,更重要的是,取决于粒子的速度,但它与粒子的质量无关。此外,重带电粒子(如质子)的碰撞阻止本领远高于电子。

图 7.2.2 给出了质子在水中的阻止本领与其能量的关系。如图所示,阻止本领随着质子能量的增加而降低,这一现象来自于式(7.3)中的 $1/v^2$ 项,即随着速度(能量)的降低,能量损失增加。该特点有重要的实践意义,我们将在下面的章节中讨论。

7.2.3　带电粒子的路径

带电粒子在物质中的路径取决于其质量。如图 7.2.3 所示,由于质量很小,电子不会沿

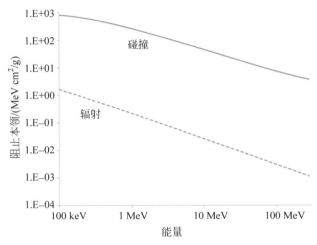

图 7.2.2　质子在水中的阻止本领

直线运动。电子在介质中运动时会与带电粒子发生多次碰撞,从而不断改变其运动方向。此外,它也可能发生"硬"碰撞,将大量的能量传递给电子。我们称为 δ 射线或高能电子,并可以传播相对较长的距离。对于重粒子(如质子),其路径与电子相比完全不同。质量较大的粒子受到与带电粒子相互作用的影响较小,通过介质的路径更直。更大质量的粒子,如碳核,将以更直的路径行进。

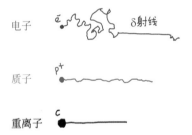

图 7.2.3　带电粒子在物质中的运动路径
粒子的质量起到决定作用,质量更大的粒子以更直的路径运动

7.3　中子能量损失及 LET

7.3.1　中子

　　中子是不带电的粒子,不参与库仑相互作用,但可通过俘获和碰撞沉积能量。有关这一过程的详细介绍可参阅视频,这里我们只列出几个关键点:

- 中子有两种能量状态:(1)"热"中子(能量 $\lesssim$ 0.025 eV),其相互作用主要被 H 或 N 俘获。(2)快中子(能量 $\gtrsim$ 100 eV),其相互作用形式为与原子核发生"台球"式碰撞。原子核被"撞飞"后通过带电粒子相互作用沉积剂量。
- 在放射治疗中,光子束流能量 >10 MV 时会产生中子。这些中子产生于直线加速器中的光子与高 Z 材料相互作用。质子治疗束流也会产生中子。

- 中子也可作为束流用于放射治疗。由于中子与硼的相互作用截面很大,硼中子俘获治疗(BNCT)可最大限度地发挥其作用。硼核俘获中子后会产生一个高 LET 的 α 粒子,从而沉积剂量。

7.3.2　传能线密度及相对生物效应

传能线密度(linear energy transfer,LET)的定义为粒子发生相互作用点附近局部沉积的能量。它与细胞层次上的生物学效应相关,因此具有重要意义。LET 等于碰撞阻止本领 S_{coll}。

有关 LET 的物理学原理可参阅视频,这里只列出 LET 的几个重要性质:

- LET 的大小取决于辐射种类(如 X 射线、轻带电粒子、重带电粒子等)。
- X 射线、γ 射线和电子的 LET 相对较小(小于几千电子伏每微米)。
- 由式(7.3)可知,碰撞阻止本领正比于 z^2,因此重带电粒子的 LET 非常高(最高可超过 100 keV/μm)。需要注意的是,中子的 LET 很高,这是因为中子与介质相互作用产物(质子和各种原子核)的 LET 很高。

LET 对辐射产生的生物学效应有重要影响。用于量化这一效应的指标是相对生物效应(relative biological effect,RBE)。RBE 定义为达到相同生物效应的两种辐射的剂量之比。LET 与 RBE 成正相关,当 LET 增加至 100 keV/μm 时,RBE 约为 3(或更大)。关于 LET 和 RBE 的更多内容请参阅视频。

7.4　其他参考信息：带电粒子数据

- www.nist.gov/pml/data/star/

该网站来自美国商务部下属的美国国家标准与技术协会(NIST),其中包含不同材料介质中的质子和电子的阻止本领数据。

- http://physics.nist.gov/PhysRefData/Star/Text/ESTAR.html

"ESTAR":电子的阻止本领。

- http://physics.nist.gov/PhysRefData/Star/Text/PSTAR.html

"PSTAR":质子的阻止本领。

进阶阅读

McDermott, P.N. and C.G. Orton. 2010. *The Physics of Radiation Therapy*. Chapter 6. Madison, WI: Medical Physics Publishing.

Podgorsak, E.B. 2016. *Radiation Physics for Medical Physicists*. 3rd Edition. Chapter 6. Switzerland: Springer.

习题

注：＊表示问题较难。

关于不同材料中电子和质子的阻止本领数据，请参考 7.4 节中的文献。

1. 对于能量为 6 MeV 的电子，空气(干燥，接近海平面)中的碰撞阻止本领与水的比值是多少？（提示：使用 7.4 节中 ESTAR 网站的数据。）（   ）

    a. 0.10   b. 0.98   c. 1.02   d. 9.90

2. 计算下列电子能量下钨的辐射阻止本领(选项：0.081 62、0.6523、0.1159、1.132、1.759 MeV cm^2/g)。

    1 MeV _____   6 MeV _____   10 MeV _____   15 MeV _____

3. 对能量为 6 MeV 电子，其在铅中的辐射阻止本领与在水中的辐射阻止本领之比是多少？并讨论其临床意义。（   ）

    a. 0.14   b. 0.60   c. 1.67   d. 7.09

4. 对能量为 6 MeV 电子，其在铅中的碰撞阻止本领与在水中的辐射阻止本领之比是多少？（   ）

    a. 0.14   b. 0.60   c. 1.67   d. 7.09

5. 在钨介质中，能量为 40 keV 的电子与 6 MeV 的电子的碰撞阻止本领之比是多少？（   ）

    a. 0.39   b. 1.08   c. 3.17   d. 4.84

6. 在水介质中，能量为 225 MeV 的质子与 6 MeV 的电子的碰撞阻止本领之比是多少？（   ）

    a. 0.0138   b. 0.459   c. 2.18   d. 42.3

7. 在水介质中，能量为 225 MeV 的质子与 6 MeV 的电子的辐射阻止本领之比是多少？（   ）

    a. 0.0138   b. 0.459   c. 2.18   d. 42.3

8. 下列哪种材料可以为热中子提供最有效的屏蔽？（   ）

    a. 铅   b. 钨   c. 玻璃   d. 水

＊9. 对于水箱中的电离室，填充下列哪种气体能为 6 MeV 电子束提供最高的电荷读数？（   ）

    a. 空气   b. 二氧化碳

    c. 甲烷   d. 以上三者几乎相同

＊10. 1 MeV 电子束与体积为 1 cm×1 cm×1 cm 的材料相互作用。下列哪种材料将在距离 2 m 处产生最高的照射量？（   ）

    a. 肌肉   b. 水   c. 铝   d. 铅

第**8**章

X射线管与直线加速器

本章描述了产生 X 射线和电子线的基本物理过程及工程部件组成。由于这些系统所使用的技术根据能量的不同而有很大的差异,因此可以按能量高低进行分类。在低能量情况下,使用 X 射线管产生 X 射线,常用于诊断成像和其他用途(8.1 节)。在高能量情况下,使用直线加速器(linacs)产生治疗用途的电子线和高能光子束(8.2 节)。本章将详述这两个系统。

8.1 X射线管

8.1.1 电子加速与能量

为了更好地理解 X 射线管和直线加速器的工作原理,首先要了解电子是如何在电场中运动的。图 8.1.1 显示两个金属板("电极"),并加上电压。对一个电极施加正电压("阳极"),另一个电极则处于负电压("阴极")。两个极板之间的电位差产生了一个电场。处于两个极板之间的电子将受到来自这个电场的电场力,将其加速运动到正极,即阳极。电子得到加速并获得一些能量。一个电子通过 1 伏(V)的电位差加速所获得的能量为 1 电子伏(eV)。**电子伏(eV)是一个重要的概念,它是能量单位**。作为一个能量的单位,它也可以用焦耳(J)表示,$1 \text{ eV} = 1.6022 \times 10^{-19} \text{ J}$。

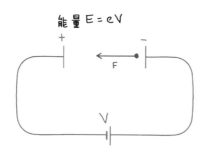

图 8.1.1　两个金属板(红色)加上电压(V)

该区域的电子(蓝色)受到电场力作用并朝向正极(阳极)加速

8.1.2 X射线管:物理过程

X 射线管可以产生数十到数百千电子伏能量范围内的 X 射线。常规用于诊断成像的 X 射线管,可产生高达约 200 keV 的 X 射线。不常见的正电压管,可产生 500 keV 更高能量的 X 射线,可用于浅表病变的放射治疗。

X 射线管产生 X 射线的基本过程如图 8.1.2 所示。电子从阴极上加热"沸腾"射出(热电子发射的过程)。阳极和阴极之间的高压产生的电场,会使电子朝着阳极加速运动,热电子获得能量并与金属阳极发生碰撞,通过韧致辐射产生 X 射线光子(见 7.1 节)。

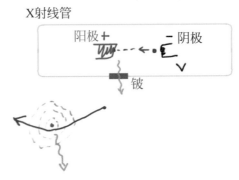

图 8.1.2 X 射线管

当电子(蓝色)与阳极(红色)相互作用,通过辐射损失产生韧致辐射,从而产生 X 射线

8.1.3 阳极设计和材料

我们需要详细了解这些设备中的 X 射线管和阳极的设计细节。如图 8.1.3(a)所示,阳极和阴极组件被封装在真空管中,真空管通常由玻璃制成。这样可以消除使用高压引起的空气打火,防止电子散射。阳极下方是一个由铍制成的薄窗,光子通过该窗射出,下方是一个准直器(图中未显示)。

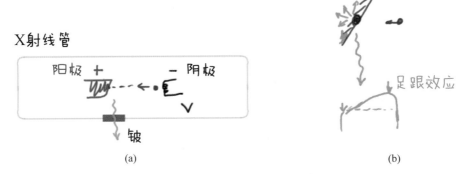

图 8.1.3 X 射线管与阳极设计

(a) 阳极和阴极被密封在一个玻璃真空管中(黄色部分);(b) 电子在一个焦点上撞击阳极,并以一个垂直的方向射出

X 射线管阳极的设计如图 8.1.3(b)所示。这里有几个方面需要注意。第一,阳极面与电子线之间具有一定角度。阳极的各个方向都能产生韧致辐射光子,但唯一能逃逸的光子是那些与引出窗口方向一致的光子,大致与电子线方向相垂直。第二,电子撞击阳极在其表面形成一个大致圆形的区域,即"焦点"(图 8.1.3(b)棕色部分)。焦点的大小是影响成像分辨率的一个重要参数。由于存在阳极倾角,从下面看焦点的大小要小于实际焦点尺寸,因此焦点的表观大小与阳极倾角有关,有时被称为"线性聚焦原理"。第三,阳极本身对光子有不

同衰减。也就是说,阳极远端(图 8.1.3(b)左侧)产生的光子在射出前必须穿过更多的阳极材料,从而导致更多的光子衰减。因此,左侧相对于右侧的光子强度要低,被称为"足跟效应",其大小也取决于阳极的角度。

阳极材料的选择也很重要,阳极设计的一个关键目标是实现尽可能高的 X 射线产生效率。轫致辐射光子是通过辐射损失产生(7.1 节),而高 Z 材料在辐射过程造成的能量损失比低 Z 材料要高得多(图 7.2.1)。这意味着阳极应该使用高 Z 材料。另一个设计需要考虑因素是阳极的加热问题。如果加热温度过高,阳极可能会熔化。阳极的加热是由电子碰撞损失引起的。如图 7.2.1 所示,值得注意的是,当电子的能量很低的时候,碰撞阻止本领相当大。解决这个问题的第一种方法是使用具有高熔点的阳极金属材料。大多数诊断用途的 X 射线管中的阳极材料都是由钨($Z=74$)制成的,其熔点在所有元素中最高($3422℃$)。第二种方法是通过旋转阳极来减轻管的加热效应。通过这种方式,电子不固定在同一区域轰击阳极靶点,而是相对分布在更大的面积上。

8.1.4　X 射线管能谱

X 射线管中发射的光子的能谱分布(即光子数量与能量的关系),依赖于阴极和阳极间的电压。更高的电压可以获得更大的电子加速度,从而产生更高能量的光子。图 8.1.4(b)(绿色)显示了轫致辐射的基本能谱分布(千电子伏级光子数量与能量的关系)。在一个厚靶产生的轫致辐射的能谱中,低能量光子数量较多,随着能量增加,光子数量逐渐减少,直到某个最大能量。

光子的最大能量取决于阴极和阳极之间的电压。例如,若电压为 100 kV,那么任何电子撞击阳极的最大能量将是 100 keV,所以最大光子能量也将是 100 keV。

对于管电压的理解需要特别注意。它不是由电池或类似的电池装置提供的恒定电压,而是由交流电源提供(如交流电),然后由一个整流电路转换成一个大致恒定的电压。然而,即使使用高压整流器,电压也会随时间有一个小的振荡(图 8.1.4(c))。因此,在 X 射线管中,kVp 指的是振荡电路的峰值电压(kV)。管的峰值电压决定了最大的发射光子能量。

第二个重要参数是管电流。管电流(每秒的电子数)决定了所产生的光子数量。光子总数随电流呈线性增加。电流的单位是安(A)。X 射线管电流在毫安的范围内,因此我们使用"mA"来描述管电流大小。

这里有一个重要概念,即管电流影响光子的总数量,而峰值电压决定光子的最大能量。通过改变管电流和峰值电压来控制光子能谱分布,从而最终影响系统的成像性能。这被称为改变了成像"技术"。

轫致辐射能谱中的低能光子不能穿透患者身体,对大多数成像应用并无作用。这个能量范围内的光子主要通过光电效应过程相互作用,且其质量衰减系数非常大(见 5.1.3 节)。此外,这些低能光子容易在患者体内,特别是体表沉积能量。因此,有效地减少 X 线能谱中的这种低能成分十分有用。为了做到这一点,可在管的引出窗后放置一个薄的金属板(图 8.1.4(a))。这些薄板通常是铜($Z=29$)或铝($Z=13$),用于过滤"射束",以减少低能光子部分。较高能量的光子在这些材料中的衰减相对较小(质量衰减系数对能量的依赖性约为 $1/E^3$,见 5.1.3 节部分)。过滤的能谱"硬化",射线包含更多高能量的光子。更厚和更

高 Z 值的过滤器会导致过滤的射线能谱更硬。**射线硬化是一个重要概念**,6.1.4 节有详细介绍。较硬的射线有一个更大的 HVL(见 6.1.5 节)。X 射线管的能谱通常以其 HVL 来表征。尽管 HVL 的测量可能有些复杂,但是一个可以实际测量的物理量。

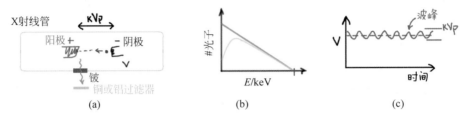

图 8.1.4　X 射线管和能谱

(a) 带过滤器的球管;(b) 未经过滤(绿色)与经过滤的能谱(黄色);(c) 电压供应装置决定的峰值电压值

图 8.1.5 显示了两种不同的峰值电压和管电流条件下的光子能谱分布。红色显示的能谱具有更高的峰值电压,因此该能谱光子的最大能量更高。高峰值电压的射线能谱越硬,光子的平均能量越高。一个适用的经验法则是,在大多数球管中,能谱曲线中光子数量达到峰值的能量近似为 $E_{max}/3$,其中 E_{max} 是最大能量。因此,工作在 120 kVp 下的球管的峰值光子能量为 40 keV。图 8.1.5 中显示的红色曲线的能谱具有更高的管电流,因而光子总数更多。

图 8.1.5 显示了一个"发射谱线",这些是由阳极 K 层或 L 层轨道电子壳层跃迁产生的特征 X 射线(关于特征 X 射线的进一步讨论见 5.1.2 节)。这些特征 X 射线是球管中 X 射线产生过程中一个附带特征辐射,可用于乳房钼靶 X 射线摄影成像。这些球管使用钼靶阳极和适当的过滤器,以产生较多的低能 K 层和 L 层 X 射线。

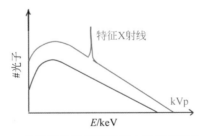

图 8.1.5　X 射线管射线能谱随管电流与峰值电压的变化

8.2　直线加速器射线产生

前一节介绍了用于诊断成像的千伏级射线,接下来我们介绍用于治疗的兆伏(MV)级射线。正如我们将在本节中看到的,产生兆伏级射线的技术相当复杂,因此需要首先从临床的角度来探讨它们的重要性。

8.2.1　兆伏级射线产生的原理

图 8.2.1(a)显示了不同能量射线的深度-剂量曲线数据。其中两条曲线为 X 射线管的射线数据,一条为诊断用 X 射线管的 120 kVp 射线(蓝色),另一条为正电压管的 300 kVp 射线(红色)。图中还显示了一条兆伏级射线数据(绿色)。需要注意,射束的能量越低,剂量随深度下降越快。

为了更好地理解临床上治疗时如何考虑射线能量选择问题,请参考图 8.2.1(b)中情况。为了使肿瘤 10 cm 处达到相同的剂量(Gy),首先对各射线在 10 cm 深度处剂量进行归一。考虑使用千伏级射线(蓝色或红色)来达到肿瘤的治疗剂量,那么在浅表区域需要非常高的剂量。相比之下,使用兆伏级射线时,表面剂量要低得多。此外,重要的是,对于人体最外面一层,即皮肤的剂量也要低得多。**兆伏级射线在浅表深度剂量减少的现象被称为"皮肤保护",这是一个重要概念**。这也是兆伏级射线从 20 世纪 50 年代开始发展起来的重要原因。

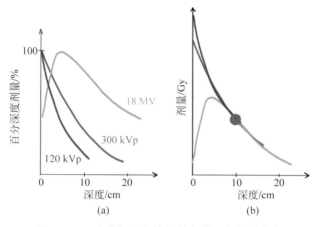

图 8.2.1　千伏级和兆伏级射束的深度剂量曲线

(a) 水中百分深度剂量曲线;(b) 为了使肿瘤 10 cm 处达到相同的剂量值,对各射线的深度剂量在 10 cm 处进行归一

8.2.2　射频波下电子加速

有人可能会认为,产生兆伏级射线的一种方法是简单地将 X 射线管中的电压提高到兆伏级范围。然而事实证明,这种方法不可行。主要原因是,球管中不可能保持一个非常高的电压梯度而不打火。这需要使用其他方法,这就是直线加速器的加速电子方法。

直线加速器利用一系列金属筒腔,当电子通过这些筒腔时被加速。图 8.2.2 显示了一个有 4 个腔的示例(标记为 C1、C2、C3 和 C4),每个腔内保持一定的电压值 G。每个腔与相邻腔有一个极性相反的电压。这就在筒腔之间的间隙中产生了一个电场。就像在 X 射线管中一样,电场中的电子会受到电场力作用被加速。要理解这一点,考虑图中一束标记为 "A" 的电子。该电子从标记为 "S"(源)的设备注入管内。下面考虑电子在不同的时间点在管腔间加速和管腔内运动的过程:

时间点 0:因为两者之间存在一个电场,电子束从空腔 C1 加速运动到 C2(请注意,这里电压的定义与图 8.1.1 中有所不同,该图显示的是质子加速器的质子加速漂移管电压,与电子加速产生的电荷极性相反)。

时间点 1：电子束继续移动。一旦电子进入标记为 C2 的腔，就没有加速，因为腔内没有电压梯度，所以电子只是继续沿着管腔漂移。

时间点 2：电压极性发生变化。C2 现在处于正电压，而 C3 处于负电压。但电子束仍然在继续移动。C2 腔内没有电压梯度。

时间点 3：电子束在 C2 和 C3 之间，被这两个空腔之间的电场加速，获得能量。

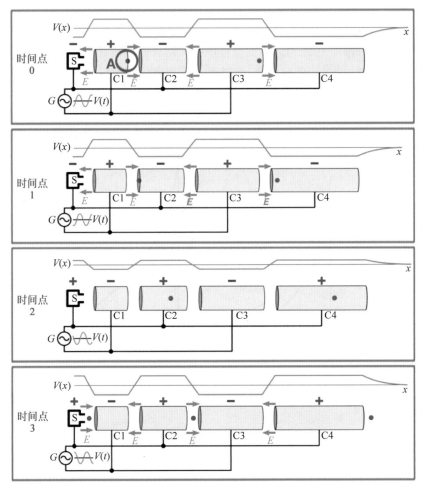

图 8.2.2 　直线加速器内带电粒子加速示意图

该加速过程在多个空腔重复进行，最终在管的末端射出一个非常高能量的电子束。有关此过程的视频演示，请参见视频 8-2。

上述加速过程的关键是对加速结构施加振荡电压。振荡频率使得当电子达到空腔间的间隙时，电压梯度达最大。

8.2.3　直线加速器的波导

图 8.2.2 示意图对理解加速过程很有用，但医用直线加速器不使用单独的加速腔，而是使用一种独立的金属结构装置，称为波导管（图 8.2.3）。电子束通过这个波导管的中心，而其类环形腔具有上述单独加速腔的功能。

因为电子能量很高,速度很快,接近于光速($v < c$)。因此振荡频率必须非常高,以便使加速电场的电压变化与电子的飞越时间相同步。与医用直线加速器相关的频率是 S 波段(2~4 GHz)和 X 波段(8~12 GHz)。腔的设计使射频波的波长恰好是跨越一个腔的长度,如图 8.2.2 所示。值得注意的是,X 波段直线加速器中电磁波的波长比 S 波段短,因此加速器可以制造得更加紧凑。然而制造工艺较难实现,因此通常采用 S 波段,除非有系统需要使用紧凑型结构制造工艺。

直线加速器中的电磁波波段在射频范围内(如 30 kHz~300 GHz)。因此它们通常被称为射频波。特别地,它们是一种被称为微波(300 MHz~300 GHz)的射频波。一个日常使用的例子是微波炉,它的工作频率是 2.45 GHz,也在 S 波段。

直线加速器中主要有两种类型的波导,分别是驻波(图 8.2.3)和行波(未显示)。驻波波导管使用谐振腔,其中射频为驻波振荡。驻波波导装置通过边耦合腔显得更加紧凑。图 8.2.3 显示其中波的一个节点位置(零电压交叉点)。

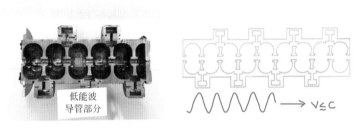

图 8.2.3　直线加速器波导管。波导使用射频波(RF)

8.2.4　微波系统

直线加速器中,由微波系统输出微波并将其引入波导管中。微波系统的第一部分是微波发生器或放大器。目前有两种技术可用,即速调管或磁控管。根据直线加速器的设计,选择使用其中一种技术。速调管是一种微波功率放大器,将输入的低功率为瓦(W)级射频微波信号放大到兆瓦(MW)级功率的信号。该设备体积较为庞大、笨重且昂贵,需放置在油浴中,并且是静止的(不能随机架旋转)。磁控管是两者中较小的一个,本身能发射高功率微波。

图 8.2.4 显示了磁控管的工作原理。该装置由一个带有谐振腔的金属块的阳极和一个中心阴极组成。加热阴极,电子"沸腾"射出,并加速到阳极,其电压比阴极高 4 kV。同时,图中有一个方向指向页面外的磁场。电子的运动轨迹受到磁场力作用发生偏转(回想一下,在磁场中运动的带电粒子将以弯曲的轨迹运动,见 1.1.2 节)。因此,电子不是直接撞击阳极,而是围绕着阴极旋转。加速运动的带电粒子会产生电磁波,因此,围绕阴极加速运动的电子产生了高频微波,这些微波被输出天线所接收,如图上方所示。

图 8.2.5(红色部分)是将微波引入波导的系统。这里我们看到,来自电子加速器速调管或磁控管的微波不是直接引入波导,而是首先通过环流器,绕着环流器的左侧进入波导。射频波也从波导系统反射回环流器,这对调谐系统频率很有用,其中一些微波进入自动频率控制(automatic frequency control,AFC)系统,这为微波频率的调谐提供信息。其余未使用

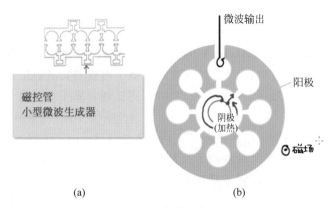

(a)　　　　　　　　　　(b)

图 8.2.4　微波生成系统

（a）不同系统使用磁控管或速调管产生或放大微波信号；（b）磁控管通过电子的圆周运动产生微波

的射频功率被倾注到一个负载中。该机制可为波导提供稳定频率的微波。这里是驻波波导的示意图，而在行波波导中，微波系统工作机制有些不同，工程方面的主要挑战是对射频功率的要求不同。当今直线加速器的壁-射频的微波效率很低（约为 50%），而壁-射束的束流效率甚至更低（约为 10%）。

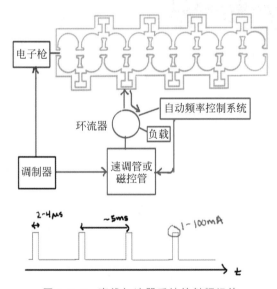

图 8.2.5　直线加速器系统的射频组件

　　需要注意的是，直线加速器和 X 射线管一样，大多数组件需要保持在低压真空环境下，避免产生高电压火花或电弧（如果射频系统中没有气体，就不存在原子被电离，并产生携带火花的电流）。然而微波发生系统是一个例外，相反，它被充满了六氟化硫（SF_6）高压气体。这比低压真空成本低，更容易维护，但注意 SF_6 是有毒的。在微波系统和波导之间有一个玻璃窗来隔离 SF_6 区域和真空区域。速调管或磁控管使用陶瓷窗与真空系统隔离。

　　上述系统的主要功能是将微波载入波导，并加速穿过波导的电子。电子从电子枪开始需要以某种方式引入波导（图 8.2.5）。电子枪本质上是一个阴极发射器，其设计细节本书不做详细阐述。

电子不是以稳定束流形式,而是以脉冲形式通过加速器。因此,直线加速器的一个重要组成部分是脉冲形成网络(pulse formation network,PFN)。脉冲形成网络从调制器开始,通过一个快速开关来打开和关闭组件。在早期的直线加速器系统中,快速开关使用闸流管(一种充气室),但在最近的设计中,开始使用固态组件,如绝缘栅双极型晶体管(insulated gate bipolar transistor,IBGT)或场效应晶体管(field effect transistor,FET)。调制器将脉冲引入电子速调管或磁控管,同时也引入到电子枪。通过这种方式,电子发射系统和射频系统彼此同步地开启和关闭。

如图 8.2.5 所示,每个脉冲的持续时间都很短(2~4 μs),而脉冲之间的时间稍长(如 5 ms)。脉冲重复频率可以调整,机器的输出(剂量率)由脉冲重复率和脉冲峰值电流决定。脉冲本身的电子电流很高,电子模式为 1 mA,光子模式为 100 mA。因此,脉冲功率非常高。然而因为脉冲持续时间很短,只占约脉冲周期时间的 0.1%,因此平均功率相对较低。

8.2.5　偏转磁铁和靶

上述所有子系统的功能是从波导中产生高能电子线。但这里的几何结构可能存在问题,电子线可能不是向下垂直照射患者。这时可以使用一个偏转磁铁,将射线束偏转向下照射患者(图 8.2.6)。我们知道,运动的带电粒子在磁场中受到一种垂直于其运动方向的力。若磁场方向指向页面外,那么电子受到一个垂直于运动方向的磁力,引导它沿着一个圆周进行运动。这种电子线可以直接用于患者治疗(电子治疗模式),也可以在钨(W)靶中通过轫致辐射转换为光子进行治疗(光子治疗模式)。

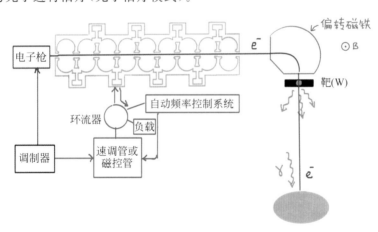

图 8.2.6　偏转磁铁和靶

偏转磁铁可以使电子射束偏转向下打靶,产生的光子射束向下垂直照射患者(橙色)

图 8.2.7 显示了对偏转磁铁不同设计以及对电子能谱的影响。首先,并不是所有的电子都有完全相同的初始能量,而是有一定能量散度,如能谱所示。不同能量的电子在磁场里有不同的偏转半径。回想一下,偏转半径计算公式是 $r=\dfrac{\sqrt{2mE}}{eB}$,对于一个满足非相对论的粒子,偏转运动时受到的向心力为 mv^2/r,等于受到的磁场力为 evB。因此,如图 8.2.7(a)所示,与低能量电子(红色)相比,高能量电子(红色)会在更远的位置撞击靶点。这将在靶上产生一个大的焦点,使得射线的半影增加(见 9.1.6 节)。

另一种设计思路是使用 270°偏转磁铁(图 8.2.7(b))。与前面一样,高能量电子(红色)在一个更大的圆周运动,同时磁场强度从中心径向向外逐渐增加。因此,当能量较高的电子通过更大的偏转轨道时,由于磁场强度增加,它们会受到一个更大的磁场力,使得能量高的电子偏转回到相同的打靶位置。这种磁铁被称为"消色差"偏转磁铁。这种消色差特性使偏转后电子打靶位置不再依赖于颜色,这里是电子能量。

图 8.2.8 显示了另一种偏转磁体的设计,即回转式偏转磁体。它依赖于 3 个扇形磁场区,弯曲角度为 45°-45°-112.5°。与 270°偏转设计一样,由于磁场存在梯度,高能量电子偏转角度更大,可在同一位置打靶。这种磁铁设计的优点是垂直高度更小,这意味着可以使机头的设计更紧凑。

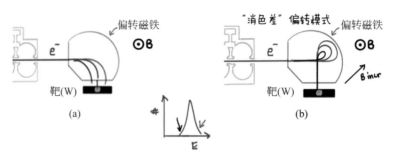

图 8.2.7 消色差偏转磁铁

(a) 在 90°偏转磁铁中显示电子根据它们的能量不同,打靶位置不同;(b) 一种消色差偏转磁铁,所有电子在同一位置打靶

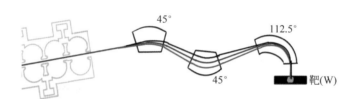

图 8.2.8 回转式偏转磁铁

8.2.6 直线加速器靶材内 X 射线的产生

在直线加速器中,电子通过 7.2.1 节所述的轫致辐射过程转化为靶内的光子。靶材料通常由钨(W)制成,该材料的辐射和碰撞阻止本领如图 8.2.9 所示。在直线加速器工作能量下,如 6 MeV(图中的红线),钨的辐射阻止本领相当大。这意味着光子的产生效率相当高。电子能量越高,前向穿射能力越强。所以这些靶都变成了"透射"靶。光子的产生方向与电子的入射路径方向相同。这与低能量的 X 射线管不同,在 X 射线管中,光子的产生方向与电子线入射路径成 90°(图 8.1.2)。

图 8.2.10 显示了一个直线加速器靶的照片。银色圆圈中的部分是钨靶。它嵌入在一个铜制结构内,有两个冷却管进/出口,使用流动水进行冷却。需要冷却系统及时将靶内产生的热量带走。请注意,如图 8.2.9 所示,靶内产生的碰撞能量损失(热量)也相当大。

8.2.7 直线加速器的射线能量

从直线加速器中产生的电子或光子的能量不是由通量(每秒电子数)决定的,而是由电

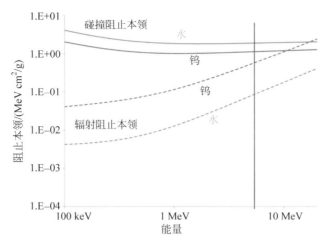

图 8.2.9　电子在钨和水中相互作用的辐射和碰撞阻止本领比较

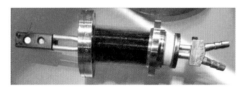

图 8.2.10　直线加速器靶

钨靶(箭头所示)嵌入在带有水冷却系统(管)的铜制结构中

子从波导中引出时的能量决定的。通过使用一种叫作"电子开关或能量开关"的设备来打开或关闭波导的各个部分来控制引出电子的能量。有多种设计可供选择。这样,直线加速器就可以在不同的能量模式下工作。有些直线加速器只有一种能量模式,而其他一些直线加速器则有多种能量选择。对于光子束,常见的命名法是用光子的最大能量来命名。如"6 MV"模式对应于最大光子能量为 6 MeV 的射束。同样,"18 MV"模式对应的最大光子能量为 18 MeV。大多数现代 S 波段直线加速器能量为 6~18 MV。

接下来的章节将进一步阐述直线加速器及其准直系统的设计(第 9 章)、兆伏级光子束的特性(第 10 章)以及兆伏级电子束的特性(第 15 章)。

进阶阅读

X 射线管

Khan, F.M. and J.P. Gibbons. 2014. *Khan's The Physics of Radiation Therapy*. 5th Edition. Chapter 3. Philadelphia, PA: Wolters Kluwer.

McDermott, P.N. and C.G. Orton. 2010. *The Physics of Radiation Therapy*. Chapter 4. Madison, WI: Medical Physics Publishing.

Podgorsak, E.B. 2016. *Radiation Physics for Medical Physicists*. 3rd Edition. Chapter 14. Switzerland: Springer.

直线加速器

Greene, D. and P.C. Williams. 1997. *Linear Accelerators for Radiation Therapy*. New York: Francis and Taylor.

Khan, F.M. and J.P. Gibbons. 2014. *Khan's The Physics of Radiation Therapy*. 5th Edition. Chapter 4. Philadelphia, PA: Wolters Kluwer.

McDermott, P.N. and C.G. Orton. 2010. *The Physics of Radiation Therapy*. Chapter 9. Madison, WI: Medical Physics Publishing.

Metcalfe, P., T. Kron and P. Hoban. 2007. *The Physics of Radiotherapy X-rays and Electrons*. Chapter 1. Madison, WI: Medical Physics Publishing.

Podgorsak, E.B. 2016. *Radiation Physics for Medical Physicists*. 3rd Edition. Chapters 13 and 14. Switzerland: Springer.

习题

注：* 表示问题较难。

1. 若匹配图 PS8.1 所示的能谱分布,可选择以下哪种峰值电压、管电流和过滤器组合?
（　　）

  a. 100 kVp、10 mA、2 mmAl 过滤器　　 b. 100 kVp、15 mA、2 mmAl 过滤器

  c. 120 kVp、10 mA、无过滤器　　 d. 120 kVp、10 mA、2 mmAl 过滤器

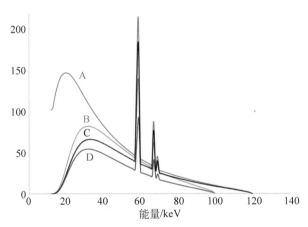

图 PS8.1　X 射线能谱

转载自 SpekCalc v. 1.1,G. G. Poludniowski,F. DeBois,G. Landry; and F. Verhaegen. C. f. Poludniowski,G. G. and Evans,P. M., *Med Phys* 34(6),2164-2174,2007.

2. 58 keV 处的发射谱线的成因是什么?（　　）

  a. 阴极中的韧致辐射　　 b. 阳极中的韧致辐射

  c. 铝滤光片中的特性 X 射线　　 d. 钨阳极中的特征 X 射线

3. 在图 PS8.1 中,哪个能谱的射线对肌肉和碘之间的差异可视化成像最好?（　　）

  a. A　　 b. B　　 c. C　　 d. D

4. 在图 PS8.1 中,与 B 或 D 能谱射线相比,能谱 A 的缺点是什么?（选择所有适合的选项）（　　）

　　　a. 阳极的焦点尺寸更大　　　　　　　b. 阳极的发热量更大

　　　c. 输出更大　　　　　　　　　　　　d. 患者表面(皮肤)剂量更高

　　5. 在 X 射线管中,阳极使用 0.4 mm 焦点比使用 3.0 mm 焦点主要有哪些优点?(　　)

　　　a. 改进的图像分辨率　　　　　　　　b. 改进的对比度

　　　c. 更高的输出　　　　　　　　　　　d. 更高的 X 射线最大能量

　　6. 讨论第 7 章中关于 X 射线管和直线加速器的问题 5 的含义,如 40 keV 和 6 MV 电子打击钨靶的碰撞阻止本领的比值是多少?

　　7. 直线加速器靶的铜外壳如何影响发射光子的能谱?(　　)

　　　a. 硬化射线　　　　　　　　　　　　b. 软化射线

　　　c. 降低总输出　　　　　　　　　　　d. 提高总输出

　　8. 枪的电子脉冲与波导中的射频不同步会产生什么影响?(　　)

　　　a. 波导中产生更低能量的电子　　　　b. 波导中产生更高能量的电子

　　　c. 较低的平均射线电流　　　　　　　d. 较高的平均射线电流

　　*9. 在一个 270°偏转磁铁中,增加整个磁场强度会有什么影响?(　　)

　　　a. 输出减少　　　　　　　　　　　　b. 靶的焦点位置远离枪方向

　　　c. 射线能量增加　　　　　　　　　　d. 焦点尺寸减小

　　*10. 计算一个 6 MeV 的电子在半径为 10 cm 的圆周运动所需的磁场大小。

第**9**章

医用直线加速器

9.1 直线加速器准直系统

第 8 章中我们讨论了直线加速器中产生的兆伏级电子束,通过轰击靶产生光子的过程(图 8.2.6)。本章将介绍靶组件之后的系统组件,以及各种商用医用直线加速器的整体机械设计。这些工程方面的内容对后面理解射束性能非常重要。

9.1.1 C 型臂直线加速器的几何结构

一种常见的医用直线加速器是 C 型臂直线加速器,如图 9.1.1 所示。电子束在波导中移动(图 9.1.1 中蓝色),到达靶位置(绿色),然后产生一个宽射束向下照射患者。整个设备可以绕着圆心±180°旋转运动。有关此内容的动画,请参看视频。这个旋转组件被称为"机架"。

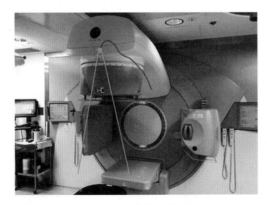

图 9.1.1 C 型臂直线加速器

图示的系统采用了一个行波波导和旋转磁铁来引导电子束(蓝色)到靶(绿色)。机架可以旋转±180°

当直线加速器机架绕着患者旋转时,射束中心总是指向空间中一个虚拟点,被称为等中心。在图 9.1.2 中机架绕着等中心来回旋转,我们可以定义源(产生光子的靶)和等中心之间的距离。这就是所谓的"源轴距"(SAD)。大多数现代 C 型臂直线加速器的 SAD 等于100 cm。常说的"SAD 摆位",意思就是在患者身上设置一个已知的等中心点,并绕着该点进行治疗。还可以定义另一个量,称为"源皮距"(SSD)。根据患者体内等中心点的位置和患者的体厚,SSD 可能会有所不同。有时患者也可能采取"SSD 摆位",即一个或多个射野的 SSD(源到患者表面的距离)为 100 cm,但这种摆位技术并不经常使用。**这些几何方面的概念是直线加速器的重要概念,特别是等中心以及与之相关的 SAD 和 SSD 的概念。**

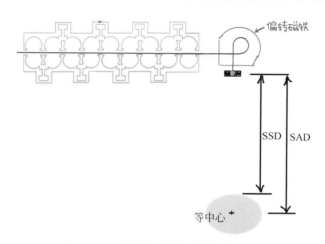

图 9.1.2　直线加速器的重要几何概念

9.1.2　直线加速器治疗机头的组成部分

本节介绍直线加速器治疗机头的组成,即位于沿射束路径的靶远端位置的 C 型臂直线加速器的准直系统。这里以直线加速器在光子模式下工作为例。第一个组件是初级准直器,它的作用是将射束限制在一个圆形区域(图 9.1.3)。初级准直器为圆锥形设计,旨在匹配射束的发散。如果在射束路径中没有其他准直设备,那么射束中心的光子通量(以及相应

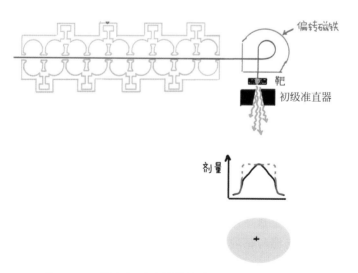

图 9.1.3　没有经过均整器滤波的直线加速器射束

在没有均整器的情况下,射束中心的剂量要高得多(绿色)。临床上通常需要使用均整器来得到所期待的平坦射束(灰色)(图 9.1.4)

的剂量)将比边缘高得多(见绿色曲线所示)。这是因为靶中产生的光子更多地直接前向,射束中心产生的光子比远离中心处产生的光子数量多。然而,临床上通常更希望剂量曲线更均匀的射束(灰色)。因此,需要使用均整器,这是射束路径上的第一个组件(图9.1.4)。

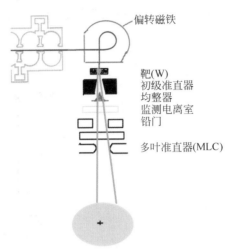

图 9.1.4   直线加速器治疗机头的组成
图中给出了光子模式下使用的准直系统

均整器大致呈圆锥形,使射线在中心衰减得更多,边缘衰减得更少,以产生平坦的剂量分布曲线。均整器的形状取决于射束的能谱。因此,对不同能量的射束使用不同形状的均整器。均整器与射束的中心轴对齐也很重要。否则,射束将变得不对称(一侧的衰减比另一侧多)。均整器的一个缺点是光子通量衰减,剂量率减小。因此,现代直线加速器系统提供了一种可选的无均整器射束(FFF射束)模式。该系统可以产生更高的剂量率,代价是射束的剂量分布不再均整。

沿着射束路径,均整器下一个组件是监测电离室,用于监测通过的射束剂量。**这里的一个重要概念是监测单位或 MU,MU 本质上是一个计数或一个"记号",代表一定量的辐射剂量。监测电离室标定的 MU 的计数可以校准为剂量,通常在某些标准校准条件下 1 cGy 等于 1 MU。**监测电离室 MU 分为两个部分,一个在顶部(MU1),另一个在底部(MU2)。MU1 设计的目的是照射一定剂量后终止加速器射束。如果 MU1 失效或由于某种原因校准错误,那么 MU2 将终止射束。这是一个备用的安全系统。监测电离室分为不同的监测部分。从射野方向观来看,它们占据了射束的不同区域,因此不同电离室中的信号提供了关于射束形状的信息。反馈到直线加速器磁铁偏转系统,将电子束引导到靶的某个位置,以提供所需的射束离轴剂量分布。

直线加速器治疗机头中的下一个组件是反射镜装置(图9.1.4中没有显示)。这里镜子是一个薄的聚酯薄膜,与射束成45°。旁边是一个小光源,光线从镜子上反射到患者身上。通过仔细校准该组件,将光源与靶的虚拟源位置调整到同一位置,通过患者身上显示的光野范围来确定治疗射野范围。

治疗机头的下一个部件取决于直线加速器的设计。在一些直线加速器中,下一个组件是铅门。这些厚的金属材质准直器,可以相对独立运动,提供射野遮挡。其中一对铅门可以沿着枪-靶方向运动(图9.1.4中的上层铅门),而另一对铅门沿着垂直方向运动(图9.1.4

中的下层铅门)。通过上下两对铅门的开合运动可形成一个矩形照射野。治疗机头的最后一个组件是多叶准直器(MLC),由一系列的金属叶片组成,每个叶片都可以调整以提供所需的射野形状。MLC 是直线加速器的一个重要组成部分,将在 9.1.5 节中更深入地介绍。

9.1.3　直线加速器的电子束

9.1.2 节重点讨论了直线加速器治疗机头在光子模式下工作时的组成部件。然而,许多直线加速器的设计也可以提供电子线,用于治疗病灶在较浅深度的患者。在电子线模式下,均整滤波器被去掉,同时引入了一种散射箔。这种箔由低 Z 金属制成,通过散射射束,形成一个近似平坦的通量分布。铅门和 MLC 拉回到射野外的预定位置,加速器的其他组件仍旧保持在原位。最后,治疗机头上安装一个电子线限光筒或锥筒(图 9.1.5(b))。限光筒远端边缘通常距离源 95 cm,紧贴患者(通常为 5 cm)。限光筒要紧贴患者皮肤表面,这一点非常重要,因为电子在空气中散射大,如果准直器不靠近患者,射野边缘将变得十分模糊。通过在限光筒上放置低熔点铅合金挡块,可以得到患者所需的射野形状。图 9.1.5(c)显示了一个圆形射野的例子。

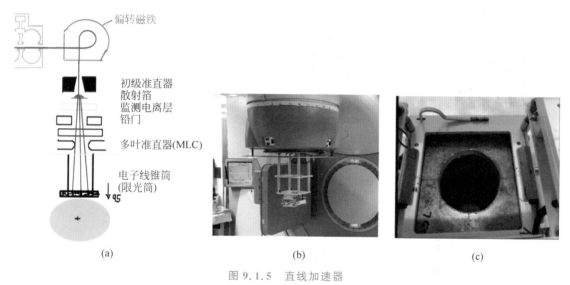

图 9.1.5　直线加速器

(a) 电子线模式下的直线加速器治疗机头的组件;(b) 安装到直线加速器治疗机头上的限光筒;(c) 限光筒上放置定制的低熔点铅合金挡块

9.1.4　射束适形装置

这里我们考虑光子束模式的射束适形装置。图 9.1.6 显示了一个全脑放疗射野的例子。铅门可以定义射野的上、下、前、后边缘,但只能定义直的边缘。在这种情况下,还需要遮挡眼睛和显示为红色阴影区域的前部解剖结构。

传统方法是使用低熔点金属制成的挡块,如伍德合金(Wood's metal,商标名为 Cerrobend),密度为 9.7 g/cm³,熔点为 70℃(图 9.1.7)。首先按照胶片勾勒的形状,用加热的钢丝切割机在聚苯乙烯泡沫塑料块中切割,构建出挡块的形状。通过设计,使钢丝切割机与射束的发散度完全一致。然后将金属倒入冷却台上的聚苯乙烯泡沫块中或周围。最后,该挡块安装在直线加速器治疗机头的一个塑料托盘上。这是一个费时费力的过程,并且需要使用有毒金属。制作需要使用专门的设备和专业的工作人员。此外,重要的是它不允许动态调整射野形状,并且需要在每个射野照射前替换挡块,这使得治疗过程更加耗时。由于这些原因,大部分射野挡块已经被 MLC 所取代。图 9.1.8 显示了多叶片准直器(MLC)对射束适形的优势。MLC 是由钨制成的薄叶片,如图 9.1.8(b)所示。这里图示直线加速器治疗头有 80 个 MLC 叶片(每边 40 片),每个叶片都可以通过微型电机移动到所需的位置,用于形成适形的射野。

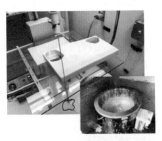

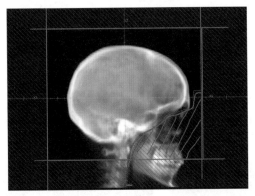

图 9.1.6　全脑放疗射野适形示例

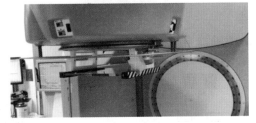

图 9.1.7　射野挡块

从聚苯乙烯泡沫塑料中切割出挡块形状,然后填充金属(合金)。冷却后,安装在直线加速器治疗机头的托盘上

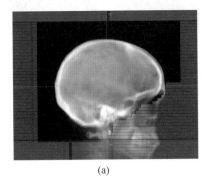

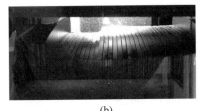

(a)　　　　　　　　　　　　　　　(b)

图 9.1.8　MLC 对射束适形的优势

(a) 使用 MLC 形成射野形状;(b) 朝向直线加速器治疗机头源的方向观察到的 MLC

9.1.5　多叶准直器设计

多叶准直器(**MLC**)叶片设计是直线加速器设计中的一个重要概念,需要深入理解其中的一些细节。MLC 是 AAPM 任务组 50 报告(Boyer 等)的主题。尽管该报告有些早,但提

供了很多详细重要的内容。图 9.1.9(a)显示了一个 MLC 叶片。MLC 叶片由钨制成,密度
高,具有良好的机械性能。在图 9.1.9(a)中,射束方向是从上向下的。叶片在射束方向上
的厚度为 5.5～7.5 cm,提供射束衰减。每个叶片都由一个电机驱动,电机驱动丝杆穿过叶
片中央。通常叶片宽度(等中心处投影宽度)为 0.5～1 cm,这个宽度决定了射野适形的精
确程度。MLC 的另一个特性是叶片的弧形端面,将在下面的部分详细讨论。MLC 的叶片
镶嵌在一起,相对滑动(图 9.1.9(b))。有关这方面的介绍,请参见附书视频。

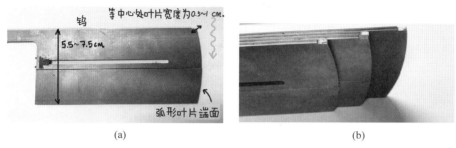

(a)　　　　　　　　　　　　　　(b)

图 9.1.9　MLC 叶片结构设计

(a) 单个叶片;(b) 多个 MLC 叶片彼此相邻

9.1.6　半影

半影是放射治疗中射束特性的一个重要概念。医用直线加速器,包括 MLC 在内的许
多设计的改进,均出于对半影的考虑。如图 9.1.10 所示,剂量曲线在射野边缘没有急剧跌
落,而是有一些剂量梯度的"拖尾"现象,这就是半影。

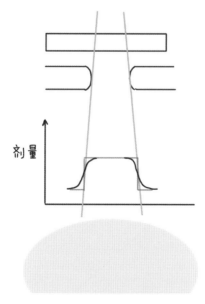

图 9.1.10　半影导致射野剂量跌落不陡峭

半影的第一个组成部分是容易理解的几何半影。如图 9.1.11 所示,假设源有一定尺寸
s,以一定尺寸投射到患者身上。换一种方式想象一下,处于患者的某一深度位置,从标称射

野边缘的某个点看向源。由于源的部分被准直器遮挡,无法看到完整的源,使得该点的总体通量变小。当向中心轴方向移动时,可以看见更大尺寸的源,剂量也随之逐渐增加,当整个源可见时,剂量将达到最大。相反,远离中心轴意味着可见的源尺寸变小,剂量下降,直到源完全被遮挡,剂量变为零。

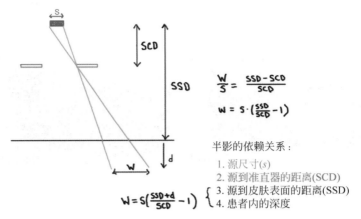

图 9.1.11　几何半影以及影响几何半影的相关变量

关于半影的相关公式可以通过使用相似三角形公式来推导(图 9.1.11)。假定源到准直器的距离为 SCD,准直器非常薄,暂不考虑像 MLC 弧端面等问题。在一定距离的 SSD 处的半影的宽度 $w=s\left(\dfrac{\text{SSD}}{\text{SCD}}-1\right)$。更一般的情况,在某一深度 d 处的半影宽度计算公式为

$$w=s\left(\frac{\text{SSD}+d}{\text{SCD}}-1\right) \tag{9.1}$$

从这个公式中可以看出几何半影的影响因素。随着源尺寸的增加,SSD 或深度的增加,半影会变大。随着 SCD 的增加,半影会变小。如果将准直器放在皮肤上,那么 SSD=SCD,皮肤上的半影将为零。

半影的第二个组成部分是透射半影,即通过准直器端面的透射造成的半影。准直器并不是无限薄的,所以必须考虑其厚度。如图 9.1.12(a)所示,一个理想的准直器的端面可能与射束的发散度完全一致。这将提供一个相对锐利的射野边缘(即较小的半影宽度)。然而,当准直器远离中心轴时,原射线将不与该端面相切(图 9.1.12(b))。第一种解决方案是将准直器安装在圆弧形轨道上,这样它们的端面总是与射束的发散度一致。这是西门子公

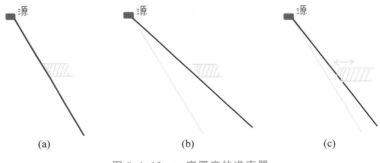

图 9.1.12　一定厚度的准直器

司的直线加速器使用的方法,但已不再生产。最近,ViewRay 公司的直线加速器也采用这种方法,实现了一个相对较小的半影宽度。第二种常用的方法是 MLC 使用弧形端面(图 9.1.12(c))。虽然半影尺寸并不理想,但半影大小与 MLC 在射野中的位置大致无关(图 9.1.13)。

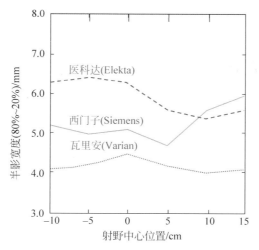

图 9.1.13　三个不同加速器系统中半影宽度与 MLC 在射野中位置的关系

转载自 M. S. Hug,I. J. Das,T. Steinberg,and J. M. Galvin. 2002. A dosimetric comparison of various multileaf collimators. Phys Med Biol 47(12)：N159-70.

9.1.7　多叶准直器叶片间漏射和凹凸槽效应

在一些 MLC 设计中,沿 MLC 的长轴方向中部有一个小凹槽。这个凹槽与相邻叶片的另一边的"凸舌"(tongue)镶嵌在一起,并允许叶片间彼此滑动(图 9.1.9(b))。凹凸槽的具体设计方法因制造商而异,图 9.1.14 显示了一个朝向叶片尖端观察其的横截面示意图,源位于页面上方,MLC 滑入和滑出页面。由于叶片不能紧密地镶嵌在一起,而是需要彼此滑过,因此叶片间有一个很小的空隙(用红色表示)。由于这个间隙的存在,造成叶片间有额外的透射剂量,称为叶片间漏射,在剂量曲线上可以明显观察到。值得注意的是,通过叶片本身的透射("叶片内透射")很小,但叶片间漏射较高。图 9.1.14(c)显示了一些实际测量的数据,在这些 MLC 中,通过叶片整个厚度的透射率为 1%～1.5%,而叶片间漏射率大约是前者的两倍。

在图 9.1.14(a)所示的剂量曲线中,有一个区域的叶片是开放的。这可能是要照射的区域。值得注意的是,MLC 的凹凸槽边缘使得剂量曲线的跌落不明显,这被称为凹凸槽效应。一些治疗计划系统可以模拟这一效应,然而许多系统却不能。但它确实对总体剂量分布有一些影响。需要注意的是图 9.1.14(a)是对 MLC 的一种简化。实际上,虽然通过设计,MLC 叶片边缘的发散度与射束一致(图 9.1.14(b)),但凹凸槽效应仍然存在。

9.1.8　C 型臂直线加速器准直系统

本小节我们将讨论临床上使用的 C 型臂直线加速器准直系统,重点以两个制造商生产的系统作为示例,为以上讨论的重要概念提供一些实际设计方面的考虑。

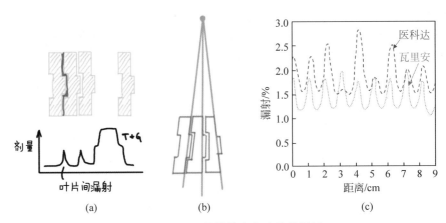

图 9.1.14　凹凸槽效应和叶片间漏射

（a）透射和漏射的原理图；（b）叶片沿射束方向发散；（c）数据来自两个不同的 MLC（转载自 AAPM 任务组 50，Boyer，2001）
源位于图中叶片上方，叶片在页面中滑入和滑出

图 9.1.15 等比例缩放显示了型号为 Millennium MLC（瓦里安公司）和 Agility MLC
（医科达公司）的准直器示意图。Millennium MLC 安装在准直器系统最下层，使得 SCD 变
大，半影变小。Agility MLC（厚度 9 cm，等中心宽度 0.5 cm）则安装在准直器最上层，下层
的铅门运动方向与 MLC 运动方向垂直，这样的设计使得治疗头内部更加紧凑。

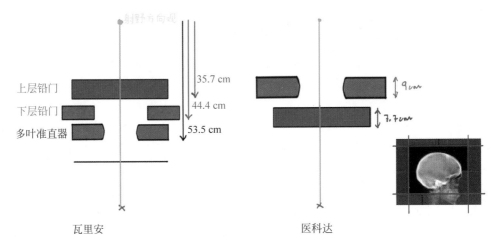

图 9.1.15　来自两个制造商的 MLC 和准直器设计
源用绿色表示，等中心处使用红色的×表示。按比例绘制

MLC 的其他设计特性包括叶片的最大速度，这对动态照射很重要（第 14 章介绍），以及
叶片是否可以完成"插指状"运动。如图 9.1.16 所示，可以看到相邻的两叶片可以相互交错
运动（红色高亮显示），该特性被称为 MLC 插指功能。一些老式的 MLC 设计（如 MLCi，医
科达公司）不能进行插指运动，这意味着不能像图 9.1.16 中那样在射野中实现中间区域的
遮挡。

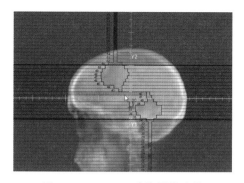

图 9.1.16　MLC 叶片插指功能

9.2　直线加速器系统

　　本节将介绍一些商用的直线加速器系统。虽然并不全面,但非常实用。我们将从一个简短的直线加速器发展史概述开始,这对我们理解当今使用的许多技术非常有用,因为现有系统大都从这些历史系统中发展而来。

　　在直线加速器广泛使用前,外照射治疗是使用 ^{60}Co 远距离治疗机。这些设备使用的是核反应堆生产的 ^{60}Co 核素,因此具有更简单、更容易维护的优点。目前这些设备还在世界上许多发展中地区使用。和许多现代直线加速器一样,采用 C 型臂结构设计(图 9.1.1),机架围绕患者旋转。使用 ^{60}Co 进行放射治疗的主要缺点是由于使用的光子能量低(1.17 MeV 和 1.33 MeV,而直线加速器射线能量为6 MeV),射束深度剂量跌落迅速。同时源尺寸更大(直径 2 cm),导致半影增大。虽然这些问题许多可以通过多野技术和 IMRT 来消除,但 ^{60}Co 远距离治疗机已不再广泛使用。

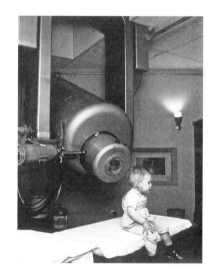

图 9.2.1　患儿 Gordan Issacs,两岁

1957 年接受了视网膜母细胞瘤的治疗。Henry Kaplan 博士使用了一台直线加速器完成了治疗。四年前在英国伦敦 Hammersmith 医院第一次使用直线加速器进行治疗

　　1953 年 8 月 19 日,在英国伦敦 Hammersmith 医院,第一次使用直线加速器进行放射治疗。使用的是 Metropolitan-Vickers 公司的一台 8 MV 直线加速器,该公司后来被出售。大约在同一时间,肿瘤学家 Henry Kaplan 博士与物理学家和工程师合作在旧金山湾区进行着相同的研究工作。1957 年,Henry Kaplan 博士使用直线加速器治疗了他的第一位患者 Gordan Issacs,这位患者是患眼睛视网膜母细胞瘤的两岁男孩(图 9.2.1)。后来 Henry Kaplan 博士率先将放射治疗应用于霍奇金淋巴瘤。

在随后的十年,直线加速器技术迅速发展。1968 年,瓦里安公司发布了"Clinac 4"治疗机,这是一个 C 型臂直线加速器系统。虽然它不是第一个该类型的设备,但它成为第一个被广泛使用的设备。在此后的 50 多年里,直线加速器技术不断发展,包括使用 MLC 适形射野、图像引导等其他新技术,但基本的 C 型臂设计目前仍在广泛应用。2017 年,瓦里安公司发布了 Halcyon™ 治疗设备,与该公司 50 年前 C 型臂设计相比,这是第一次重大改变。该系统使用单一能量(6 MV),基于环形机架设计,并集成千伏成像系统。

下一节将介绍其他非 C 型臂直线加速器系统。尽管这些公司设备的市场份额目前较小,但是很重要的治疗技术。

9.2.1   螺旋断层放射治疗系统

螺旋断层放射治疗® 系统(Accuray 公司)是一个基于环形结构设计的调强放射治疗系统(图 9.2.2)。从外部看很像 CT 扫描机(图 9.2.2(a)),但内部包含一个紧凑型的 X 波段直线加速器和一个能够获取 MVCT 图像的探测器,直线加速器治疗时使用 6 MV 治疗模式,成像模式为 3.5 MV (图 9.2.2(b))。这项技术最初是由美国威斯康星大学麦迪逊分校的 T Rock Mackie 博士和他的同事们提出来的。采用螺旋治疗模式,也就是说,当患者通过治疗孔径时,机架可以连续旋转。这样,螺旋断层放疗可以实现超长靶区治疗(最长可达135 cm)。第一批患者于 2002 年接受了螺旋断层治疗。该设备是首次被允许在治疗时通过MV CT 进行容积成像的设备之一。这有助于开创影像引导放射治疗的新时代(第 21 章)。

螺旋断层治疗设备采用了 SAD 85 cm 的设计,比典型的 C 型臂直线加速器的 100 cm要小。SAD 越小,输出就越高。此外,这个设备没有使用均整器(FFF 射束),输出也会增加。MLC 采用了一个简单而独特的设计方案(图 9.2.2(c))。在任何时间,每个 MLC 叶片要么打开,要么关闭("二元"MLC)。当机架旋转时,MLCs 快速地打开和关闭,照射不同区域的组织。通过这种方式,实现了强度调制。有关此过程的动画,请参见视频。

该系统的最新版本(RadiaExact®)提供了 kV CT 成像,与治疗射束正交(图 9.2.2(b))。关于螺旋断层治疗设备及相关 QA 项目推荐的进一步详细描述可参考 2010 年 AAPM 任务组 148 号报告(Langen et al.,2010)。

9.2.2   射波刀系统

射波刀® 系统(Accuray 公司)是另一种直线加速器设计。这个系统是由斯坦福大学神经外科医生 John Adler 博士和他的同事为进行 SRS 和 SBRT 治疗而开发的(第 22 章),并于 1999 年在美国首次获得了 FDA 的批准。进一步关于射波刀系统和相关 QA 推荐项目的详细描述可参考 2010 年 AAPM 任务组 135 号报告(Dieterich et al.,2011)。

射波刀是一个紧凑型 X 波段的直线加速器,安装在汽车工业采用的机器人机械臂上(图 9.2.3(a))。射束(图 9.2.3 中的绿色)可以从任意方向向下瞄准患者照射,射束分布于患者上方的一个大致半球形区域(2π 球面)。因此,该系统是非等中心照射的,治疗患者的各个射束不需要相交于一点。射波刀的相关动画请看视频。

直线加速器与一个成像系统相结合,成像系统由天花板上的两个千伏级 X 射线管和地板上的两个 X 射线成像板组成(图 9.2.4)。该系统同时从两个正交方向获取两幅图像,使得骨解剖结构等特征能够在三维空间中定位。这被称为立体成像(更多细节见第 21 章)。成像也可以用于呼吸追踪。

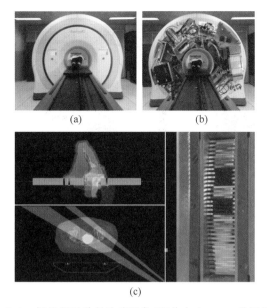

图 9.2.2　螺旋断层放射治疗设备（图片由 Accuray 公司提供）

(a) 随着机架旋转,患者会通过治疗孔径;(b) 内部是一个低能量的直线加速器;(c) 通过一个具有快速开闭的
二元 MLC 进行射束强度调制

　　准直系统的最初设计由 12 个不同大小的准直器组成,大小从 5 mm 到 60 mm 不等
(图 9.2.3(b))。机器人机械臂可从交换台上自动抓取并安装这些准直器。第二代系统使用了一
个由 6 个钨片组成的 IRIS 系统,可改变孔径大小,最大为 60 mm(图 9.2.3(c))。最新的准直
系统则使用了 MLC 系统,以得到更灵活的射野适形,最大射野为 10 cm×11 cm (图 9.2.3(d))。

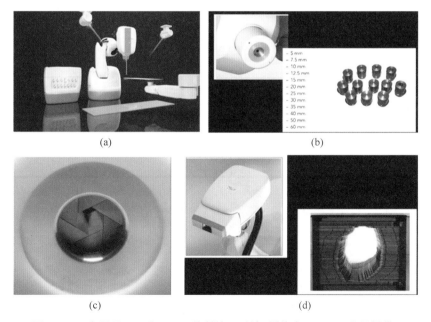

图 9.2.3　应用于 SRS 和 SBRT 的射波刀系统（图片由 Accuray 公司提供）

(a) 安装在机器人机械臂上的紧凑型 X 波段直线加速可以从任何方向向下瞄准患者照射,射束分布于患
者上方的一个大致半球形区域;(b) 最初系统的准直系统使用锥筒;(c) 第二代系统的准直器使用钨制的
可变孔径准直器;(d) 最新系统治疗头和 MLC 准直器

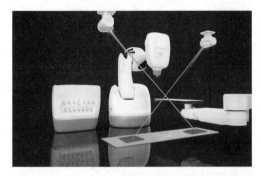

图 9.2.4　射波刀成像系统

两个千伏级 X 射线管(天花板)与两个 X 射线成像板(地板)相互配对。通过从正交方向同时成像,实现骨解剖结构等特征三维定位

9.2.3　磁共振引导直线加速器

近年来出现的最先进的基于直线加速器治疗设备是磁共振引导直线加速器。该系统将直线加速器与磁共振成像(MRI)系统相结合(图 9.2.5)。在治疗期间可以实现高分辨率的磁共振成像。

第一个商业化的治疗设备是 MRIdian$^{®}$ (ViewRay 公司),采用的是 0.35T 的磁体。2014 年开始在华盛顿大学圣路易斯分校治疗患者。最初的设计是基于^{60}Co 射束,但目前直线加速器版本已经可用。第二个商业化系统于 2019 年上市,即 Unity$^{®}$ (医科达(Elekta)公司),它使用了一个场强为 1.5 T 的磁共振成像系统。进一步关于 MRI 的背景介绍可以在 20.1 节中找到。我们将在第 21 章的影像引导放疗部分对这些设备和磁共振引导放疗方法进行更详细的讨论。

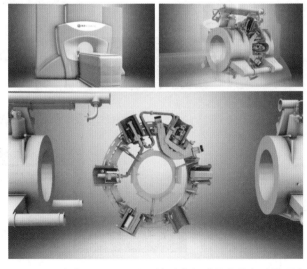

图 9.2.5　来自 ViewRay 公司的磁共振引导直线加速器设备

在两个磁极之间是一个直线加速器(图片由 ViewRay 公司提供)

进阶阅读

Boyer, A., et al. 2001. Basic applications of multileaf collimator: Report of Task Group No. 50 Radiation Therapy Committee. American Association of Physicists in Medicine (AAPM TG-50, 10) (AAPM Report No. 72).

Dieterich, S., et al. 2011. Report of AAPM TG 135: Quality assurance for robotic radiosurgery. *Med Phys* 38(6):2914–2936.

Klein, E.E., et al. 2009. Quality assurance of medical accelerators: Report of AAPM Task Group 142. *Med Phys* 36(9):4197–4212.

Langen, K.M., et al. 2010. Quality assurance for helical tomotherapy: Report of the AAPM Task Group 148. *Med Phys* 37(9):4817–4853.

McDermott, P.N. and C.G. Orton. 2010. *The Physics of Radiation Therapy*. Chapter 13. Madison, WI: Medical Physics Publishing.

Metcalfe, P., T. Kron and P. Hoban. 2007. *The Physics of Radiotherapy X-rays and Electrons*. Chapter 1. Madison, WI: Medical Physics Publishing.

习题

注：＊ 表示问题较难。

关于质量衰减系数的数据，见 5.3 节。

1. 当直线加速器的模式从 6 MV 光子切换到 6 MeV 电子时，射束路径中的哪些器件发生了改变？并指出改变了什么？（　　　）

  a. 波导中的微波频率　　　　　b. 直线加速器脉冲中的电子电流

  c. 偏转磁铁场强　　　　　　　d. 初级准直器

  e. 均整器　　　　　　　　　　f. 散射箔

  g. 监测电离室　　　　　　　　h. 铅门

  i. MLC　　　　　　　　　　　j. 锥形准直器

  k. 等中心

2. 下面哪个选项与图 PS9.1 中所示的 6 MV 光子束离轴剂量分布曲线符合。

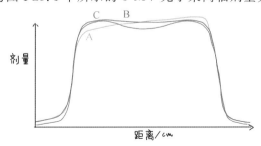

图 PS9.1　兆伏级射束离轴剂量分布曲线

a. 射束焦点与均整器中心未对齐_____

b. 射束能量过低_____

c. d_{max} 深度处正确的射束离轴剂量分布曲线_____

3. 相比 6 MV 光子束,18 MV 光子束对应的均整器的形状如何?(   )

    a. 中心较厚   b. 中心较薄   c. 底部更宽   d. 底部更窄

4. MLC 距离源 37 cm,在 SAD=100 cm 处的几何半影是多少?这里假设准直器无限薄,源直径为 2 mm。(   )

    a. 1.3 mm   b. 2.7 mm   c. 3.4 mm   d. 5.4 mm

5. 铅门距离源 51 cm,在 SAD=100 cm 处的几何半影是多少?假设准直器无限薄,源直径为 2 mm。(   )

    a. 1.0 mm   b. 1.9 mm   c. 2.5 mm   d. 3.9 mm

6. 锥形准直器距离源 70 cm,在 SAD=100 cm 处的几何半影是多少?假设准直器无限薄,源直径为 2 mm。(   )

    a. 0.9 mm   b. 1.4 mm   c. 2.1 mm   d. 2.9 mm

7. 对于紧凑型的直线加速器系统,如螺旋断层放射治疗、射波刀,或移动式术中放疗系统等,运行时需要考虑哪些重要因素?勾选所有符合的选项。(   )

    a. 高重复率   b. 高频   c. 更低的 MU   d. 低能量

8. 2 MeV 的单能光束穿过一个 9 cm 厚的钨叶片后的透射率是多少?与实际的测量有什么不同?(   )

    a. 0.045%   b. 0.48%   c. 4.7%   d. 42.5%

*9. 为克服圆弧形端面的非理想半影以及半影大小随射野尺寸变化的问题,铅门或 MLC 叶片还可以采用哪种设计?这种设计有何缺点?

*10. 描述监测电离室的各部分是如何控制直线加速器中的电子束偏转的(图 PS9.2)。

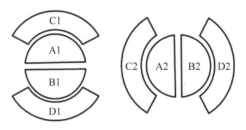

图 PS9.2   直线加速器的监测电离室

第**10**章
兆伏级光子束

10.1　兆伏级光子束的基本性质

　　前几章讨论了兆伏级光子束的产生,电子加速到能量大于 6 MeV,随后产生轫致辐射光子,然后将射束准直到符合临床要求的形状。本章讨论兆伏级光子束(射束)在患者体内的特性。图 10.1.1 为兆伏级射束直接照射水模体的剂量分布(注:"模体"是用于测量射束剂量分布的设备。可以是水箱、塑料块或其他设备)。图 10.1.1 展示了两组剂量分布图:百分深度剂量(PDD)(图 10.1.1(b))和离轴剂量分布(Profile)(图 10.1.1(c))。这些是表征射束剂量分布的常用方法,在本章和后续章节中将频繁使用。

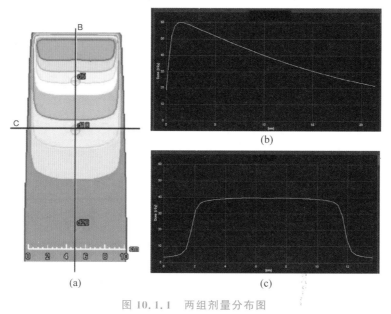

图 10.1.1　两组剂量分布图

(a) 100 cm SSD、6 MV 10 cm×10 cm 射野的剂量分布;(b) 沿射束中心轴的百分深度曲线(PDD);(c) 沿图示线射束的离轴剂量分布

10.1.1 百分深度剂量

PDD 的概念如图 10.1.1 所示。患者位于某个源皮距（SSD）的位置（如 SSD 为 90 cm）。通过准直系统（图 9.1.4）产生一个射野（如在等中心点处的一个 10 cm×10 cm 的正方形射野）。目标是得到沿中心轴方向，在患者体内任何深度的剂量。图 10.1.1(b) 为该示例的实际 PDD 数据。这些数据是通过一个水箱采集的。也就是说，在射束下方放置了一个水箱，电离室在射束向水下照射时进行剂量测量（这一过程将在 16.1 节中有更详细的介绍）。PDD 是一个比值，在最大剂量深度 d_{max} 的位置，PDD 为 100%。

有人可能认为 PDD 应该遵循指数衰减。回顾第 6 章射线在物质中的衰减表达式(6.1)，$I=I_0e^{-\mu x}$。但是，对于兆伏级射束，情况并非如此。实际剂量（图中的蓝线）要比指数衰减预测的剂量（图中的虚线）更大一些。这主要是由于散射，也就是说，光子从射束的两侧向中心散射，使得剂量比简单指数衰减计算得要高。

PDD 可用于实际剂量计算。任意深度 d 处的剂量为 $D(d)=D(d=d_{max})$。如果已知在 10 cm 深度处的剂量是 100 cGy。为了得到 d_{max} 深度处的剂量，我们查找图 10.1.1(b)示例中 $d=10$ 时的 PDD 为 0.60。然后我们就可以计算出 d_{max} 深度处的剂量为 167 cGy（$D=100/0.60$）。临床实践中，在等中心治疗时组织最大比（tissue-maximum ratios，TMR）更常用，TMR 与 PDD 密切相关。

10.1.2 建成区和 d_{max}

兆伏级射束的另一个重要特性是在浅表深度的剂量相对较低。这种“皮肤保护”的效果既可以治疗深层肿瘤，同时也限制了浅表区域正常组织的剂量。值得注意的是，这里也存在与随深度指数衰减曲线的偏差（图 10.1.2 中蓝色线 vs 红色虚线）。此过程在 6.2.2 节中进行了详细描述，并将在 10.2.1 节中的患者部分进一步讨论。回顾一下，实际上是电子在组织中沉积能量，并且表面的电子相对较少。在更大的深度，电子的贡献会积聚起来，直到在 d_{max} 的深度处达到平衡。

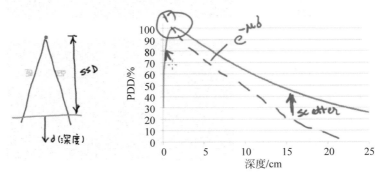

图 10.1.2 兆伏级光子束的百分深度曲线（PDD）

PDD 曲线偏离单纯的指数衰减形式（红色虚线）

值得注意的是，能量越高，电子的射程越长，因此达到平衡的过程会发生在更深的深度，图 10.1.3 说明了这一点。**这是一个关键的概念：深度 d_{max} 取决于射束能量，能量越高的射束，深度 d_{max} 越大。** 以下是一些近似值：6 MV $d_{max}=1.5$ cm，10 MV $d_{max}=2$ cm，

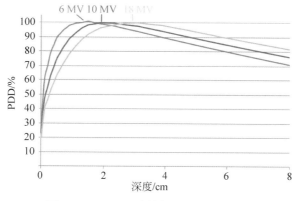

图 10.1.3 $d_{\max}$ 随射束能量增加而增加

18 MV $d_{\max}=3$ cm,这些都是需要记住的很有用的值。

10.1.3 PDD:能量和射野面积

射束的 PDD 取决于能量和射野面积的大小。不仅 $d_{\max}$ 深度取决于能量(图 10.1.3),而且比 $d_{\max}$ 更深处剂量的衰减也取决于能量和射野面积的大小。图 10.1.4(a)表明,对于高能量射束,PDD 更高。这是由于高能射束的衰减较小,换句话说,在高能时质量衰减系数略小(见 5.2 节和图 5.2.5)。值得注意的是,在一定程度上,深度 $d_{\max}$ 也取决于射野面积的大小。$d_{\max}$ 的标准射野尺寸为 10 cm×10 cm,但在小于 5 cm×5 cm 射野下,深度 $d_{\max}$ 由于模体的散射效应而减小,而在较大的射野下,深度 $d_{\max}$ 由于直线加速器机头的散射效应而减小。

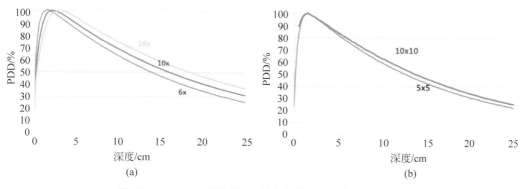

图 10.1.4 PDD 取决于(a)射束能量和(b)射野面积大小

PDD 的形状也在一定程度上取决于射野面积大小(图 10.1.4(b)),较大的射野具有较大的 PDD。这是由于散射效应。对于更大的射野,由于散射贡献产生的区域更大,所以向中心的散射会更多。因此剂量更高。但是值得注意的是射野大小的影响并不大。

10.1.4 射野离轴剂量分布和半影

我们现在讨论射野离轴剂量分布,即在固定深度下射野内不同离轴位置的剂量变化(图 10.1.1(b))。该曲线的一个重要方面是射野边缘的剂量衰减(梯度)。这一区域的宽度被称为"半影",对于治疗计划得到适形的剂量分布很重要。常用"80%～20%半影"作为定量指标,其定义是从80%剂量位置到20%剂量位置的距离(图10.1.5)。

有几种因素会影响半影。首先是几何半影,这在9.1.6节中有描述。几何半影随源大小、SSD和深度的增加而增加,并随源到准直器距离(SCD)增大而减小,即式(9.1)的关系式 $w=s\left(\dfrac{\mathrm{SSD}+d}{\mathrm{SCD}}-1\right)$。其次是射束准直装置的形状(如MLC),以及通过射束准直装置边缘的透射。最后,介质中电子的运动也会影响半影,光子在介质中经过康普顿散射产生高能电子(图10.1.6),其中一些电子从射野边缘散射出来。如果散射发生在靠近边缘的位置(与组织中的电子射程相比),那么电子可以散射出射野,并在射野边缘外贡献额外的剂量。类似地,一些通常会在射野边缘附近贡献剂量的电子被散射出来,因此该区域的剂量减少,这样会使得边缘的剂量下降区域"被涂抹开",即半影增加。这种效应具有能量依赖性。在更高的能量下,组织中电子的射程更大,因此"被涂抹开"的区域也更大。高能射束的半影比低能射束大。这可以从图10.1.6(b)中看出,该图为6 MV和18 MV的射束数据。

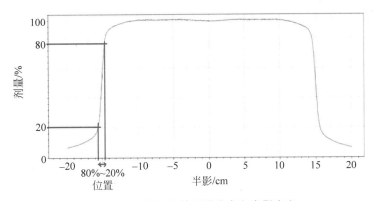

图 10.1.5　射野离轴剂量分布和半影定义

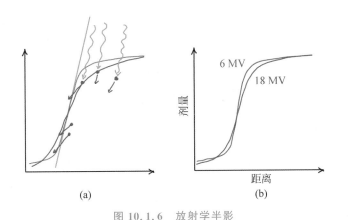

图 10.1.6　放射学半影

(a) 光子散射,形成电子(蓝色),电子在沉积能量之前移动一段距离;(b) 18 MV射束比6 MV射束具有更大的半影

10.1.5　射野离轴剂量分布的平坦度

如图10.1.5所示,在10 cm深度下,射野离轴剂量分布相对平坦。也就是说,除了在极端边缘之外,整个射野的剂量相对均匀。这是射束的理想特性,因为这样可以对该区域的靶

区提供均匀剂量的照射。然而,图 10.1.7 显示,射野平坦度很大程度上取决于深度。为了使剂量在 10 cm 的深度处是平坦的,那么像 d_{max} 这样较浅的深度处剂量就会很不平坦,这在射野离轴剂量分布曲线中可以看到,在 d_{max} 处,射野边缘附近的剂量远远高于中心处剂量,这就是射束的"犄角效应"(horns)。在较深的深度,射束会变得更平坦,这是因为在射束中心有更多的散射贡献。也就是说,光子和电子被散射到射束中心,在那里产生更高的剂量。此外,射束中心的能谱也更硬,因为中心射束通过均整器较厚的部分,导致了随深度更快的衰减。我们可以想象这些效应存在能量依赖性,因为散射和能谱依赖于能量。如图 10.1.8 所示,在 d_{max} 处,10 MV 射束的"犄角效应"比 6 MV 射束的更大。

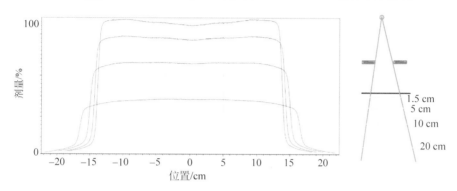

图 10.1.7 射野离轴剂量分布与深度有关

6 MV 射束在组织的 4 种不同深度处的射野离轴剂量分布

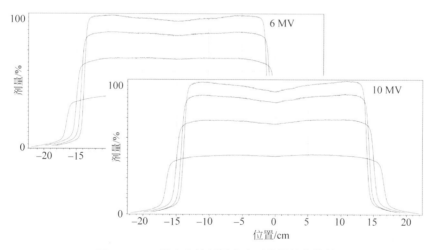

图 10.1.8 射束离轴剂量分布对能量的依赖性

10.2 兆伏级光子束:在患者体内的效应

本节考虑存在患者治疗时兆伏级光子束的特性,这使得我们能从 10.1 节的理论部分转向临床应用中作出实际考虑。

10.2.1　皮肤保护的物理原理

在皮肤的多个层次中,基底细胞层在放射治疗时是最重要的。这一层包含快速生长和分裂的细胞,因此对射线特别敏感。基底细胞层深度为 0.05~0.4 mm,物理师通常使用 0.1 mm 作为参考深度。ICRU38 号报告推荐 0.07 mm 深度作为参考点。图 10.2.1 展示出通过测量获得的这些深度处的剂量。值得注意的是,表面的剂量很低(是 d_{max} 处剂量的20%~40%)。这是 6.2.2 节和 10.1.2 节中描述的"皮肤保护"和建成效应。回顾一下,实际上是电子沉积能量,贡献剂量,并且在表面的电子相对较少,但是,贡献剂量不是零,还是存在一些剂量。这是由于直线加速器机头的组件会产生电子,如均整器或初级准直器(见9.1 节)。皮肤保护是一种关键效应,可以治疗深部肿瘤,同时限制治疗的皮肤毒性。

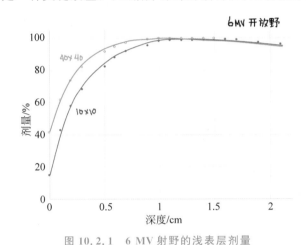

图 10.2.1　6 MV 射野的浅表层剂量

改编自 Meyedanci,T. and Kemikler,G. Radiat Med,26,539-544,2008

10.2.2　皮肤保护的依赖关系

皮肤保护效果取决于射野大小、射束能量、射束中的设备以及射束相对于患者的入射角度。关于这个话题的更多信息可以在 AAPM176 号报告(Olch et al.,2014)找到。本节对要点进行了简要总结。

如图 10.2.1 所示,皮肤剂量很大程度上取决于射野大小。对于 40 cm×40 cm 射野,皮肤剂量大约是 10 cm×10 cm 射野的 2 倍。在大射野尺寸下剂量增强是因为在大射野下从直线加速器机头的准直系统散射的电子数量增加。

图 10.2.2 展示了**皮肤保护**对射束能量的依赖关系。显然,高能量射束在浅表区域的剂量较低。然而,在皮肤处(参考深度为 0.1 mm),两射束的剂量大致相似。一些医学物理教材已经公布了一个经典的观点,即高能束照射时皮肤的剂量较低。虽然这是事实,但其影响并不大(参考图 10.2.2)。尽管 1 cm 左右的浅表区域剂量较低,但皮肤上的剂量在大多数情况下是相似的。

对皮肤剂量影响最大的参数之一是射束路径中存在的装置。这个主题在 AAPM 任务组 176 号(2014)中有清晰而详细的介绍。图 10.2.3 展示出存在这样装置的示例,即治疗床或其他支撑患者的部分。如果射束直接穿过治疗床,则该治疗床对剂量分布有两个影响:

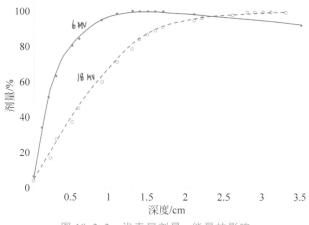

图 10.2.2　浅表层剂量：能量的影响

改编自 Meydanci,T. and Kemikler,G. Radiat Med,26,539-544,2008

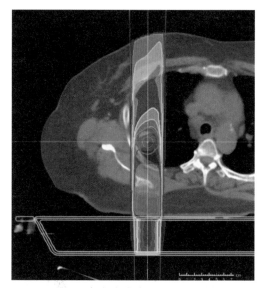

图 10.2.3　存在治疗床对剂量分布的影响

首先,更深深度的剂量有所减弱,通常约为 2%,尽管实际大小取决于具体情况;其次,皮肤剂量会增加。

皮肤剂量可能会显著增加。图 10.2.4 展示了射束中有治疗床(红色)与射中没有治疗床(蓝色)时浅表层剂量的 PDD 数据。对于 6 MV 射束,在增加治疗床后,皮肤剂量增加 10%~60%。增加的幅度取决于使用的治疗床类型和射野设计的其他细节。更多细节可以参阅 AAPM 任务组 176 号报告,增加的幅度也取决于射束能量。与 6 MV 射束(图 10.2.4 实线)相比,18 MV 射束(图 10.2.4 虚线)对皮肤剂量的增加更低些。

治疗床并不是射束中唯一的装置。固定装置通常用于在治疗期间保持患者的位置,并确保每天的准确摆位。其中一种装置是一个适合患者体型的"袋子"(如图 10.2.5 所示的密封真空垫)。与治疗床一样,真空垫也会增加皮肤剂量。对于 6 MV 射束来说,TG176 号报告提供了其所增加的剂量范围是 10%~50%,具体取决于射野大小和真空垫的厚度。

另一种常见的固定装置是图 10.2.6 所示的热塑性面罩。与治疗床一样,这种面罩也会

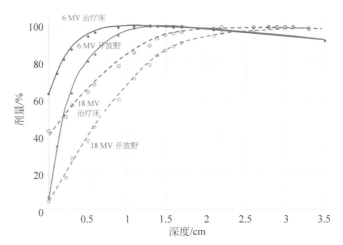

图 10.2.4　存在治疗床对浅表层剂量的影响

改编自 Mevdanci, T. and Kemikler, G. Radiat Med,26,539-544,2008

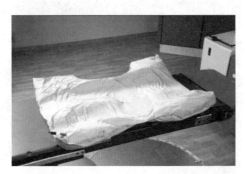

图 10.2.5　用于固定患者的密封真空垫

图片由 Civco 公司提供

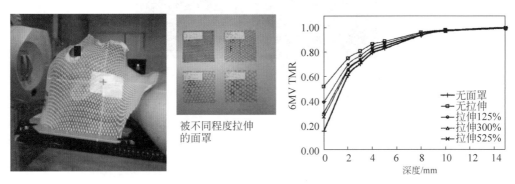

图 10.2.6　用于固定患者的热塑性面罩及其对浅表层剂量的影响

面罩可以被不同程度地拉伸,从而影响浅表层剂量(引自 Hadley et al. J Appl Clin Med Phys,6(1),2005)

增加皮肤剂量,即使面罩已经有孔存在来尽可能减少这种影响。这些面罩在加热后覆盖在患者身上。面罩拉伸越大,材质越薄,皮肤剂量就会越低(图 10.2.5)。

　　另一个装置是由塑料(树脂)制成的托盘,其固定在直线加速器机头的下方(图 9.1.7),用于放置射野挡块来适形靶区形状。托盘的存在也会增加皮肤剂量,这也是由于该装置产生的电子到达患者。皮肤剂量的增加量取决于装置与患者的距离:离患者越近,皮肤剂量越高。

10.2.3　组织补偿物

10.2.2 节中所提到的装置增加的通常是不需要的皮肤剂量。然而,有时我们的目标是增加浅表层剂量。例如需要治疗侵犯到皮肤部位的病变,可能是手术疤痕,需要照射来消除可能的癌细胞,在这种情况下会使用组织补偿物。

这里的"组织补偿物"指的是放置在患者皮肤上以增加皮肤剂量的材料,比如油凝胶"Superflab"(图 10.2.7)这类合成材料,或蜂蜡、石蜡这类天然材料。这种材料往往是与组织等效的,但并非总是如此,例如金属网有时也可用作"组织补偿物"。

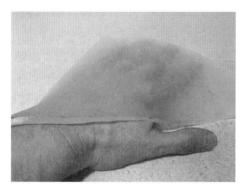

图 10.2.7　置于手上的组织补偿物.这是一个 5 mm 的"Superflab"

在图 10.2.8 所示的治疗计划中,组织补偿物的作用可以得到很好的效果。图中展示了两种计划,一种是没有组织补偿物的(上),另一种是有 5 mm 组织补偿物的(下)。在这两种情况下,处方剂量都是在 2 cm 的深度处。显然,有组织补偿物的表面剂量(100%)要比没有组织补偿物的表面剂量(50%)高得多。

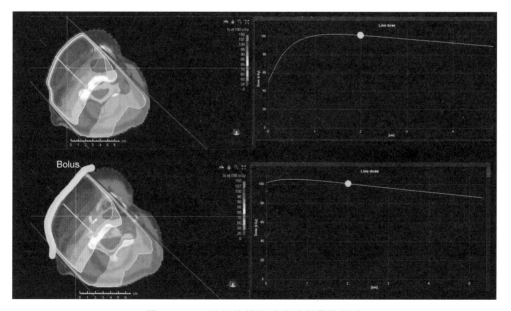

图 10.2.8　组织补偿物对皮肤剂量的影响

上图是没有组织补偿物的计划,下图是有 5 mm 组织补偿物的计划。图中是沿中心轴线的 PDD 曲线,在 2 cm 深度处,两个计划均使用相同的处方剂量

进阶阅读

Khan, F.M. and J.P. Gibbons. 2014. *Khan's The Physics of Radiation Therapy*. 5th Edition. Chapters 9 and 13. Philadelphia, PA: Wolters Kluwer.

McDermott, P.N. and C.G. Orton. 2010. *The Physics of Radiation Therapy*. Chapters 9, 10 and 14. Madison, WI: Medical Physics Publishing.

Metcalfe, P., T. Kron and P. Hoban. 2007. *The Physics of Radiotherapy X-rays and Electrons*. Chapter 4. Madison, WI: Medical Physics Publishing.

Olch, A.J., et al. 2014. Dosimetric effects caused by couch tops and immobilization devices: Report of AAPM Task Group 176. *Med Phys* 41(6):061501. doi:10.1118/1.4876299.

习题

注：＊表示问题较难。

有关数据的表格，请参见下文。

1. 对于 6 MV 单射束在 10 cm×10 cm 射野尺寸，在 10 cm 深度处的处方剂量为 100 cGy，那么对于单个射野在 d_{max} 处的剂量是多少？PDD 数据见表 10.1。（　　）

表 10.1　6 MV，10 cm×10 cm，SSD 100

深度/cm	PDD/%
0	65
1.5	100
5	86
10	67
15	52
18.5	43
20	39

　　a. 1.49 cGy　　　　b. 67 cGy　　　　c. 149 cGy　　　　d. 222 cGy

2. 对于 10 cm 深度处处方剂量为 100 cGy 的单个射野，在深度 d_{max} 处剂量按从小到大对以下射束进行排序。（　　）

　　a. 6 MV，10 cm×10 cm　　　　　　b. 18 MV，10 cm×10 cm

　　c. 6 MV，30 cm×30 cm　　　　　　d. 18 MV，30 cm×30 cm

＊3. 假设通过等权重射野给予中线点（midline point）的总剂量为 100 cGy，那么对于有两个射野的计划，深度 d_{max} 处的剂量是多少？假设射野 SSD 为 100 cm，射野方向体厚为 20 cm，射野大小为 10 cm×10 cm，能量为 6 MV。使用表 10.1 中 PDD 数据。（　　）

　　a. 74.6 cGy　　　　b. 96.1 cGy　　　　c. 106.7 cGy　　　　d. 118 cGy

4. 按皮肤剂量增加的顺序对以下射野进行排序。（　　　）

    a. 10 MV,30 cm×30 cm 开放野

    c. 6 MV,10 cm×10 cm,1 cm 组织补偿物

    c. 15 MV,30 cm×30 cm,射束穿过碳纤维治疗床面

5. 对于一个正在接受大腿后上部肉瘤治疗的患者,你可以做些什么来减少皮肤反应(选择所有适用的方法)?（　　　）

    a. 将患者体位改为俯卧位　　　　　　b. 去除射野内的固定装置

    c. 降低射束能量　　　　　　　　　　d. 增加后方射束的权重

6. 在治疗计划中如果不包含患者支撑部分(治疗床),会有什么影响(选择所有合适的选项)?（　　　）

    a. 等中心剂量偏低　　　　　　　　　b. 等中心剂量偏高

    c. 皮肤剂量偏低　　　　　　　　　　d. 皮肤剂量偏高

7. 列举至少三种方法来增加光子切线野治疗乳腺癌的表面和皮肤剂量。

第**11**章

兆伏级光子束：TMR和剂量计算

11.1 PDD 和 TMR

第 10 章介绍了百分深度剂量(PDD)及其对能量、射野大小和其他因素的依赖关系。但是，PDD 不能直接用于等中心治疗。相反，组织最大剂量比(tissue-maximum ratio，TMR) 对等中心治疗来说更有用，且更为密切相关。**TMR 是一个关键概念，本节将对此进行介绍。**

首先要理解 PDD 的特点和局限性，参考图 11.1.1，其中 PDD 是通过 SSD(图中蓝色，"SSD_1")技术下采集的。如第 10 章所述，PDD 曲线反映了以下效应：组织衰减($e^{-\mu x}$)、散射和平方反比定律。有关平方反比定律的讨论，请参照 4.2.3 节。如果 PDD 数据是由不同的 SSD(图中红色"SSD_2")采集的，那么组织中的衰减和散射效应将大致相同。但是，由于平方反比定律造成的衰减会大大减少。可以通过 PDD 是某一深度剂量为深度 $d_{\max}$ 处剂量百分比这一点来理解。如果 SSD 非常大，比如 100 m，那么相对于深度 $d_{\max}$ 处的平方反比衰减将非常小。相反，如果 SSD 非常小，比如 10 cm，那么相对于深度 $d_{\max}$ 处的平方反比衰减将非常大。**这是一个重要的概念，即 SSD 较小时，相对剂量随深度下降得更快。**

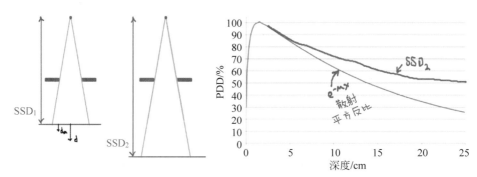

图 11.1.1　PDD 与 SSD 相关

尽管组织衰减和散射效应大致相同，但在较大的 SSD 处平方反比衰减较小

从以上的讨论可以很明显看出，PDD 依赖于所使用的 SSD，可以将一个 SSD 下的 PDD 转换为另一个 SSD 下的 PDD。公式如下：

$$\mathrm{PDD}_2 = \left[\left(\frac{\mathrm{SSD}_2 + d_{\max}}{\mathrm{SSD}_1 + d} \right)^2 \cdot \left(\frac{\mathrm{SSD}_1 + d}{\mathrm{SSD}_1 + d_{\max}} \right)^2 \right] \mathrm{PDD}_1 \tag{11.1}$$

其中：方括号中内容被称为"Mayneord F 因子"。如果 SSD_2 大于 SSD_1，那么 PDD_2 应该大于 PDD_1，因为平方衰减的影响较小。这对记住括号里的公式很有帮助。

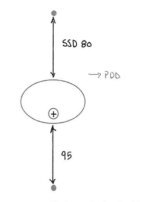

图 11.1.2 体现了 PDD 在临床常规使用中的局限性。这里患者接受的是等中心治疗，这里的等中心是患者体内的一个固定点（图中黑色的加号），机架以此点为中心旋转。因此，AP 射野的 SSD 为 80 cm，而 PA 射野的 SSD 为 95 cm。由于两个射野的 SSD 不同，所以不可能使用单个 PDD 表来进行计算。相反，必须使用式（11.1）将 PDD 转换为相应 SSD 下的值，然后用于计算。这是一个繁琐且容易出错的过程。因此，对于等中心治疗来说，不宜使用 PDD 进行剂量计算。

图 11.1.2　等中心治疗时，射野的 SSD 不同

TMR 定义

这里我们考虑一个称为组织最大剂量比（TMR）的量，它对等中心治疗更有用。TMR 是通过固定等中心，然后改变水或组织的深度来测量和定义的。这与 PDD 不同，PDD 是固定表面（固定 SSD），在不同深度测量剂量。TMR 则定义为两个深度的剂量比：

$$\mathrm{TMR}(\mathrm{depth}=d) = \frac{D(\mathrm{depth}=d)}{D(\mathrm{depth}=d_{\max})} \tag{11.2}$$

TMR 测量如图 11.1.3 所示（有关动画请参阅视频）。等中心是固定的，深度是变化的，这可以通过在测量时逐步向水箱注水来完成。图 11.1.3 展示了该场景下的深度剂量曲线。TMR 是某个深度处的测量值与深度 $d_{\max}$ 的比值。值得注意的是，由于 TMR 的定义和测量方式，测量点不会移动，探测器固定在等中心。因此，TMR 不存在平方反比效应。唯一起作用的因素是衰减和散射。有时会遇到一个量是组织模体比（TPR），定义为深度 d 与参考深度 d_{ref} 的剂量比：$\mathrm{TPR}(d)=D(d)/D(d_{\mathrm{ref}})$。注意，这与 TMR 类似，只是参考深度可能不是 $d_{\max}$。

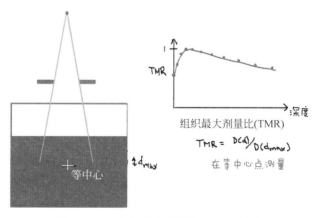

组织最大剂量比（TMR）

$$\mathrm{TMR} = \frac{D(d)}{D(d_{\max})}$$

在等中心点测量

图 11.1.3　组织最大剂量比（TMR）测量

等中心点固定，深度变化

与 PDD 一样,因为同样的物理效应在起作用,TMR 也依赖于射束能量和射野大小。随着射束能量的增加,TMR 随深度的衰减速度变慢,这是由于在较高能量下衰减减小,d_{max} 的深度也会增加。由于散射效应,TMR 也随着射野大小的增加而增加,这与 PDD 一样。

11.2   监测跳数计算

本节介绍兆伏级射束剂量计算的方法。它依赖于上述 TMR 的概念。**这些计算是放射肿瘤学实践的基础,因此是一个重要概念。**学习这些概念最有效的方法是解决实际问题。在本章末尾可以找到一系列问题的示例。

11.2.1   MU 计算公式

MU 计算的目标是找到在组织中的某个深度提供剂量所需的监测跳数(monitor unit,MU)。回顾一下,剂量监测电离室是直线加速器机头用于追踪监控剂量的电离室(9.1.2 节)。一个 MU 是电离室的一次计数,代表一定的剂量。在标准校准条件下,直线加速器通常校准为每 1 MU 照射 1cGy 的剂量(等中心、深度为 d_{max},射野大小为 10 cm×10 cm)。

本章的其余部分将介绍计算 MU 的公式,这些公式的复杂度不断增加。MU 计算是 AAPM 71 号任务组(Gibbons et al. ,41(3),2014)报告的主题,可以在那里找到更多细节。在某一深度 d 处的给定剂量 D 时,计算 MU 的最简单公式如下:

$$MU = \frac{D(cGy)}{REF \cdot S_c \cdot S_p \cdot TMR(d,FS)} \qquad (11.3)$$

其中:TMR 取决于深度 d 和射野大小 FS,所以将其写成 TMR(d,FS);S_c 和 S_p 分别是准直器散射因子和模体散射因子,稍后详细描述。

此处 REF 表示参考校准,即在参考条件下每个 MU 的剂量,对于 10 cm×10 cm 射野,通常为 1 cGy/MU。

考虑一个简单的例子,我们想要计算在一个 10 cm×10 cm 的射野中,向深度 d_{max} 处等中心给予 100 cGy 所需的 MU。这里的 TMR=1,因为深度是 d_{max};S_c 和 S_p 都是 1,因为它们在参考射野下定义为 1。REF 为 1,因此,MU 为 100。假设问题是在该射野下计算向深度 10 cm 处等中心给予 100 cGy 所需的 MU。为此,我们查找 TMR 表(d=10 cm,10 cm× 10 cm),这里假设是 0.75。因此,所需的 MU 为 MU=100/0.75≈133。值得注意的是,由于深度增加,组织衰减更大,因此需要更多的 MU 来给予同一点相同的剂量。

如果 MU 已知,并且 S_c、S_p 和 TMR 可以确定,那么很明显式(11.3)也可以用来计算剂量。

在考虑更复杂的计算之前,我们首先详细介绍 S_c 和 S_p。这里依据 AAPM TG71 的公式。图 11.2.1 显示了一个治疗射野的例子,射野的外部边界由铅门或准直器定义,而适形野(blocked field)由射野挡块或者 MLC 定义。S_c 是准直器散射因子,该因子用于考虑准直器系统(或铅门)的散射辐射。因此,它与未适形的射野有关,即由铅门定义的射野。S_p 是患者或模体散射因子,该因子用于考虑照射到患者体内的射野的散射辐射。因此,它与患者的适形射野有关，即射野实际照射到患者的部分。在 10 cm×10 cm 的射野中，S_c 和 S_p 都定义为 1。对于大多数临床射野，S_c 和 S_p 变化范围为 $0.95 \sim 1.05$。对于尺寸大于 10 cm×10 cm 的射野，S_c 和 S_p 都大于 1，而对于小于 10 cm×10 cm 的射野，S_c 和 S_p 都小于 1。

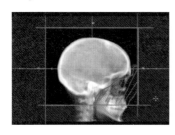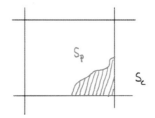

图 11.2.1　定义射野以及 MU 计算的 S_c 和 S_p

式(11.3)可以推广到在某些情况下很重要的其他三个因素，即：

(1) 楔形因子(WF)：有楔形板时应考虑该因子，即加和不加楔形板时剂量之比；

(2) 离轴比(OAR)：如果计算点不在射野中心轴时，应考虑该因子；

(3) 托盘因子(TF)：射束中有托盘时应考虑该因子，即有托盘和没有托盘时剂量之比。

$$\mathrm{MU} = \frac{D(\mathrm{cGy})}{\mathrm{REF} \cdot S_c(\mathrm{FS_{col}}) \cdot S_p(\mathrm{FS_{eq}}) \cdot \mathrm{TMR}(d, \mathrm{FS_{eq}}) \cdot \mathrm{WF} \cdot \mathrm{OAR} \cdot \mathrm{TF}} \tag{11.4}$$

此式很明显与射野大小相关。也就是说，$S_c(\mathrm{FS_{col}})$ 表示使用准直器或铅门的射野大小，而 $S_p(\mathrm{FS_{eq}})$ 和 $\mathrm{TMR}(d, \mathrm{FS_{eq}})$ 表示适形野等效方野 $\mathrm{FS_{eq}}$ 的射野大小。等效方野将在 11.2.5 节中讨论。

11.2.2　MU 计算实例

为了进一步理解 S_c 和 S_p，考虑上面计算 100 cGy 给予到深度 $d_{\max}$ 处等中心的 MU 的例子。然而，我们现在不考虑上面的 10 cm×10 cm 射野，而考虑由铅门决定的 20 cm×20 cm 射野和由 MLC 决定的等效 16 cm×16 cm 射野。我们使用式(11.3)。由于深度是 $d_{\max}$ 且 REF=1，因此 TMR 依旧为 1。查找表格可得，对于 6 MV 射束，$S_c(20 \times 20) = 1.023$，$S_p(16 \times 16) = 1.018$。因此，所需的 MU 为 $100/(1.023 \times 1.018) = 96$。值得注意的是，在这种情况下，因为 S_c 和 S_p 都大于 1，所需的 MU 更少(96 vs 100)。也就是说，与 10 cm×10 cm 射野相比，散射在 20 cm×20 cm 和 16 cm×16 cm 射野中的贡献更大，因此提供相同剂量所需的 MU 更少。

对于另一个例子，考虑图 11.2.2 中所示的射野。该问题是计算对于 6 MV 射束，将 150 cGy 给予到等中心点所需的 MU。式(11.3)为

$$\mathrm{MU} = \frac{150}{1 \cdot S_c(10 \times 10) \cdot S_p(9.5 \times 9.5) \cdot \mathrm{TMR}(d=10, \mathrm{FS}=9.5 \times 9.5)} \tag{11.5}$$

其中：适形野是一个 9.5 cm×9.5 cm 的等效方野（见 11.2.5 节），查表得 $\mathrm{MU} = \dfrac{150}{1 \times 1 \times 0.99 \times 0.81} = 187$。换句话说，如果按图 11.2.2 所示对患者进行摆位，使用 6 MV 射束、187 MU 照射适形野，则等中心点得到的剂量为 150 cGy。

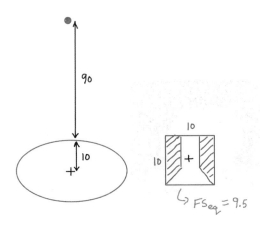

图 11.2.2　MU 计算示例

等中心点在 10 cm 深度处(黑色加号)

11.2.3　延长源皮距时的 MU 计算

　　现在我们考虑一种情况,即患者被置于一个较远的位置,如图 11.2.3 所示。正常情况下,等中心(图中加号)在患者体内(左图),但通过延长 SSD 治疗,患者位于等中心远端(右图)。对于正常情况(左图),MU 的计算可以使用式(11.4)。然而,对于扩展 SSD(右图)的情况,需要一个修正系数。

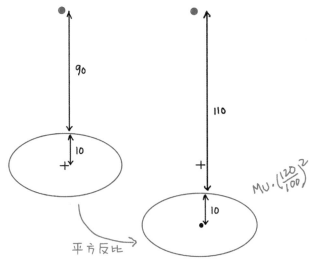

图 11.2.3　扩展 SSD 治疗示意图

正常情况下,等中心(正)在患者体内(左侧),但延长 SSD 治疗时,患者位于等中心远端(右侧)

　　要理解这一点,考虑到目标仍然是计算扩展 SSD 治疗示例中深度为 10 cm 的点的剂量。对于左右图来说是患者体内的同一点。唯一的区别是,在扩展 SSD 治疗中,这个点不再位于等中心。为了计算 MU,我们首先使用标准等式计算左图中的 MU,然后使用平方反比因子来找到扩展 SSD 时的 MU。这个平方反比因子考虑了患者在右图情况下距离源更远的事实。值得注意的是,为了给予相同剂量,需要更多的 MU。

对于扩展 SSD 的处理，可以通过上述考虑对式(11.4)进行简单修正：

$$MU = \frac{D(cGy)}{REF \cdot S_c(FS_{col}) \cdot S_p(FS_{eq}) \cdot TMR(d, FS_{eq}) \cdot WF \cdot OAR \cdot TF \cdot (100/(SSD+d))^2}$$
(11.6)

这里的"SSD"是用于治疗的扩展 SSD。还要注意的是，为了更精确，FS_{eq} 是计算点处的射野大小，由于射束发散，它大于等中心处的射野大小。对于等中心治疗（不是在扩展 SSD 时），SSD+d=100，并且分母的修正项变为 1，式(11.5)与式(11.4)相同。

11.2.4 使用 PDD 计算 MU

虽然使用 TMR 计算 MU 通常很方便，但也可以使用 PDD。固定 SSD 治疗时使用 PDD 计算 MU 更方便，公式为

$$MU = \frac{D(cGy)}{REF \cdot (100/(SSD+d_{max}))^2 \cdot S_c(FS_{col}) \cdot S_p(FS_{eq}) \cdot PDD(d, FS_{eq}, SSD) \cdot WF \cdot OAR \cdot TF}$$

这与式(11.5)非常相似，只是使用了 PDD。由于 PDD 与 SSD 相关，因此查找 PDD 值时要使用对应正确的 SSD，通常使用 SSD100 cm。分母中修正因子 $(100/(SSD+d_{max}))^2$ 考虑机器通常是在等中心模式下进行校准。即在深度 d_{max} 等中心处的"REF"为 1 cGy/MU，因此对于固定 SSD 治疗时，需要进行平方反比校正。

11.2.5 等效方野

对于矩形射野，可以转换成等效方野，以大大简化数据测量和计算量，因为可以通过方野的值得到对应矩形射野的值。考虑一个尺寸为 $L \times W$ 的矩形射野(图 11.2.4)。通过经验公式，即 Sterling 公式，可以计算出等效方野：

$$S = \frac{4A}{P} = \frac{2LW}{L+W}$$
(11.7)

这里 A 是面积，P 是周长。这个公式是基于经验观察和数据拟合得到的，无法用数学方法"证明"。

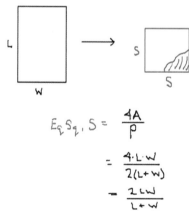

图 11.2.4 等效方野

一个 $L \times W$ 的矩形野可以转换为 $S \times S$ 大小的等效方野

以 2 cm×9 cm 的射野为例,其等效方野是 $4\times\dfrac{18}{22}=3.3$ cm。即 2 cm×9 cm 的射野在剂量计算时可以等效于一个 3.3 cm 的方形野。在这种情况下计算 MU(如使用式(11.5)时,FS_{eq} 值为 3.3。

在某些情况下,射野不是一个简单的矩形,可能会存在一些适形挡块(图 11.2.1)。在这些情况下,有一些方法可以考虑适形挡块并计算等效方野。本书对这类情况不做详细讲述,在临床情况下,通常通过计算机算法来计算。但是,在这些情况下,估算等效方野的一种简单方法是估算适形野的矩形的大小。对于适形野的等效方野估算常用公式是 $FS_{\text{Eq-blocked}}=FS_{\text{Eq-unblocked}}\sqrt{1-f}$,其中 f 是适形野被遮挡的分数。

进阶阅读

Khan, F.M. and J.P. Gibbons. 2014. *Khan's The Physics of Radiation Therapy*. Edition 5. Chapters 9 and 10. Philadelphia, PA: Wolters Kluwer.

McDermott, P.N. and C.G. Orton. 2010. *The Physics of Radiation Therapy*. Chapters 10, 12 and 13. Madison, WI: Medical Physics Publishing.

Metcalfe, P., T. Kron and P. Hoban. 2007. *The Physics of Radiotherapy X-rays and Electrons*. Chapters 4 and 6. Madison, WI: Medical Physics Publishing.

习题

注:＊ 表示问题较难。

需要的数据表见 11.3 节。

1. 一个 6 MV 射束的 PDD($d=20$ cm)为 0.350,SSD 100 cm,深度 d 为 1.5 cm。那么在 SSD 为 90 cm 时,该射束的 PDD($d=20$ cm)是多少?(　　)

    a. 0.319　　　　　b. 0.338　　　　　c. 0.362　　　　　d. 0.381

2. 在周末的紧急治疗期间,意外地使用 PDD 表代替 TMR 表来计算等中心治疗时 10 cm 深度的剂量。对患者接受剂量的近似影响是什么?(　　)

    a. 等中心剂量低 20%　　　　　b. 等中心剂量低 10%

    c. 等中心剂量高 10%　　　　　d. 等中心剂量高 20%

3. 对于下面的治疗条件,每个射野所需的 MU 是多少?(　　)

AP、PA 射束治疗腹部

总剂量 300 cGy,两个射野等权重

射野大小 10 cm×20 cm,没有适形遮挡

患者体厚为 20 cm,等中心在腹部中部

能量为 6 MV

　　　a. 184　　　　　　　b. 264　　　　　　c. 368　　　　　　d. 528

4. 如果在问题 3 中,不是等中心治疗,而是固定 SSD 100 cm 条件下治疗,那么每个射野所需的 MU 是多少?(　　)

　　　a. 152　　　　　　　c. 167　　　　　　c. 202　　　　　　d. 223

5. 如果在问题 3 中改变了以下参数,每个射野需要的 MU 是多少?仍然是等中心治疗。

改变参数	MU
6 MV→10 MV	
10 cm×20 cm 射野→4 cm×10 cm 射野	
20 cm 体厚→30 cm 体厚	

6. 如果射野的左下象限被遮挡,则问题 3 中每个射野所需的 MU 是多少?(　　)

　　　a. 175　　　　　　　b. 181　　　　　　c. 187　　　　　　d. 195

7. 以下条件治疗的等中心剂量是多少?(　　)

4 cm×10 cm 未适形遮挡射野,6 MV 射束

等中心在深度 10 cm,180 MU

　　　a. 125 cGy　　　　　b. 130 cGy　　　　c. 135 cGy　　　　d. 140 cGy

8. 对于以下条件的治疗,每个射野所需的 MU 是多少?(　　)

AP/PA 治疗,总剂量为 800 cGy,射野权重 3∶1,其中后野权重高

射野面积 4 cm×10 cm,未适形遮挡

患者体厚为 22 cm,等中心在深度 5 cm 偏后方处

能量为 10 MV(AP),6 MV(PA)

　　　a. AP=218,PA=772　　　　　　　b. AP=330,PA=688

　　　c. AP=678,PA=491　　　　　　　d. AP=847,PA=385

*9. 问题 3 中,深度 d_{max} 为 1.5 cm 处,单野的剂量是多少?(　　)

　　　a. 169 cGy　　　　　b. 187 cGy　　　　c. 205 cGy　　　　d. 224 cGy

*10. 在问题 3 中,单野在患者的出射面的剂量是多少?(　　)

　　　a. 86 cGy　　　　　b. 95 cGy　　　　c. 104 cGy　　　　d. 113 cGy

11. 数据表

6 MV 散射因子(S) 射野面积	总 S	S_c	S_p
4×4	0.930	0.949	0.980
6×6	0.958	0.972	0.986
8×8	0.984	0.986	0.998
10×10	1.000	1.000	1.000
12×12	1.015	1.006	1.009
16×16	1.034	1.016	1.018
20×20	1.047	1.023	1.024
24×24	1.060	1.028	1.031
30×30	1.077	1.031	1.045
40×40	1.085	1.032	1.051

6 MV TMR

深度/cm	等射野大小/cm														
	-3×3-	-4×4-	-5×5-	-6×6-	-7×7-	-8×8-	-9×9-	-10×10-	-12×12-	-15×15-	-18×18-	-20×20-	-25×25-	-30×30-	-35×35-
0.0	41.4	42.2	43.3	44.6	45.7	46.8	47.7	48.6	50.9	54.3	56.9	58.7	61.8	64.9	66.1
0.2	49.8	50.5	51.4	52.8	54.0	55.3	56.3	57.3	59.4	62.5	64.9	66.5	69.4	72.2	73.1
0.4	66.3	66.7	67.5	68.9	70.0	71.2	72.0	72.7	74.3	76.7	78.4	79.6	81.4	83.2	83.8
0.6	80.6	80.8	81.2	82.0	82.8	83.6	84.2	84.8	85.9	87.5	88.6	89.3	90.4	91.4	91.6
0.8	89.2	89.2	89.5	90.1	90.6	91.1	91.4	91.7	92.4	93.5	94.1	94.5	95.1	95.7	95.7
1.0	94.3	94.3	94.5	94.9	95.1	95.4	95.7	95.9	96.3	96.9	97.2	97.5	97.8	98.0	98.1
1.2	97.5	97.3	97.5	97.8	97.9	98.0	98.1	98.2	98.5	98.8	99.0	99.0	99.1	99.2	99.3
1.4	99.2	99.0	99.0	99.1	99.3	99.4	99.4	99.5	99.6	99.7	99.7	99.8	99.8	99.8	99.9
1.6	99.8	99.8	99.8	99.9	100.0	100.0	99.9	99.9	99.9	100.0	100.0	100.0	100.0	100.0	100.0
d_{max}=1.8	100.0	100.0	100.0	100.0	100.0	100.0	100.0	100.0	100.0	100.0	100.0	99.9	99.9	99.9	99.9
2.0	99.7	99.8	99.9	99.9	99.9	99.9	99.9	99.9	99.9	99.9	99.8	99.8	99.7	99.7	99.8
2.2	99.3	99.3	99.6	99.7	99.6	99.6	99.5	99.5	99.4	99.4	99.4	99.3	99.4	99.4	99.5
2.4	98.8	98.9	99.0	99.2	99.2	99.2	99.1	99.1	99.1	99.1	99.1	99.0	99.1	99.1	99.2
2.6	98.1	98.2	98.5	98.7	98.7	98.8	98.7	98.7	98.7	98.8	98.8	98.8	98.9	98.9	99.0
2.8	97.4	97.7	98.0	98.2	98.3	98.3	98.3	98.3	98.3	98.4	98.4	98.4	98.4	98.5	98.8
3.0	96.9	97.1	97.4	97.6	97.7	97.7	97.7	97.7	97.8	97.9	98.0	98.0	98.1	98.2	98.5
3.2	96.1	96.4	96.8	97.1	97.2	97.2	97.2	97.3	97.4	97.6	97.6	97.7	97.8	97.9	98.1
3.4	95.4	95.8	96.2	96.4	96.6	96.6	96.7	96.8	96.9	97.1	97.1	97.1	97.3	97.5	97.7
3.6	94.5	95.1	95.6	96.0	96.1	96.2	96.2	96.3	96.4	96.6	96.7	96.7	96.9	97.1	97.3
3.8	93.9	94.4	95.0	95.4	95.6	95.7	95.7	95.8	96.0	96.2	96.3	96.4	96.5	96.7	97.0
4.0	93.2	93.7	94.2	94.6	94.9	95.0	95.2	95.3	95.5	95.8	95.9	96.0	96.2	96.4	96.7
4.2	92.5	93.1	93.6	94.0	94.2	94.4	94.6	94.8	95.0	95.3	95.5	95.5	95.8	96.0	96.3
4.4	91.8	92.4	93.0	93.4	93.6	93.8	94.0	94.2	94.4	94.8	95.0	95.1	95.4	95.6	95.9
4.6	91.0	91.7	92.3	92.8	93.1	93.2	93.4	93.6	93.9	94.3	94.6	94.7	95.0	95.3	95.6
4.8	90.2	91.0	91.6	92.2	92.5	92.7	92.9	93.1	93.4	93.8	94.0	94.1	94.5	94.9	95.2
5.0	89.4	90.2	91.0	91.6	92.0	92.2	92.4	92.6	92.9	93.3	93.6	93.7	94.1	94.5	94.7
5.2	88.8	89.5	90.2	90.8	91.2	91.5	91.8	92.0	92.3	92.8	93.1	93.3	93.6	94.0	94.4

续表

6 MV TMR

等射野大小/cm

深度/cm	3×3	4×4	5×5	6×6	7×7	8×8	9×9	10×10	12×12	15×15	18×18	20×20	25×25	30×30	35×35
5.4	87.9	88.8	89.5	90.1	90.5	90.9	91.2	91.5	91.8	92.3	92.7	92.9	93.2	93.6	94.0
5.6	87.3	88.2	88.9	89.4	89.9	90.3	90.6	90.9	91.3	91.9	92.2	92.4	92.8	93.2	93.6
5.8	86.5	87.4	88.3	88.9	89.4	89.7	90.0	90.3	90.7	91.3	91.7	91.9	92.3	92.8	93.2
6.0	85.7	86.7	87.6	88.3	88.8	89.1	89.4	89.8	90.2	90.8	91.2	91.4	91.9	92.4	92.8
6.2	85.1	86.1	87.0	87.7	88.2	88.5	88.9	89.2	89.6	90.3	90.8	91.0	91.4	91.9	92.2
6.4	84.3	85.3	86.2	86.9	87.5	87.9	88.4	88.7	89.2	89.8	90.3	90.5	91.0	91.4	91.9
6.6	83.5	84.6	85.5	86.2	86.8	87.3	87.7	88.1	88.6	89.3	89.8	90.0	90.6	91.1	91.5
6.8	82.8	83.9	84.8	85.7	86.3	86.7	87.1	87.5	88.0	88.8	89.3	89.5	90.1	90.6	91.1
7.0	82.0	83.2	84.2	85.1	85.7	86.1	86.6	87.0	87.5	88.3	88.8	89.1	89.6	90.2	90.7
7.2	81.4	82.5	83.5	84.3	85.0	85.4	85.9	86.4	87.0	87.8	88.4	88.6	89.2	89.8	90.3
7.4	80.8	81.9	82.9	83.7	84.3	84.8	85.3	85.8	86.4	87.3	87.9	88.2	88.8	89.3	89.9
7.6	80.1	81.2	82.3	83.2	83.9	84.3	84.8	85.3	85.9	86.8	87.4	87.7	88.3	88.9	89.5
7.8	79.3	80.5	81.6	82.5	83.2	83.7	84.2	84.7	85.3	86.2	86.9	87.2	87.9	88.6	89.1
8.0	78.6	79.9	80.9	81.8	82.5	83.1	83.7	84.2	84.8	85.8	86.4	86.7	87.4	88.1	88.7
8.2	78.2	79.3	80.3	81.2	81.9	82.5	83.0	83.6	84.3	85.2	85.9	86.3	87.0	87.7	88.2
8.4	77.4	78.6	79.7	80.7	81.4	81.9	82.5	83.0	83.7	84.7	85.4	85.8	86.5	87.3	87.9
8.6	76.6	77.9	79.1	80.1	80.8	81.3	81.9	82.4	83.1	84.1	84.9	85.3	86.1	86.8	87.4
8.8	76.0	77.3	78.4	79.4	80.2	80.7	81.3	81.8	82.6	83.7	84.5	84.9	85.7	86.4	87.0
9.0	75.4	76.7	77.8	78.7	79.6	80.1	80.8	81.3	82.1	83.2	84.0	84.3	85.1	86.0	86.6
9.2	74.6	76.0	77.1	78.2	79.0	79.6	80.2	80.8	81.6	82.6	83.5	83.8	84.7	85.6	86.2
9.4	74.1	75.4	76.5	77.6	78.4	79.0	79.7	80.3	81.1	82.2	83.0	83.4	84.3	85.1	85.7
9.6	73.5	74.7	75.9	77.0	77.9	78.4	79.1	79.7	80.5	81.6	82.5	82.9	83.8	84.6	85.3

续表

6 MV TMR

等射野大小/cm

深度/cm	-3×3-	-4×4-	-5×5-	-6×6-	-7×7-	-8×8-	-9×9-	-10×10-	-12×12-	-15×15-	-18×18-	-20×20-	-25×25-	-30×30-	-35×35-
9.8	72.8	74.1	75.3	76.3	77.2	77.8	78.5	79.1	79.9	81.1	82.0	82.4	83.4	84.2	84.9
10.0	72.2	73.5	74.7	75.8	76.6	77.2	77.9	78.5	79.4	80.5	81.5	81.9	82.9	83.7	84.4
10.2	71.6	72.9	74.1	75.1	75.9	76.6	77.3	77.9	78.9	80.1	81.0	81.5	82.4	83.2	83.9
10.4	70.9	72.2	73.4	74.4	75.3	76.0	76.7	77.4	78.3	79.5	80.5	81.0	81.9	82.8	83.5
10.6	70.2	71.5	72.7	73.8	74.7	75.4	76.2	76.7	77.6	78.9	79.9	80.4	81.4	82.3	83.1
10.8	69.7	70.9	72.1	73.2	74.1	74.8	75.6	76.2	77.1	78.4	79.4	79.9	80.9	81.9	82.7
11.0	69.0	70.2	71.5	72.7	73.6	74.3	75.0	75.6	76.6	77.9	79.0	79.5	80.5	81.5	82.3
11.2	68.4	69.6	70.9	72.1	73.0	73.7	74.5	75.1	76.1	77.4	78.5	79.0	80.0	81.0	81.8
11.4	67.8	69.1	70.3	71.5	72.4	73.1	73.9	74.6	75.6	76.9	78.0	78.5	79.5	80.5	81.3
11.6	67.3	68.5	69.7	70.9	71.8	72.5	73.3	74.0	75.1	76.4	77.5	78.0	79.1	80.1	80.9
11.8	66.7	68.0	69.2	70.3	71.2	71.9	72.7	73.4	74.5	75.9	77.1	77.6	78.7	79.7	80.6
12.0	66.2	67.5	68.6	69.7	70.6	71.4	72.2	73.0	74.1	75.4	76.6	77.1	78.2	79.3	80.2
12.2	65.6	66.8	68.0	69.2	70.2	70.9	71.7	72.5	73.5	74.9	76.1	76.5	77.7	78.7	79.7
12.4	65.1	66.3	67.5	68.6	69.6	70.3	71.2	71.9	73.0	74.4	75.6	76.1	77.3	78.4	79.3
12.6	64.5	65.7	66.9	68.1	69.1	69.8	70.7	71.4	72.5	73.9	75.1	75.7	76.9	77.9	78.8
12.8	63.9	65.1	66.3	67.5	68.6	69.3	70.2	70.9	72.0	73.4	74.7	75.2	76.4	77.5	78.4
13.0	63.4	64.6	65.8	67.0	68.0	68.7	69.6	70.3	71.4	72.9	74.2	74.7	76.0	77.1	78.0
13.2	62.9	64.1	65.3	66.5	67.5	68.2	69.0	69.8	71.0	72.5	73.8	74.4	75.6	76.6	77.6
13.4	62.2	63.5	64.7	65.9	66.9	67.6	68.5	69.3	70.4	71.9	73.2	73.8	75.1	76.2	77.2
13.6	61.7	63.0	64.2	65.4	66.4	67.1	68.0	68.8	69.9	71.4	72.7	73.3	74.6	75.8	76.7
13.8	61.1	62.5	63.7	64.8	65.8	66.5	67.4	68.2	69.5	70.9	72.2	72.8	74.1	75.3	76.3
14.0	60.7	61.8	63.0	64.1	65.2	66.0	66.9	67.7	68.9	70.4	71.8	72.4	73.7	74.9	76.0

续表

6 MV TMR

深度/cm	等射野大小/cm														
	-3×3-	-4×4-	-5×5-	-6×6-	-7×7-	-8×8-	-9×9-	-10×10-	-12×12-	-15×15-	-18×18-	-20×20-	-25×25-	-30×30-	-35×35-
14.2	60.1	61.3	62.6	63.8	64.9	65.6	66.4	67.2	68.4	69.9	71.3	71.9	73.3	74.4	75.5
14.4	59.5	60.7	62.0	63.2	64.3	65.0	65.8	66.6	67.8	69.4	70.8	71.4	72.8	74.0	75.1
14.6	59.0	60.3	61.4	62.7	63.7	64.5	65.4	66.1	67.4	68.9	70.3	71.0	72.4	73.5	74.6
14.8	58.5	59.8	61.0	62.2	63.2	64.0	64.8	65.6	66.9	68.4	69.8	70.5	72.0	73.1	74.1
15.0	58.0	59.3	60.4	61.5	62.6	63.4	64.2	65.0	66.3	67.9	69.4	70.0	71.4	72.6	73.7
15.2	57.5	58.7	59.9	61.1	62.1	62.8	63.7	64.5	65.7	67.4	68.9	69.5	71.0	72.1	73.2
15.4	56.9	58.2	59.4	60.6	61.6	62.3	63.2	64.0	65.3	66.9	68.4	69.0	70.5	71.7	72.8
15.6	56.5	57.7	58.9	60.0	61.1	61.8	62.7	63.5	64.9	66.5	68.0	68.6	70.0	71.3	72.4
15.8	56.0	57.2	58.4	59.5	60.6	61.3	62.2	63.0	64.4	66.0	67.5	68.1	69.6	70.9	72.0
16.0	55.5	56.7	57.9	59.0	60.0	60.8	61.7	62.6	64.0	65.6	67.1	67.7	69.2	70.5	71.6
16.2	55.0	56.2	57.4	58.5	59.6	60.4	61.3	62.1	63.5	65.1	66.7	67.3	68.8	70.0	71.1
16.4	54.5	55.7	56.8	58.0	59.1	59.9	60.8	61.6	63.0	64.6	66.1	66.8	68.3	69.6	70.7
16.6	54.0	55.2	56.4	57.6	58.6	59.4	60.2	61.0	62.3	64.0	65.7	66.3	67.9	69.2	70.3
16.8	53.6	54.8	56.0	57.2	58.2	58.9	59.8	60.6	61.9	63.6	65.2	65.9	67.4	68.7	69.9
17.0	53.2	54.4	55.5	56.6	57.6	58.4	59.3	60.1	61.5	63.2	64.8	65.4	66.9	68.2	69.5
17.2	52.6	53.9	55.1	56.2	57.2	58.0	58.9	59.7	61.1	62.7	64.3	65.0	66.5	67.8	69.0
17.4	52.2	53.4	54.6	55.6	56.7	57.5	58.4	59.3	60.6	62.3	63.9	64.5	66.1	67.4	68.6
17.6	51.9	53.0	54.2	55.2	56.2	57.0	57.9	58.8	60.2	61.9	63.5	64.1	65.7	67.0	68.2
17.8	51.4	52.6	53.7	54.8	55.8	56.5	57.4	58.3	59.7	61.4	63.0	63.7	65.3	66.6	67.8
18.0	51.0	52.1	53.2	54.4	55.3	56.1	56.9	57.8	59.3	60.9	62.5	63.2	64.9	66.2	67.4
18.2	50.5	51.6	52.7	53.9	54.9	55.7	56.5	57.4	58.8	60.4	62.1	62.8	64.5	65.8	67.0
18.4	50.2	51.2	52.3	53.4	54.5	55.3	56.2	57.1	58.4	60.1	61.7	62.4	64.1	65.4	66.6

续表

6 MV TMR

深度/cm	\	等射野大小/cm													
	-3×3-	-4×4-	-5×5-	-6×6-	-7×7-	-8×8-	-9×9-	-10×10-	-12×12-	-15×15-	-18×18-	-20×20-	-25×25-	-30×30-	-35×35-
18.6	49.7	50.7	51.8	53.0	54.1	54.9	55.8	56.6	57.9	59.6	61.3	62.0	63.7	65.0	66.3
18.8	49.2	50.3	51.5	52.7	53.8	54.5	55.3	56.2	57.5	59.2	60.9	61.6	63.2	64.6	65.9
19.0	48.8	49.9	51.1	52.2	53.2	54.0	54.9	55.7	57.1	58.8	60.5	61.2	62.9	64.2	65.5
19.2	48.5	49.6	50.7	51.8	52.8	53.6	54.4	55.3	56.7	58.4	60.1	60.8	62.4	63.8	65.0
19.4	48.1	49.1	50.3	51.3	52.3	53.1	53.9	54.8	56.2	58.0	59.8	60.4	62.0	63.4	64.6
19.6	47.7	48.7	49.8	50.9	51.9	52.6	53.4	54.3	55.8	57.5	59.3	60.0	61.6	63.0	64.2
19.8	47.2	48.2	49.4	50.5	51.4	52.2	53.0	53.9	55.4	57.1	58.8	59.5	61.2	62.5	63.9
20.0	46.9	47.8	48.9	50.1	51.0	51.8	52.6	53.5	54.9	56.6	58.3	59.0	60.7	62.1	63.5
20.2	46.5	47.4	48.5	49.6	50.5	51.3	52.1	53.0	54.5	56.2	58.0	58.7	60.5	61.8	63.1
20.4	46.1	47.0	48.0	49.1	50.1	50.9	51.7	52.6	54.1	55.8	57.5	58.3	60.1	61.4	62.6
20.6	45.7	46.6	47.6	48.7	49.7	50.5	51.3	52.2	53.7	55.4	57.1	57.9	59.7	61.0	62.3
20.8	45.3	46.2	47.2	48.2	49.2	50.0	50.8	51.8	53.3	55.0	56.7	57.4	59.1	60.5	61.8
21.0	44.9	45.8	46.8	47.9	48.8	49.6	50.4	51.3	52.9	54.5	56.2	57.0	58.7	60.1	61.4
21.2	44.4	45.3	46.4	47.5	48.5	49.3	50.1	51.0	52.4	54.1	55.8	56.5	58.3	59.7	61.1
21.4	44.2	45.0	46.0	47.1	48.2	49.0	49.8	50.6	52.0	53.7	55.4	56.2	57.9	59.3	60.6
21.6	43.8	44.7	45.7	46.8	47.7	48.5	49.3	50.2	51.6	53.3	55.1	55.8	57.5	58.9	50.3
21.8	43.4	44.3	45.4	46.4	47.3	48.1	48.9	49.8	51.2	52.9	54.6	55.4	57.2	58.6	59.9
22.0	43.0	43.9	45.0	46.0	47.0	47.7	48.6	49.4	50.8	52.5	54.2	55.0	56.9	58.2	59.5
22.2	42.6	43.4	44.6	45.6	46.6	47.3	48.1	49.0	50.4	52.1	53.8	54.6	56.5	57.8	59.1
22.4	42.2	43.1	44.2	45.2	46.2	47.0	47.7	48.6	50.0	51.7	53.4	54.2	56.1	57.4	58.7
22.6	42.0	42.7	43.8	44.9	45.8	46.6	47.3	48.2	49.6	51.3	53.0	53.9	55.7	57.1	58.4
22.8	41.7	42.4	43.5	44.4	45.4	46.1	46.9	47.8	49.2	50.9	52.6	53.5	55.3	56.7	58.0

续表

6 MV TMR

深度/cm	等射野大小/cm														
	-3×3-	-4×4-	-5×5-	-6×6-	-7×7-	-8×8-	-9×9-	-10×10-	-12×12-	-15×15-	-18×18-	-20×20-	-25×25-	-30×30-	-35×35-
23.0	41.4	42.1	43.1	44.1	45.0	45.8	46.5	47.4	48.9	50.5	52.2	53.0	54.8	56.3	57.6
23.2	41.0	41.8	42.7	43.7	44.6	45.4	46.2	47.0	48.4	50.2	51.9	52.7	54.5	55.9	57.3
23.4	40.6	41.4	42.3	43.3	44.3	45.1	45.8	46.6	48.0	49.8	51.5	52.3	54.1	55.5	56.9
23.6	40.3	41.0	41.9	43.0	43.9	44.7	45.4	46.2	47.7	49.4	51.1	51.9	53.7	55.1	56.5
23.8	39.9	40.7	41.6	42.6	43.5	44.3	45.0	45.9	47.3	49.0	50.7	51.5	53.4	54.9	56.2
24.0	39.6	40.3	41.2	42.2	43.1	43.9	44.6	45.5	46.9	48.6	50.3	51.2	53.1	54.5	55.8
24.2	39.2	39.9	40.9	41.8	42.7	43.5	44.3	45.1	46.6	48.3	50.0	50.8	52.7	54.1	55.4
24.4	38.9	39.6	40.5	41.5	42.5	43.3	44.0	44.8	46.2	47.9	49.6	50.4	52.3	53.7	55.0
24.6	38.6	39.3	40.3	41.3	42.2	42.9	43.7	44.5	45.9	47.5	49.2	50.1	51.9	53.3	54.6
24.8	38.3	39.0	40.1	40.9	41.8	42.6	43.3	44.1	45.5	47.2	48.9	49.7	51.6	52.9	54.2
25.0	37.9	38.7	39.7	40.6	41.4	42.2	43.0	43.8	45.2	46.9	48.5	49.4	51.2	52.6	53.9
25.2	37.6	38.3	39.3	40.3	41.1	41.9	42.6	43.4	44.8	46.5	48.2	49.1	50.9	52.2	53.5
25.4	37.4	38.0	39.0	39.9	40.8	41.5	42.2	43.0	44.4	46.1	47.8	48.7	50.6	51.9	53.2
25.6	37.1	37.7	38.6	39.5	40.4	41.2	41.9	42.7	44.0	45.7	47.4	48.3	50.1	51.5	52.8
25.8	36.7	37.3	38.3	39.2	40.1	40.8	41.5	42.3	43.7	45.4	47.0	47.9	49.6	51.0	52.4
26.0	36.3	37.0	37.9	38.9	39.8	40.5	41.2	42.0	43.4	45.0	46.7	47.6	49.4	50.8	52.1
26.2	36.1	36.7	37.6	38.5	39.4	40.1	40.8	41.6	43.0	44.7	46.4	47.3	49.1	50.5	51.8
26.4	35.8	36.4	37.3	38.2	39.1	39.8	40.5	41.3	42.6	44.3	46.0	46.9	48.7	50.1	51.5
26.6	35.5	36.1	37.0	37.9	38.8	39.5	40.2	41.0	42.4	44.0	45.6	46.5	48.3	49.7	51.1
26.8	35.2	35.8	36.7	37.6	38.4	39.1	39.8	40.7	42.1	43.7	45.3	46.2	48.0	49.4	50.8
27.0	34.8	35.5	36.3	37.2	38.1	38.8	39.5	40.3	41.7	43.4	45.0	45.8	47.7	49.1	50.5
27.2	34.7	35.2	36.0	36.9	37.7	38.4	39.2	40.0	41.4	43.0	44.7	45.6	47.4	48.8	50.2

6 MV 光子线楔形因子		
FS/cm	深度@10 cm	深度@d_{max}
5	0.255	0.241
6	0.256	0.242
8	0.258	0.245
10	0.260	0.248
15	0.266	0.256
20	0.269	0.262
25	0.272	0.266
30	0.274	0.268

射野面积	10 MV 散射因子		
	总 S	S_c	S_p
4×4	0.925	0.963	0.961
6×6	0.959	0.980	0.979
8×8	0.981	0.990	0.991
10×10	1.000	1.000	1.000
12×12	1.013	1.006	1.007
16×16	1.033	1.013	1.020
20×20	1.048	1.020	1.028
24×24	1.057	1.024	1.032
30×30	1.070	1.030	1.039
40×40	1.078	1.037	1.040

10 MV TMR

等射野大小/cm

深度/cm	-3×3-	-4×4-	-5×5-	-6×6-	-7×7-	-8×8-	-9×9-	-10×10-	-12×12-	-15×15-	-18×18-	-20×20-	-25×25-	-30×30-	-35×35-
0.0	30.6	31.7	33.0	34.5	35.8	37.2	38.4	39.6	42.5	46.8	50.3	52.6	56.7	59.5	60.7
0.2	38.1	39.0	40.1	41.8	43.4	45.0	46.3	47.7	50.5	54.8	58.1	60.3	64.1	66.7	67.6
0.4	54.0	54.4	55.2	56.8	58.4	60.1	61.3	62.5	64.9	68.5	71.2	73.1	76.0	77.8	78.4
0.6	68.8	69.1	69.8	71.0	72.2	73.5	74.5	75.4	77.3	80.0	82.1	83.5	85.7	86.7	86.9
0.8	79.0	79.0	79.6	80.5	81.4	82.3	83.0	83.8	85.3	87.4	88.9	89.9	91.4	92.1	92.1
1.0	86.2	86.1	86.5	87.0	87.7	88.4	89.0	89.6	90.7	92.3	93.4	94.1	95.1	95.5	95.4
1.2	91.1	91.0	91.2	91.7	92.2	92.7	93.1	93.5	94.3	95.4	96.2	96.7	97.3	97.5	97.5
1.4	94.6	94.5	94.5	94.8	95.2	95.6	95.9	96.2	96.7	97.5	97.9	98.3	98.6	98.8	98.8
1.6	97.0	96.8	96.8	97.0	97.2	97.5	97.7	97.9	98.3	98.8	99.0	99.2	99.4	99.5	99.5
1.8	98.5	98.3	98.3	98.4	98.6	98.8	98.9	99.0	99.2	99.5	99.6	99.7	99.9	99.9	99.8
2.0	99.3	99.2	99.2	99.3	99.4	99.5	99.6	99.7	99.8	99.9	99.9	99.9	100.0	100.0	100.0
2.2	99.8	99.7	99.8	99.8	99.8	99.9	99.9	99.9	100.0	100.0	100.0	100.0	100.0	100.0	100.0
d_{max}=2.4	100.0	100.0	100.0	100.0	100.0	100.0	100.0	100.0	100.0	99.9	99.9	99.9	99.9	99.8	99.8
2.6	100.0	100.0	99.9	99.9	99.8	99.8	99.9	99.9	99.9	99.8	99.7	99.6	99.7	99.6	99.6
2.8	99.7	99.7	99.7	99.7	99.6	99.6	99.6	99.7	99.7	99.6	99.5	99.5	99.5	99.4	99.5
3.0	99.4	99.4	99.6	99.5	99.5	99.4	99.4	99.4	99.4	99.3	99.2	99.1	99.2	99.2	99.2
3.2	99.1	99.1	99.2	99.2	99.1	99.1	99.1	99.1	99.1	99.0	98.9	98.9	98.9	98.9	98.9
3.4	98.5	98.6	98.7	98.7	98.7	98.7	98.7	98.7	98.7	98.6	98.6	98.5	98.6	98.6	98.7
3.6	97.9	98.0	98.2	98.2	98.2	98.2	98.2	98.3	98.3	98.2	98.2	98.2	98.2	98.3	98.4
3.8	97.3	97.5	97.7	97.7	97.7	97.7	97.8	97.8	97.9	97.8	97.8	97.8	97.9	98.0	98.0
4.0	96.8	97.1	97.2	97.3	97.3	97.3	97.4	97.5	97.5	97.5	97.4	97.4	97.5	97.6	97.7
4.2	96.3	96.5	96.7	96.7	96.8	96.8	96.9	97.1	97.1	97.1	97.1	97.1	97.2	97.3	97.3
4.4	95.6	95.9	96.2	96.2	96.3	96.4	96.5	96.6	96.7	96.7	96.8	96.8	96.9	97.0	97.0
4.6	94.9	95.3	95.6	95.7	95.8	95.9	96.0	96.1	96.2	96.3	96.3	96.3	96.5	96.6	96.7
4.8	94.3	94.7	94.9	95.1	95.3	95.4	95.5	95.6	95.7	95.8	95.9	95.9	96.2	96.3	96.4
5.0	93.7	94.1	94.4	94.6	94.8	94.9	95.0	95.2	95.3	95.4	95.5	95.6	95.8	95.9	96.1
5.2	93.0	93.4	93.9	94.2	94.3	94.4	94.5	94.7	94.8	94.9	95.1	95.2	95.4	95.5	95.7

续表

10 MV TMR

等射野大小/cm

深度/cm	3×3	4×4	5×5	6×6	7×7	8×8	9×9	10×10	12×12	15×15	18×18	20×20	25×25	30×30	35×35
5.4	92.4	92.9	93.3	93.5	93.7	93.9	94.1	94.3	94.5	94.5	94.7	94.7	95.0	95.2	95.3
5.6	91.7	92.3	92.8	93.0	93.3	93.5	93.7	93.9	94.0	94.0	94.2	94.3	94.6	94.8	94.9
5.8	91.1	91.7	92.2	92.5	92.7	92.9	93.1	93.3	93.5	93.7	93.8	93.9	94.3	94.5	94.6
6.0	90.6	91.1	91.5	91.8	92.1	92.4	92.6	92.9	93.1	93.2	93.4	93.5	93.9	94.2	94.3
6.2	89.8	90.5	91.1	91.4	91.6	91.8	92.1	92.4	92.6	92.8	93.0	93.1	93.5	93.7	93.9
6.4	89.2	89.9	90.5	90.8	91.1	91.3	91.6	91.8	92.1	92.4	92.7	92.8	93.1	93.3	93.6
6.6	88.5	89.2	89.7	90.1	90.5	90.8	91.1	91.4	91.6	91.9	92.2	92.3	92.7	93.0	93.2
6.8	88.0	88.7	89.2	89.5	89.9	90.2	90.6	90.9	91.2	91.5	91.7	91.9	92.3	92.6	92.8
7.0	87.3	88.0	88.6	89.1	89.5	89.8	90.1	90.4	90.7	91.0	91.3	91.5	91.9	92.2	92.4
7.2	86.7	87.5	88.1	88.6	89.0	89.3	89.6	89.9	90.2	90.6	90.9	91.1	91.5	91.5	92.0
7.4	86.2	86.9	87.5	88.0	88.4	88.7	89.1	89.4	89.8	90.2	90.5	90.7	91.1	91.5	91.7
7.6	85.5	86.3	87.0	87.5	87.9	88.2	88.6	89.0	89.4	89.8	90.1	90.2	90.8	91.2	91.4
7.8	84.9	85.8	86.5	87.0	87.4	87.7	88.1	88.5	88.9	89.3	89.7	89.9	90.4	90.8	91.1
8.0	84.4	85.2	85.9	86.4	86.9	87.2	87.6	88.0	88.4	88.9	89.3	89.5	90.0	90.5	90.7
8.2	83.7	84.6	85.3	85.8	86.3	86.7	87.2	87.6	88.0	88.5	88.9	89.1	89.7	90.1	90.3
8.4	83.1	84.1	84.9	85.4	85.9	86.3	86.8	87.1	87.6	88.0	88.5	88.7	89.3	89.7	90.0
8.6	82.7	83.5	84.3	84.9	85.4	85.8	86.2	86.6	87.1	87.7	88.1	88.4	88.9	89.4	89.6
8.8	82.1	82.9	83.7	84.3	84.8	85.2	85.6	86.1	86.6	87.2	87.7	87.9	88.5	89.0	89.3
9.0	81.5	82.4	83.1	83.7	84.2	84.7	85.2	85.6	86.2	86.8	87.3	87.5	88.2	88.7	89.0
9.2	80.9	81.8	82.6	83.2	83.7	84.1	84.7	85.1	85.7	86.3	86.9	87.1	87.8	88.3	88.5
9.4	80.3	81.2	82.0	82.6	83.2	83.6	84.1	84.6	85.1	85.8	86.4	86.7	87.4	87.8	88.1
9.6	79.7	80.6	81.4	82.1	82.7	83.1	83.7	84.1	84.7	85.4	86.0	86.3	87.0	87.5	87.8
9.8	79.1	80.1	80.8	81.5	82.1	82.6	83.2	83.7	84.3	84.9	85.5	85.9	86.6	87.1	87.5
10.0	78.6	79.6	80.4	81.0	81.6	82.1	82.6	83.2	83.8	84.4	85.0	85.3	86.1	86.7	87.0
10.2	78.0	79.0	79.9	80.5	81.1	81.6	82.2	82.7	83.3	83.9	84.6	84.9	85.7	86.3	86.6
10.4	77.4	78.5	79.3	80.0	80.6	81.1	81.7	82.2	82.7	83.5	84.1	84.5	85.3	86.0	86.3

续表

10 MV TMR

等射野大小/cm

深度/cm	-3×3-	-4×4-	-5×5-	-6×6-	-7×7-	-8×8-	-9×9-	-10×10-	-12×12-	-15×15-	-18×18-	-20×20-	-25×25-	-30×30-	-35×35-
10.6	77.0	77.9	78.7	79.5	80.1	80.6	81.2	81.7	82.3	83.0	83.7	84.0	84.9	85.5	85.9
10.8	76.4	77.3	78.2	78.9	79.6	80.1	80.7	81.2	81.9	82.6	83.3	83.6	84.4	85.0	85.5
11.0	75.8	76.7	77.6	78.3	79.0	79.5	80.1	80.6	81.3	82.1	82.8	83.2	84.1	84.7	85.1
11.2	75.2	76.1	77.0	77.7	78.4	78.9	79.6	80.1	80.9	81.7	82.4	82.7	83.6	84.3	84.7
11.4	74.6	75.6	76.5	77.2	77.9	78.4	79.1	79.7	80.4	81.2	82.0	82.3	83.2	84.0	84.4
11.6	74.2	75.2	76.0	76.8	77.4	78.0	78.6	79.2	79.9	80.8	81.6	82.0	82.9	83.6	84.0
11.8	73.6	74.6	75.5	76.3	77.0	77.5	78.2	78.7	79.5	80.3	81.2	81.5	82.5	83.2	83.6
12.0	73.1	74.1	75.0	75.7	76.5	77.0	77.7	78.3	79.1	79.9	80.8	81.1	82.1	82.8	83.2
12.2	72.7	73.7	74.5	75.3	76.0	76.5	77.2	77.8	78.6	79.6	80.4	80.8	81.7	82.4	82.8
12.4	72.2	73.1	74.1	74.9	75.7	76.1	76.8	77.4	78.2	79.1	80.0	80.4	81.4	82.1	82.5
12.6	71.6	72.6	73.5	74.3	75.0	75.6	76.3	76.8	77.6	78.5	79.4	79.8	80.9	81.7	82.2
12.8	71.0	71.9	72.9	73.8	74.5	75.1	75.8	76.4	77.2	78.1	79.0	79.4	80.5	81.4	81.9
13.0	70.5	71.5	72.5	73.3	74.0	74.5	75.2	75.9	76.7	77.7	78.6	79.0	80.1	81.0	81.5
13.2	70.0	71.0	72.0	72.8	73.6	74.1	74.8	75.5	76.4	77.3	78.3	78.7	79.8	80.6	81.1
13.4	69.6	70.6	71.5	72.3	73.1	73.6	74.4	75.0	75.9	76.9	77.9	78.3	79.4	80.2	80.7
13.6	69.2	70.1	70.9	71.8	72.6	73.2	73.9	74.6	75.5	76.5	77.4	77.9	79.0	79.8	80.3
13.8	68.6	69.5	70.5	71.3	72.0	72.7	73.4	74.1	75.0	76.1	77.0	77.5	78.6	79.4	80.0
14.0	68.1	69.1	70.1	70.9	71.6	72.1	72.9	73.6	74.5	75.5	76.5	77.0	78.2	79.1	79.6
14.2	67.5	68.6	69.5	70.3	71.1	71.6	72.4	73.0	74.0	75.0	76.1	76.5	77.8	78.7	79.3
14.4	67.0	68.0	69.0	69.9	70.6	71.2	71.9	72.6	73.6	74.6	75.7	76.1	77.4	78.3	78.8
14.6	66.6	67.6	68.5	69.4	70.2	70.7	71.5	72.2	73.2	74.2	75.3	75.8	77.0	77.8	78.4
14.8	66.2	67.1	68.0	68.8	69.7	70.3	71.1	71.7	72.7	73.8	74.9	75.4	76.6	77.5	78.0
15.0	65.6	66.5	67.4	68.3	69.1	69.8	70.6	71.3	72.3	73.4	74.4	75.0	76.2	77.1	77.7
15.2	65.2	66.1	67.0	67.9	68.7	69.3	70.1	70.8	71.8	72.9	74.0	74.5	75.8	76.7	77.3
15.4	64.8	65.7	66.6	67.4	68.2	68.8	69.6	70.3	71.4	72.5	73.6	74.1	75.4	76.3	76.9
15.6	64.2	65.1	66.0	66.9	67.8	68.4	69.2	69.9	71.0	72.0	73.1	73.6	74.9	75.9	76.5

10 MV TMR

等射野大小/cm

深度/cm	-3×3-	-4×4-	-5×5-	-6×6-	-7×7-	-8×8-	-9×9-	-10×10-	-12×12-	-15×15-	-18×18-	-20×20-	-25×25-	-30×30-	-35×35-
15.8	63.7	64.6	65.6	66.4	67.3	67.9	68.7	69.4	70.5	71.6	72.7	73.2	74.5	75.5	76.1
16.0	63.3	64.2	65.2	66.0	66.9	67.5	68.2	68.9	70.0	71.1	72.2	72.8	74.1	75.1	75.8
16.2	62.8	63.8	64.7	65.5	66.4	67.0	67.8	68.5	69.5	70.7	71.9	72.4	73.8	74.7	75.4
16.4	62.2	63.2	64.2	65.1	66.0	66.6	67.4	68.1	69.1	70.3	71.5	72.1	73.4	74.4	75.0
16.6	61.8	62.8	63.8	64.6	65.4	66.1	66.9	67.7	68.7	69.9	71.1	71.6	72.9	74.0	74.7
16.8	61.4	62.4	63.3	64.2	65.0	65.7	66.5	67.2	68.3	69.5	70.6	71.2	72.6	73.6	74.3
17.0	61.0	61.9	62.9	63.7	64.6	65.2	66.0	66.8	67.9	69.1	70.2	70.8	72.2	73.3	74.0
17.2	60.5	61.5	62.5	63.4	64.3	64.9	65.6	66.3	67.4	68.7	69.9	70.5	71.8	72.8	73.6
17.4	60.1	61.0	62.0	62.9	63.7	64.4	65.1	65.9	66.9	68.2	69.5	70.1	71.5	72.5	73.2
17.6	59.7	60.6	61.5	62.5	63.3	63.9	64.6	65.4	66.6	67.8	69.1	69.7	71.1	72.2	72.9
17.8	59.3	60.2	61.1	62.0	62.9	63.4	64.1	64.9	66.1	67.5	68.8	69.3	70.7	71.8	72.5
18.0	58.9	59.7	60.7	61.6	62.5	63.1	63.8	64.6	65.7	67.0	68.3	68.9	70.3	71.3	72.0
18.2	58.4	59.3	60.3	61.2	62.1	62.7	63.5	64.3	65.4	66.6	67.9	68.5	70.0	71.0	71.7
18.4	58.1	59.0	60.0	60.9	61.7	62.3	63.1	63.9	65.0	66.3	67.6	68.1	69.7	70.7	71.4
18.6	57.7	58.6	59.5	60.4	61.2	61.9	62.6	63.4	64.6	65.9	67.2	67.8	69.3	70.3	71.1
18.8	57.3	58.2	59.1	60.0	60.8	61.5	62.2	63.0	64.1	65.5	66.8	67.4	69.0	70.1	70.8
19.0	57.0	57.9	58.8	59.6	60.4	61.1	61.9	62.6	63.8	65.0	66.3	66.9	68.5	69.7	70.4
19.2	56.6	57.4	58.3	59.1	60.0	60.7	61.4	62.2	63.4	64.7	66.0	66.6	68.1	69.3	70.0
19.4	56.1	56.9	57.8	58.8	59.6	60.2	60.9	61.7	62.9	64.3	65.6	66.2	67.8	68.9	69.6
19.6	55.8	56.6	57.4	58.3	59.2	59.8	60.5	61.3	62.5	63.8	65.2	65.8	67.4	68.6	69.4
19.8	55.2	56.0	56.9	57.9	58.8	59.4	60.2	60.9	62.2	63.5	64.8	65.4	67.1	68.2	69.0
20.0	54.8	55.7	56.5	57.5	58.4	59.0	59.7	60.5	61.8	63.1	64.4	65.1	66.7	67.8	68.6
20.2	54.5	55.4	56.2	57.1	58.0	58.6	59.3	60.1	61.4	62.7	64.1	64.7	66.2	67.4	68.2
20.4	54.1	54.9	55.8	56.7	57.5	58.2	58.9	59.8	61.0	62.3	63.7	64.3	65.9	67.1	67.8
20.6	53.7	54.5	55.3	56.3	57.1	57.8	58.5	59.4	60.6	61.9	63.3	63.9	65.5	66.7	67.4
20.8	53.4	54.0	55.0	55.9	56.7	57.4	58.1	59.0	60.2	61.5	62.9	63.5	65.2	66.4	67.1

续表

10 MV TMR

深度/cm	等射野大小/cm														
	-3×3-	-4×4-	-5×5-	-6×6-	-7×7-	-8×8-	-9×9-	-10×10-	-12×12-	-15×15-	-18×18-	-20×20-	-25×25-	-30×30-	-35×35-
21.0	53.0	53.7	54.6	55.5	56.2	56.9	57.7	58.6	59.8	61.1	62.5	63.1	64.8	66.0	66.8
21.2	52.6	53.4	54.3	55.1	55.9	56.5	57.3	58.2	59.4	60.7	62.1	62.7	64.4	65.6	66.4
21.4	52.2	52.9	53.8	54.7	55.5	56.2	56.9	57.8	59.0	60.3	61.7	62.3	64.0	65.2	66.1
21.6	51.8	52.6	53.4	54.3	55.2	55.9	56.5	57.3	58.6	60.0	61.4	62.0	63.6	64.9	65.7
21.8	51.5	52.2	53.1	54.0	54.8	55.4	56.2	57.0	58.2	59.6	61.0	61.6	63.3	61.5	65.4
22.0	51.1	51.9	52.8	53.5	54.4	55.0	55.7	56.6	57.9	59.2	60.6	61.3	63.0	64.2	65.0
22.2	50.8	51.5	52.4	53.2	54.0	54.7	55.4	56.2	57.5	58.9	60.3	61.0	62.7	63.9	64.6
22.4	50.4	51.2	52.0	52.9	53.7	54.3	55.0	55.8	57.2	58.6	60.0	60.6	62.4	63.5	64.3
22.6	50.1	50.8	51.6	52.5	53.3	54.0	54.7	55.5	56.8	58.2	59.6	60.3	62.0	63.1	64.0
22.8	49.7	50.4	51.2	52.1	52.9	53.6	54.4	55.2	56.4	57.8	59.2	59.9	61.6	62.8	63.6
23.0	49.4	50.1	50.9	51.8	52.6	53.3	54.0	54.8	56.0	57.4	58.8	59.5	61.2	62.5	63.3
23.2	49.0	49.7	50.6	51.4	52.2	53.0	53.7	54.5	55.6	57.0	58.4	59.2	60.9	62.1	63.0
23.4	48.7	49.4	50.2	51.0	51.8	52.5	53.2	54.1	55.3	56.7	58.1	58.8	60.6	61.8	62.6
23.6	48.3	49.0	49.9	50.6	51.4	52.1	52.8	53.7	54.9	56.3	57.8	58.5	60.2	61.4	62.3
23.8	48.0	48.7	49.5	50.3	51.1	51.8	52.5	53.4	54.6	56.0	57.3	58.0	59.8	61.0	61.9
24.0	47.6	48.3	49.1	49.9	50.8	51.5	52.2	53.1	54.3	55.6	57.0	57.7	59.5	60.7	61.7
24.2	47.2	47.9	48.7	49.6	50.4	51.1	51.8	52.6	53.9	55.3	56.7	57.4	59.1	60.4	61.3

第12章
光子束治疗计划：第一部分

前几章介绍了几种点剂量的计算方法，但除了利用计算机程序计算点剂量作为二次核查，在现代临床实践中已不经常使用。通常，大多数的放疗计划都是在计划系统中进行剂量计算和计划设计的。大多数情况下，基于治疗前"模拟"定位采集的 CT 图像，计划系统进行三维剂量计算。本章将探讨治疗计划和相关的剂量计算方法，以及用于实现高质量计划的常用技术。

12.1　剂量计算算法和组织不均匀性

12.1.1　剂量计算：比释总能及剂量核

治疗计划剂量计算的目标是确定患者体内每个点所接受的剂量。患者可以表示为一个三维"体素"（一个 3D 像素）网格。在大多数系统中，网格中的小盒子通常是边长为 2～4 mm 的方格。剂量计算的目标是计算这个"剂量网格"中每个体素的剂量，如图 12.1.1 所示。剂量计算的第一步是计算每个体素的比释总能（TERMA）。为便于理解，我们从源（红色）到每个体素的中心上画一条线（绿色），并得到该体素的放射路径长度。在体素的放射路径上，不仅需要考虑实际的物理路径长度，还需考虑组织不同密度的影响。密度信息是从 CT 扫描的图像中获得的。假设图 12.1.1 中的黑色方格是肺，通过这些体素的射线衰减系数较小。根据有效路径长度定义，我们可以计算出射束的衰减或光子通量，并由此计算出路径网格中的比释总能。这是一种比较简单的剂量计算方法，常用于笔形束算法。

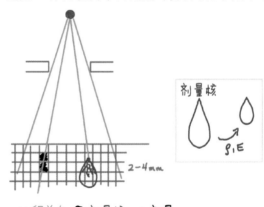

图 12.1.1　治疗计划系统中的剂量计算方法

剂量计算中接下来要考虑的是，由于光子散射及产生的次级高能电子在组织中的射程较长，射线与物质相互作用沉积的能量不只局限在一个体素中，而会扩散到一个更大的区域内。这种效应可以用"剂量核"（图 12.1.1 中的蓝色部分）来解释。剂量核描述了一个特定体素中的比释总能对相邻体素的贡献。数学上剂量核可以通过卷积运算（用符号 $\otimes$ 表示）计算，即在网格上移动积分。剂量核的尺寸和形状取决于射束的能量，并采用蒙特卡罗方法进行数值模拟计算。剂量核的大小也会因患者组织密度而变化。在低密度区域，因为次级电子射程较长，剂量核较大。这种剂量计算算法被称为卷积叠加算法，多年来一直是治疗计划系统的主要剂量计算方法之一。

12.1.2 治疗计划系统射束模型

在治疗计划系统（TPS）中，利用剂量计算算法，可以建立射束剂量计算模型。如图 12.1.2 和图 12.1.3 中的示例，图中显示了在水箱中采集的测量数据（红色）与 TPS 中使用卷积叠加算法计算的数据（蓝色）的比较。图 12.1.2 显示了一个 20 cm×20 cm 射野的百分深度剂量（PDD）曲线。这条曲线的形状受多种因素的影响，如射束能谱。能谱越硬，曲线下降幅度越缓。系统中的其他参数，如直线加速器机头的电子通量，会影响表面剂量。如果忽略电子通量（图 12.1.2(b)），计算出的浅表区域的剂量要低得多。另一个可调参数是光子源的尺寸。源建模时并不是按照一个点源来考虑，而是一个宽度可变的高斯函数模型。图 12.1.3(a)和(b)显示了该参数对射束曲线轮廓的影响。较大的源尺寸（3 mm，图 12.1.3(b)）有一个较大的半影区（半影的影响见 9.1.6 节）。有关此建模过程，请观看相应的视频。

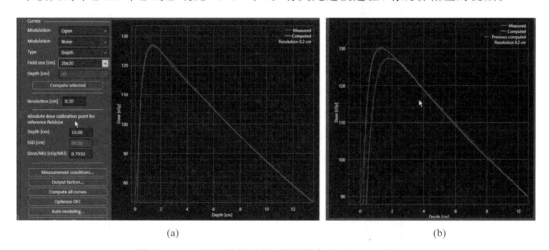

(a)   (b)

图 12.1.2　PDD 数据示例（数据取自 RayStation V6.1）

(a) 测量值（红色）和计算值（蓝色）；(b) 相同的模型，但没有考虑来自加速器机头的电子通量

射束建模涉及到数以百计的参数，并因制造商而异。一些 TPS 要求用户自己调整这些参数，以拟合测量数据（如 RaySearch 公司的 RayStation）。一些 TPS，在交付时已经进行了数据建模，且只允许用户对极少数参数进行修改（如瓦里安（Varian）公司的 Eclipse）。

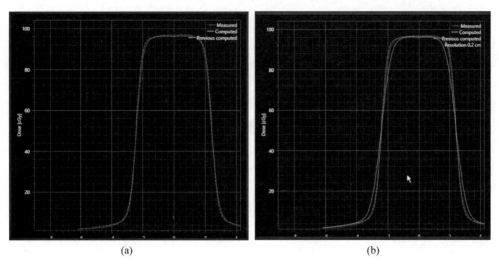

图 12.1.3　离轴剂量分布数据示例，测量值（红色）和计算值（蓝色）（数据取自 RayStation，V6.1）

(a) 1 mm 宽的源；(b) 3 mm 宽的源

12.1.3　治疗计划系统剂量计算算法

按准确性依次提高的顺序，图 12.1.4 列出了一些剂量计算算法。最简单的是点剂量计算，详述见第 11 章。简单的笔形束卷积剂量计算方法类似于 12.1.1 节中介绍的方法，但是该方法没有考虑剂量核（在瓦里安公司早期版本的 TPS 中使用）。接下来是剂量核卷积算法，但其中的剂量核是不变的，即不随患者组织密度而变化。由于在卷积计算中使用快速傅里叶变换（FFT），这种算法速度相对较快，特别是当计算力有限时（如医科达公司的 CMS XiO TPS），也能得到较准确的计算剂量。更为准确的剂量计算算法是源模型卷积算法，这是因为放射源并不是一个点，而是有一定的尺寸。12.1.1 节所述的算法模型（如飞利浦公司 Pinnacle、Accuracy 公司的 TomoTherapy 以及 RaySearch 公司的 RayStation）使用的就是简串卷积（collapsed-cone convolutional，CCC）算法或卷积叠加算法。瓦里安公司的 Acuros XB 算法，是通过求解玻尔兹曼输运方程计算剂量，即描述粒子通过物质扩散的过程，求解带电粒子在物质中的扩散过程方程。该算法由劳伦斯利弗莫尔国家实验室开发，并从 2013 年前后开始在瓦里安公司的 TPS 中使用。

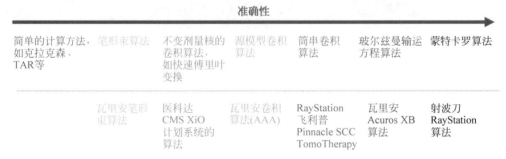

					准确性	
简单的计算方法，如克拉克森、TAR等	笔形束算法	不变剂量核的卷积算法，如快速傅里叶变换	源模型卷积算法	简串卷积算法	玻尔兹曼输运方程算法	蒙特卡罗算法
	瓦里安笔形束算法	医科达 CMS XiO 计划系统的算法	瓦里安卷积算法(AAA)	RayStation 飞利普 Pinnacle SCC TomoTherapy	瓦里安 Acuros XB 算法	射波刀 RayStation 算法

图 12.1.4　剂量计算算法（按准确性依次提高的顺序）

蒙特卡罗算法是最为准确的剂量计算算法。蒙特卡罗算法模拟粒子（主要是光子和电子）在物质中的输运过程，逐个对粒子进行模拟。当粒子穿过物质时，通过基本的物理相互作用来模拟与物质的相互作用过程。为了确定发生了哪些相互作用,算法从给定每个相互作用的物理截面的概率分布中随机抽取。模拟了数亿或数十亿次粒子与物质的相互作用,最终得到剂量分布。目前蒙特卡罗算法面临的主要挑战是计算速度。然而,随着计算力的提升,蒙特卡罗算法越来越多应用于 TPS 中。蒙特卡罗算法被认为是剂量计算的"金标准",经常用作其他算法的基准,这是一个重要概念。有关蒙特卡罗算法的更多信息,请参见 Metcalfe、Kron 和 Hoban(2007)以及 AAPM TG-105 Monte Carlo 章节(Chetty et al.,2007)。

12.1.4　组织不均匀性：肺

患者体内组织并不是均匀的(如所有组织密度一致),而是密度差异很大。如图 12.1.5 所显示的患者 CT 图像,以灰度显示的密度,明亮区域即为高密度区(如致密骨,$\rho=1.85$ g/cm^3),黑暗区域为低密度区(如中心的肺,0.3 g/cm^3)。关于 CT 扫描的更多信息,请参见 19.2 节。在剂量计算中需要考虑组织不均匀性对剂量的影响。图 12.1.5 说明了其影响。左图显示了不均匀组织中剂量计算结果,而右图的剂量计算是将组织等效为水,二者的剂量计算结果有明显不同。值得注意的是,在非均匀组织剂量计算中,射束在肺组织中的衰减要小得多(如蓝色即 60％等剂量线延伸到患者体内更多的区域),而且剂量分布的形状也有所不同。由于电子的射程较长,在组织不均匀性的情况下,半影更宽。在高能射线中,电子的射程更长,这种效应更明显。这是一个重要概念。

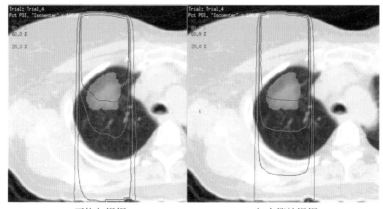

不均匀组织　　　　　　　　　　　　与水等效组织

图 12.1.5　密度不均匀性对放疗计划剂量的影响

为了更详细地理解这种影响,图 12.1.6 显示了 10 cm×10 cm 射野的百分深度剂量曲线,测量数据(黑色点)与不同剂量计算算法结果的比较,在没有进行组织不均匀性修正(绿色)的情况下,由于假设肺区域的密度更高,射线随深度衰减更多,因此剂量随深度增加跌落得更快,蒙特卡罗算法计算的剂量与测量剂量最接近,使用源模型的卷积算法(analytical anisotropic algorithm,AAA)的剂量计算也是准确的。其他算法更类似于 TMR 的剂量计算算法,只是应用了经验修正。

射野尺寸也会影响剂量计算的准确度。如图 12.1.7 所示为小野(2 cm×2 cm)的百分深度剂量曲线。与不做组织非均匀性修正的计算结果相比,在肺组织中测量的剂量明显偏低。造成这种差异的原因，是从这个小射野中散射出去的电子和散射进来的电子之间没有达到平衡，即没有建立电子平衡。同样，蒙特卡罗算法的计算值与测量值最为接近。另外，在极端小野的情况下，AAA算法不能准确地预测某些区域的剂量。图12.1.7说明了小野对剂量的影响，以及再建成（re-build up）对剂量的影响。当射束穿过肺组织重新进入软组织时，会再次出现一个剂量建成区域。"再建成"区域在从低密度回到高密度区域时经常出现，这是一个重要的概念。

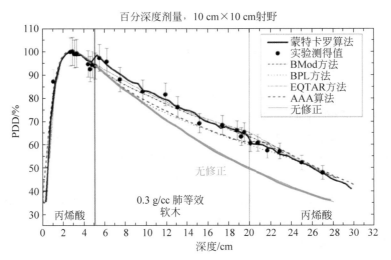

图 12.1.6　组织不均匀性对百分深度剂量曲线的影响

引自 de Rosa et al.，J Appl Clin Med Phys，11(1)，2010

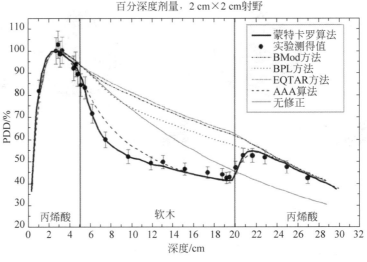

图 12.1.7　小野(2 cm×2 cm)对组织不均匀性的影响

引自 de Rosa et al.，J Appl Clin Med Phys，11(1)，2010

12.1.5　组织不均匀性：骨

骨组织对剂量计算的影响更为复杂。由于骨密度高于软组织(如致密骨，$\rho = 1.85\ \mathrm{g/cm^3}$)，与没有骨组织的情况相比,穿过骨组织的射束衰减会增加。在骨远端软组织的小区域,由于反向散射电子的影响,剂量增加。在骨组织内部,剂量大小取决于射束能量。在大约 6 MV 的兆伏级能量下,骨组织本身的剂量与沉积到软组织中的剂量非常相似。然而,在更高的能量下,电子对效应会更加明显,因为骨组织的有效原子数更高,所以剂量增加更明显。

12.2　兆伏级光子束的治疗计划

12.2.1　采用多射野的治疗计划

　　前面的章节已经讨论了单一射野光子照射患者的情况,这有助于理解基本物理学知识。然而在临床实践中,放疗计划很少由单一射野组成,大多数计划包含多个不同角度的射野。图 12.2.1 示例了两个平行对穿射野的情况,沿射野中心轴的剂量分布如图 12.2.1(a)所示。图 12.2.1(b)为两个相反方向(左边和右边)的射束的 PDD 曲线。

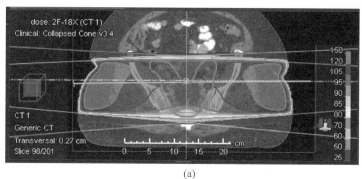

(a)

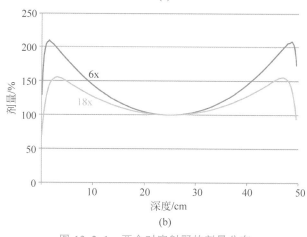

(b)

图 12.2.1　两个对穿射野的剂量分布

(a)等剂量分布;(b)沿中心轴水平的剂量曲线

射束能量分别为 6 MV(蓝色)和 18 MV(绿色)

　　图 12.2.1 显示的一个重要特征是浅表区域的剂量热点(即所谓的"组织横向效应",tissue lateral effect)。在这种情况下,使用两个 6 MV 射束,在中心累积 100 cGy 的剂量,那么皮下 1.5 cm 处的剂量达到了 210 cGy。可以通过多种方式减少这些剂量热点。一种方

法是提高射束的能量。图 12.2.1(b)(绿色)显示了使用 18 MV 射束的情况。与 6 MV 的射束相比,减少了热点剂量。这是因为,18 MV 射束比 6 MV 射束的 PDD 下降速度要慢。影响 PDD 的其他因素也有类似的效果(见 10.1.3 节)。例如,对于较大的射野,PDD 随着深度增加下降得较慢。因此,射野尺寸越大,剂量热点就越小。

剂量热点的大小也与患者体厚有关。图 12.2.2 示例了三个不同尺寸,即 10 cm、20 cm 和 50 cm 情况下,6 MV 对穿射野,沿中心轴的剂量分布。当患者尺寸较大时,浅表区域的剂量热点较高。这意味着,像盆腔或腹部肿瘤计划比颈部肿瘤计划剂量热点更大。同样地,使用侧向射野进行治疗(相比于前后射野)也会产生更大的剂量热点。在患者尺寸较小的情况下(如脑部或头颈部区域),可以使用较低能量的射束。

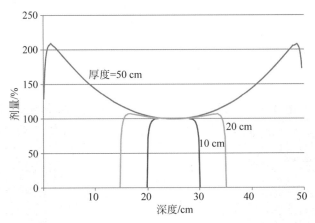

图 12.2.2　不同体厚患者的剂量热点

上述影响的大小在很大程度上取决于所使用的射野数量。为了更好理解,上述示例使用了最简单的两野对穿计划。显然,增加射野数量会减少剂量热点。如图 12.2.3 所示,两个射野(a)和四个射野(b)情况下的平面剂量分布,穿过等中心的剂量分布曲线显示(c),四野计划(虚线)浅表区域的剂量比两野计划(实线)要小得多。使用射野越多,浅表区域热点剂量就越低。典型的例子是一些 SRS 或 SBRT 计划,可能使用上百个射束(见第 22 章)。

12.2.2　楔形板治疗计划

如图 12.2.4 所示的治疗计划,目标是在球形靶区中实现均匀的剂量分布。使用两对穿野会在患者靶区对侧的浅表区域产生高剂量区(图 12.2.4(a))。一种处理方法,如图 12.2.4(b)所示,在靶侧使用两个正交射野(前野和侧野),可使浅表剂量显著降低。然而,靶区的剂量并不均匀,在两野相交处的浅表区域有剂量热点区,而在相交对侧区域有剂量冷点区。在这个例子中,使用楔形板能得到更好的剂量分布。

楔形板是一种射线过滤器,能够实现不同的射束衰减。楔形板是一种能够插入射野中的金属装置,一端薄,一端厚(图 12.2.5)。与射束通过"脚尖"(较薄的区域)相比,通过"脚跟"(较厚的区域),射束衰减更多。图 12.2.6 显示了楔形板对剂量分布的影响。图 12.2.6(a)所示为一个开放野的剂量分布,图 12.2.6(b)显示了相同射野内使用了楔形板的剂量分布。需要注意的是,为了在射野中心点达到相同的剂量,使用 45°楔形板的射束 MU 比未放置楔形板的射束 MU 增加了近 4 倍。这是因为楔形板使射束剂量衰减到原来的 1/4。

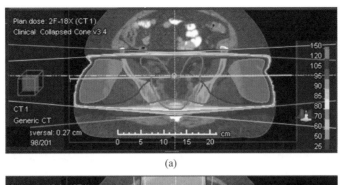

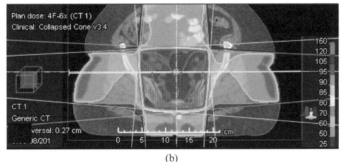

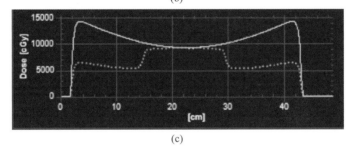

图 12.2.3　治疗计划

(a) 两野治疗计划；(b) 四野治疗计划；(c) 穿过等中心的剂量分布曲线
四野计划(虚线)与两野计划(实线)

可以使用不同角度的楔形板实现不同程度的剂量衰减。楔形角不是由金属物质楔形板本身的物理角度来定义的，而是由等剂量线与水平线的夹角角度来定义的(图 12.2.6(c))。图 12.2.6(b)显示了 45°楔形板的剂量分布，图 12.2.6(c)显示了 60°楔形板的剂量分布。

加速器厂家已经开发了多种方法来实现楔形板的功能。其中一种方法是使用物理楔形板，手动安装在直线加速器机头的托架上(瓦里安公司，图 12.2.7)，物理楔形板的角度分别为 15°、30°、45°和 60°。医科达公司直线加速器的机头使用了一个电动楔形板。这个楔形板只有一个角度(60°)，但通过开放野和楔形野的组合，可以实现 0°～60°的楔形角的调节。另一种创建楔形射野的方法，是通过铅门的动态运动实现楔形射野的剂量分布，即"动态楔形野"，而不使用物理楔形板。铅门停留时间较长的区域接受较低的剂量，类似于楔形板较厚的一端对剂量的影响。

如图 12.2.4(c)图示了楔形板的具体使用方法。注意到楔形板的放置方向是较厚的一端离得近。多野计划设计中楔形板设置的一般规律，即"脚跟靠近，脚尖分开"。在这个例子中所使用的 50°楔形板，是通过开放野和 60°楔形野的组合来实现的。通常楔形角的大小取

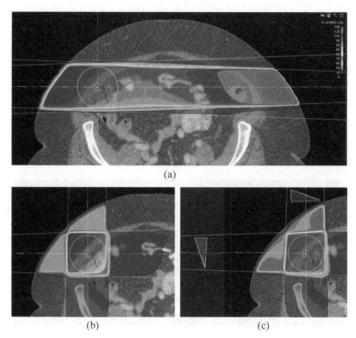

图 12.2.4　使用楔形板的计划

（a）两野对穿；（b）一对正交射野；（c）一对正交射野加楔形板

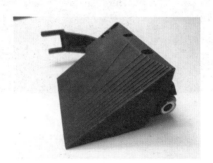

图 12.2.5　医科达公司的楔形板

当插入射野时，与"脚尖"（较薄区域）相比该装置在"脚跟"侧（较厚区域）的射束衰减更多

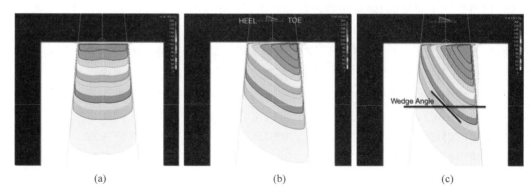

图 12.2.6　不同角度楔形板的剂量分布

（a）开放野；（b）使用 45°楔形板；（c）使用 60°楔形板

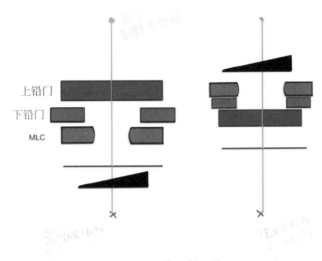

图 12.2.7　楔形板系统

决于射野之间夹角的大小(图 12.2.8)。若两个射野之间的夹角为 Φ(有时称为"铰链角")，则楔形角为 90°−Φ/2。这是非常有用的经验公式。举个例子，如果两个射野之间的角度为 120°，那么楔形角为 30°。

　　楔形板有时也用于其他目的，特别是用于补偿某些更薄部分的解剖结构的剂量衰减。经典的例子是用切线野治疗乳腺癌(沿胸壁方向的斜对穿野)。在这种情况下，射野内侧的组织厚度比乳房组织厚，此时，楔形板较厚的一端朝向体表外侧，对组织较薄一侧的剂量进行衰减，从而在组织中产生更均匀的剂量分布。

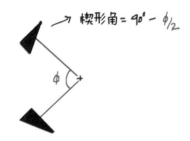

图 12.2.8　给定两射野之间的角度估算楔形角

进阶阅读

Chetty, I.J., et al. 2007. Report of the AAPM Task Group No. 105: Issues associated with clinical implementation of Monte Carlo-based photon and electron external beam treatment planning. *Med Phys* 34(12):4818–4853.

Khan, F.M. and J.P. Gibbons. 2014. *Khan's The Physics of Radiation Therapy*. 5th Edition. Chapter 12. Philadelphia, PA: Wolters Kluwer.

McDermott, P.N. and C.G. Orton. 2010. *The Physics of Radiation Therapy*. Chapter 3. Madison, WI: Medical Physics Publishing.

Metcalfe, P., T. Kron and P. Hoban. 2007. *The Physics of Radiotherapy X-rays and Electrons*. Chapters 9 and 10. Madison, WI: Medical Physics Publishing.

习题

注：＊表示问题较难。

需要时参考 11.3 节的数据表。

1. 对于图 PS12.1 所示的 CT 图像，哪种算法将在大体肿瘤区（gross tumor volume，GTV）周围的肺中产生最大的预测半影？（2 cm 的条形为图片比例尺，虚线表示射束的方向。）（　　）

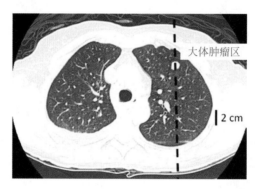

图 PS12.1　肺 CT 横断面

    a. 克拉克森 TAR 算法

    b. 笔形束算法

    c. 筒串卷积算法

    d. 詹弗森飞机算法

2. 哪种能量的射束在肺内 GTV 的周围产生的半影最大？（　　）

    a. 6 MV   b. 10 MV   c. 15 MV   d. 18 MV

3. 对于图 PS12.1 所示的 CT 图像，非均匀算法与均匀算法相比，肿瘤中心的计算剂量（即每监测跳数的剂量）如何变化？假设一个 10 cm×10 cm 的射野，讨论射野的尺寸如何影响该结果？（　　）

    a. 减少   b. 增加

    c. 保持相同   d. 只在使用蒙特卡罗算法时改变

＊4. 对于图 PS12.1 所示的 CT 图像，均匀剂量计算算法与非均匀剂量计算算法相比，肿瘤中心的预测剂量比值是多少？在这两种情况下，假设有一个 5 cm×5 cm、6 MV 的 AP 方向的射束和相同数量的 MU。基于 TMR 算法计算剂量，请参考 11.3 节中的数据表。（　　）

    a. 0.75   b. 0.95   c. 1.05   d. 1.25

＊5. 在问题 4 中剂量差异与射野大小的关系如何？从数学和物理的角度进行讨论。（　　）

    a. 随着射野大小的增加而增加   b. 随着射野大小的增大而减小

    c. 保持相同   d. 取决于深度

6. 将下面的射束与图 PS12.2 中的正确图像相匹配。（　　）

    a. 6 MV 均匀计算   b. 6 MV 非均匀计算

c. 18 MV 均匀计算　　　　　　　　　　d. 18 MV 非均匀计算

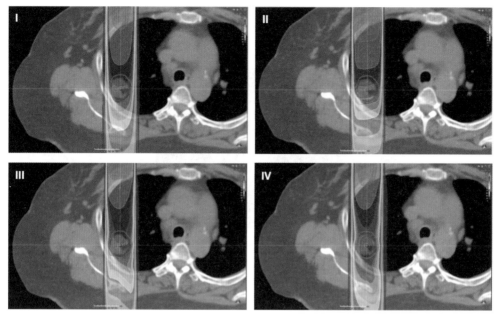

图 PS12.2　使用和不使用组织非均匀性校正的剂量分布

7. 用双切线野治疗乳腺癌（如斜角切线野），乳房中剂量热点从最小到最大的顺序进行排序。（　　）

　　a. 6 MV，射野入射点间距 15 cm　　　　b. 6 MV，射野入射点间距 25 cm

　　c. 15 MV，射野入射点间距 15 cm　　　d. 15 MV，射野入射点间距 25 cm

8. 如果在图 PS12.3 中要照射整个椎体，将射野设置与相应的剂量学效果相匹配。（　　）

　　a. 6 MV AP/PA　　　　　　　　　　i. 椎体剂量最均匀

　　b. 18 MV AP/PA＋6 MV R/L lat　　　ii. 肠道剂量最低

　　c. 18 MV R/L lat　　　　　　　　　iii. 肾脏剂量最低

9. 描述如何使用楔形野治疗如图 PS12.3 所示的椎体，并讨论这种方法的缺点。

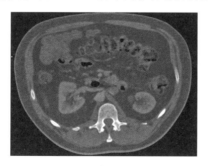

图 PS12.3　腹部 CT 横断面

10. 脊柱治疗计划将使用 18 MV 射束，从 AP/PA 方向照射等中心累积 300 cGy 的剂量，但实际因意外使用了 6 MV 的射线（即使用了 18 MV 计划的 MU）。对等中心处和浅表区的热点的剂量有什么影响？（　　）

　　　a. 更高的等中心剂量,更高的热点　　　b. 更高的等中心剂量,较低的热点
　　　c. 较低的等中心剂量,更高的热点　　　d. 较低的等中心剂量,较低的热点

　　11. 使用黄色和蓝色所示的两个射束,绘制楔形板方向,使图 PS12.4 中所示的白色轮廓 PTV 的剂量均匀。

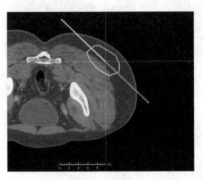

图 PS12.4　切线射野

　　12. 绘制图 PS12.5 中所示需要的楔形板方向,使得蓝色的目标区域的剂量均匀。计算楔形角,假设射野夹角 $\theta = 60°$。

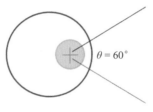

图 PS12.5　斜向射野

　　*13. 与物理楔形板相比,至少列出"动态楔形板"设计的 3 个优点和 3 个缺点。

第13章

光子束治疗计划：第二部分

13.1 体积定义和剂量体积直方图

13.1.1 ICRU 的体积定义

放射肿瘤学术语中一个重要部分是感兴趣体积的术语和定义，即用于治疗计划设计的体积成像（通常为 CT 和（或）MRI）上的感兴趣区（ROI）。这方面标准的参考文献来自国际辐射单位和测量委员会（ICRU）的报告，即 ICRU 报告 No.50（Allisy et al.，1993）、No.62（Allisy et al.，1999）和最新更新的 ICRU Report No.83（Gregoire et al.，2010）。这些报告定义和描述了治疗计划中使用的靶区和重要结构，并为比较和评估治疗疗效提供了依据。

以下为靶区的定义（图 13.1.1）：

（1）大体肿瘤区（GTV），指肿瘤的临床灶，为一般的诊断手段能够诊断出的可见的具有一定形状和大小的病变范围，包括独立的淋巴结和其他转移的病灶。

（2）临床靶区（CTV），指按一定的时间剂量模式给予一定剂量的肿瘤的亚临床病灶以及肿瘤可能侵犯的范围。

（3）内靶区（ITV），患者坐标系中，由于呼吸运动或器官运动引起的 CTV 外边界运动的范围。

（4）计划靶区（PTV），指包括 CTV 本身、照射中患者器官运动和由于日常摆位、治疗中靶位置和靶体积变化等因素引起的扩大照射的组织范围。

（5）治疗区（TV），为达到治疗目的的等剂量线所包含的范围。

（6）照射区（IV），相对于正常组织耐受性，接受"一定剂量"照射的组织区域，通常定义为 50% 等剂量线所包围的区域。

以下为针对正常组织定义的术语（图 13.1.2）：

（1）危及器官（OAR），是需要保护的结构。

（2）计划危及器官体积（PRV），为克服摆位误差而对危及器官的外扩。特别适用于脊髓等串型器官，外扩后保证在患者运动和其他不确定性因素情况下危及器官接受剂量依然在其耐受剂量范围内。

在 ICRU 的报告中讨论了管状器官的特殊情况。以直肠为例，它是一个管状结构（直肠壁），内含内容物（粪便）。ICRU 建议管状结构器官应勾画管腔（壁），而不是内容物。在临床实践中，很多计划设计者使用完整的管壁和内容物来优化和创建计划，然后评估管状（壁）结构的剂量。

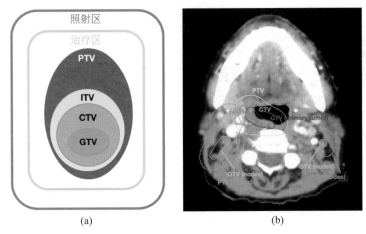

图 13.1.1 靶区与 GTV

(a) ICRU 定义的靶区(Allisy et al. ,1999);(b) 头颈部肿瘤病例,两个 GTV(一个为原发病灶,另一个为阳性淋巴结)

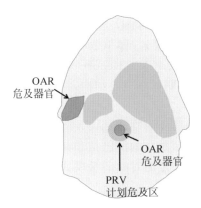

图 13.1.2 ICRU 定义的正常组织相关的区域(Allisy et al. ,1999)

13.1.2 AAPM 第 263 号报告的命名

ROI 命名的标准化有重要意义。命名标准化有助于临床沟通、数据收集、临床试验、自动化、潜在的错误检查和标准的执行。ICRU 报告没有提供详细的关于 ROI 的命名指南。2018 年,AAPM 第 263 号报告(Mayo et al. ,2018),为结构命名和剂量学指标报告提供了推荐标准。例如,左肺的命名推荐为"Lung_L"(或"L_Lung"),右肺为"Lung_R"(或"R_Lung"),"Lungs"则为合并后的双肺,"Lungs-PTV"表示两个 ROI 的代数组合:即双肺减去 PTV。需要注意的是,TG263 允许两种可能的约定来适应各种计算机系统。TG263 报告和可供下载的电子表格可在以下网站上获得:www. aapm. org/pubs/reports/RTP_263_Supplemental/。

最近,美国放射肿瘤学协会(American Association of Radiation Oncology,ASTRO)就放射治疗计划中每个疾病部位应该包括哪些 ROI 结构提供了建议。这些建议均采用了AAPM 第 263 号报告的命名法。

13.1.3　靶区边缘外扩

考虑射束照射靶区时的变化,需要适当的外扩靶区,将 CTV(或 ITV)外扩为 PTV。合理的外扩,需要了解患者摆位误差的不确定性。图 13.1.3 显示了两种类型的摆位误差：①随机误差(用符号 σ 表示)。这是患者体内靶区相对于理想位置(＋号所示)的每日的位置变化。符号 σ 是高斯概率分布的标准差。②系统误差(用符号 Σ 表示)。这是与理想位置相比,所有治疗分次平均位置的总体偏移量,如图中"＋"号所示。需要注意的是,系统误差在同一方向上影响每一次治疗,因此比随机误差的影响更大。

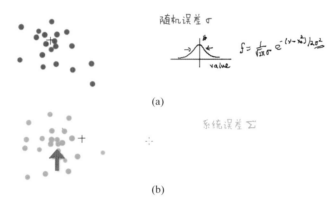

图 13.1.3　两种类型的摆位误差,＋符号所示为参考的理想位置
(a) 随机误差(σ),如相对于参考位置的每天的偏移；(b) 系统误差(Σ),为总体的偏移量

如果 σ 和 Σ 的值已知,那么可以推导出 CTV 到 PTV 边缘外扩的大小,保证在各种可变因素的情况下实现 CTV 全部体积的处方剂量覆盖(见 ICRU83 号报告中的表 4.4)。一种常用的外扩方法来自 Marcel van Herk 团队研究结果(2000),即 PTV 外扩为 $2.5\Sigma + 0.7\sigma$。

当然,由于这是一个随机统计过程,会有统计上的异常值,并不能保证适合每一位患者。因此,可以通过指定应该接受完全剂量覆盖的患者在人群中的百分比(如 99%),以此来决定外扩的值。在上面的公式中,系统误差的影响比随机误差大,因为 Σ 的系数比 σ 的要大。这里所讨论的外扩公式,旨在说明一般性原则,应谨慎使用,因为这些公式依赖于患者群体、预期覆盖率和剂量分布的许多假设。

13.1.4　处方的标准

剂量处方标准在 ASTRO 白皮书中有所描述,并提倡在所有放疗处方中提供以下信息：治疗部位、治疗方式、分次剂量、分次数和总剂量。此外,该报告还呼吁使用 cGy 单位(而不是 Gy),以避免小数点引起的潜在错误。例如,L_Lung,光子,200 cGy/次×32 次,6400 cGy。用这些单位定义处方,并按此顺序,避免分次剂量与分次数的潜在混淆(例如,"54 Gy,3",这可能意味着 1800 cGy/次×3 次或者 3 Gy/次×18 次)。

除了处方之外,ASTRO 还建议收集必要的数据并包含在放疗记录中。至少包含以下 11 个数据要素：诊断(ICD-10 编码)、治疗部位、分次剂量(含单位)、照射方式(如光子)、治疗技术(如 3D-CRT)、计划的分次数、已经照射的分次数、靶区计划照射的总剂量、靶区已照射的总剂量、治疗开始日期、治疗结束日期。

13.1.5 剂量体积直方图

剂量体积直方图(DVH)为评估和报告剂量提供了一种简便的方法。图 13.1.4 显示了一个简化的剂量分布示例(a),有三个不同的剂量水平:红色(100 cGy)、绿色(50 cGy)和蓝色(10 cGy)。这里,DVH 上的红色部分是接受至少 100 cGy 的 ROI 的体积,绿色部分是接受至少 50 cGy 的 ROI 的体积,蓝色部分是接受至少 10 cGy 的 ROI 的体积。每个值在 DVH 曲线上定义一个点。

图 13.1.5 显示了 PTV(红色)的剂量覆盖更为均匀的一个例子。在这种情况下,PTV 的 DVH 下降得更快,表明剂量更均匀。在靶区内有剂量不太高的热点,在 DVH 曲线上产生高剂量的"拖尾"。

一些值可以从 DVH 图中直接读取,例如 PTV $D_{95\%}$(95%处方体积接受的最低剂量)。图中还显示了一个 OAR(蓝色),这个结构的 DVH 值也可以读出,如 V_{30Gy}(接受 30 Gy 及以上剂量的体积)。

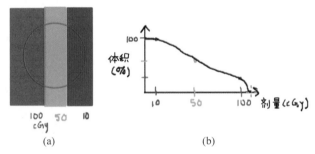

图 13.1.4 剂量分布示例及相应的剂量体积直方图

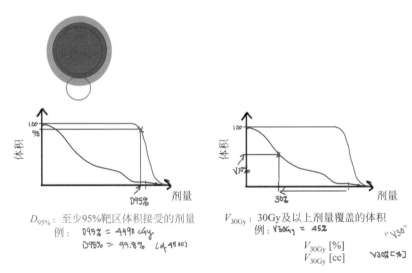

图 13.1.5 一个 IMRT 计划的剂量分布和 DVH

13.1.6 适形指数

适形指数(CI)是一个量化指标,评估剂量分布包绕 PTV 的适形程度。CI 定义为接受处方剂量的体积与 PTV 的比值。CI 的理想值是 1,但通常都大于 1。有时使用数值 CI_{95},即接受 95％处方剂量的体积与 PTV 的比值。

13.1.7 点剂量处方与体积剂量处方

制订计划处方剂量的方法很重要,它会影响剂量的传输。对于 3D 适形放疗计划,肿瘤内和肿瘤周围的剂量分布是相对均匀的,适合使用点剂量处方。也就是说,如果知道某一点的剂量,那么所有其他点的剂量都可以知道。ICRU83 号报告指出,该点所在区域内的剂量应能够准确地计算(如不在剂量建成区、高剂量梯度区及组织交界区),最好在 PTV 的中心位置。除非有特殊原因,该点通常位于等中心处或者射野相交处。

对于 IMRT 计划,情况则有所不同。靶区内剂量分布可能不均匀,如肿瘤内可能会有剂量热点。如果剂量处方点恰好落在剂量热点区域,那么计划的总剂量会偏低。相反,如果剂量处方点落在冷点区域,则总剂量会偏高。这种影响可能很大。有关插图和数据,请参见视频。

因此,ICRU83 号报告提倡使用体积剂量处方,而不是点剂量处方。此外,该报告主张至少要报告 PTV 的 $D_{50\%}$,因为该值在各个系统和计划中都有相对较好的重复性。

13.2 计划质量、肿瘤控制率和正常组织并发症概率

什么是一个"好的"治疗计划？其答案之一是,好的计划能最大限度地提高肿瘤控制率(tumor control probability,TCP),同时降低正常组织并发症概率(normal tissue complication probability,NTCP)。基于细胞杀伤的生物模型和泊松统计,已经建立了相关理论模型。这些都在视频中详细介绍。

一个新兴的研究领域是,自动计划或基于先验知识的计划。使用多种指标来评估计划,但基本目标是判断该计划是否是最优的。一种方法是使用患者的解剖结构作为输入,然后将该计划与以前的类似计划进行比较。对此进行的研究表明,在临床实践甚至临床试验中产生的计划往往不是最优计划,而需要进一步优化。相关内容在视频中有详细的介绍。

进阶阅读

Allisy, A., et al. 1993. ICRU report no. 50, Prescribing, recording and reporting photon beam therapy. pp. 1–72.

Allisy, A., et al. 1999. ICRU report no. 62, Prescribing, recording and reporting photon beam therapy (Supplement to ICRU Report 50). pp. 1–62.

Bushberg, J.T., J.A. Seibert, E.M. Leidholdt Jr., and J.M. Boone. 2012. *The Essential Physics of Medical Imaging*. Chapters 4, 5, 7, and 10. Philadelphia, PA: Lippincott Williams & Wilkins.

Gregoire, V., et al. 2010. ICRU Report No. 83, Prescribing, recording, and reporting photon-beam intensity-modulated radiation therapy (IMRT). 10(1):1–106.

Mayo, C.S., et al. 2018. AAPM Task Group 263: Standardizing nomenclatures in radiation oncology. *Int J Radiat Oncol Biol Phys* 100(4):1057–1066. doi:10.1016/j.ijrobp.2017.12.013.

习题

注：＊表示问题较难。

1. 一个直径为 3 cm 的球形 PTV 的体积与在同一 PTV 沿各个方向上外扩了 3 mm 的体积的比值是多少？（　　）

  a. 0.58   b. 0.75   c. 1.33   d. 1.72

2. 将图 PS13.1 中所示的计划与相应的 DVH 相匹配。

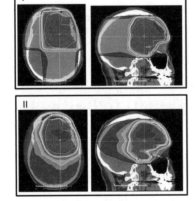 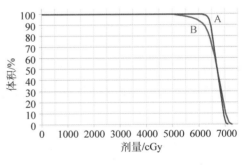

图 PS13.1　计划与 DVH

  a. 计划 I _____   b. 计划 II _____

3. 从图 PS13.1 中的 DVH 的曲线"B"，估计以下数值大小。假设参考处方剂量为 6660 cGy。（　　）

  a. $D_{95\%}$[cGy] b. $D_{99\%}$[cGy] c. $D_{50\%}$[%] d. $D_{2\%}$[%]

4. 图 PS13.1 中哪个计划的适形指数最大？这是如何反映在所显示的 DVH 中的？

5. 一个典型的前列腺癌治疗计划为 180 cGy/次×44 次＝7920 cGy，下面哪个结构（直肠、直肠壁或相同）的剂量体积参数最大。（　　）

  a. D_{1cc}[cGy] 直肠/直肠壁/相同

  b. V_{70Gy}[%] 直肠/直肠壁/相同

  c. V_{2Gy}[cc] 直肠/直肠壁/相同

6. 给定剂量分布图(图 PS13.2,左),GTV(黑色)和 PTV(白色),请将 GTV 的前后位移方式和相应的 DVH 曲线变化匹配。并评论这些变化对肿瘤控制的潜在影响。

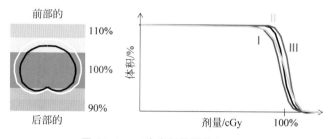

图 PS13.2　肿瘤剂量覆盖和 DVH

    a. 系统性向前移位

    b. 系统性向后移位

    c. 每个分次随机移动

7. 沿 PTV 后方增加外扩边界对计划会有什么影响？

8. 绘制图 PS13.3 中所示的三种肿瘤剂量分布的 DVH。

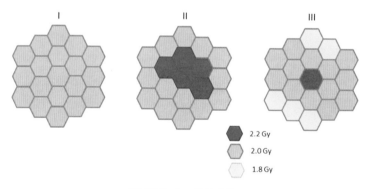

图 PS13.3　剂量分布

9. 图 PS13.3 中均匀剂量分布 I 的 TCP 是多少？使用 LQ 模型,$\alpha/\beta=6$ Gy,$\alpha=0.3$,分次数为 30。19 个像素中,每个像素有 1×10^8 个克隆源细胞。(　　　)

    a. 0.81　　　　　　　　b. 0.87　　　　　　　　c. 0.93　　　　　　　　d. 0.99

*10. 图 PS13.3 中剂量分布 II 和 III 的 TCP 分别是多少？使用 LQ 模型,$\alpha/\beta=6$ Gy,$\alpha=0.3$,分次数为 30。19 个像素中,每个像素有 1×10^8 个克隆源细胞。

第14章

调强放疗和容积旋转调强放疗

14.1 调强放疗和容积旋转调强放疗的实施

14.1.1 调强放疗的基本原理

我们通过举例来阐释 IMRT 的基本原理。如图 14.1.1 所示，目标是患者靶区(蓝色)给予高剂量照射，同时保护邻近的危及器官(绿色)。可以从不同的角度使用开放射野进行照射(图 14.1.1(a))，即使用三维适形放射治疗(3D-CRT)技术。从射野方向观来看，射野的形状与靶区形状是一致的。每个射野在靶区投影范围内的通量都是均匀的。其缺点是高剂量分布可能不能很好地适形靶区，而且危及器官也不能得到很好的保护。如果靶区是凹形的，危及器官位于凹形区域内，情况将更加复杂。调强放疗可以满足更复杂的剂量分布需求。在 IMRT 中，每个射野通量不再是均匀的，而是根据具体病例需要进行"调制"。在这个例子中，对于后方射野，外周区域需要较高的射束强度，但对于通过危及器官的后方射束，该区域需要较低的射束强度。因为 IMRT 可调的参数较多，因此可以实现更复杂的剂量分布。

IMRT 的主要基本原理和主要用途是：

(1) 高剂量区域与靶区适形；

(2) 保护危及器官；

(3) 需要时生成不均匀的剂量分布。

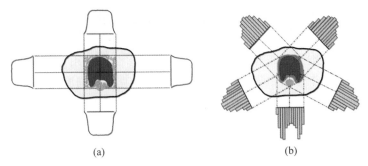

(a)   (b)

图 14.1.1 三维适形放疗(3D-CRT)(a)和调强放疗(IMRT)(b)

图 14.1.2 示例了另一个头颈部放疗的 IMRT 计划。其目标是使红色阴影区域的剂量

达到 6800 cGy,中间蓝色区域的剂量达到 6000 cGy,绿色的淋巴结区域剂量达到 5000 cGy。显然,3D-CRT 计划无法实现这一目标(图 14.1.2(a))。原因是,为了保护脊髓,后方的射束最大剂量只能到 4500 cGy。虽然该区域可以使用电子线进行补量,来达到所需要的剂量,但总体上治疗目标未能实现。IMRT 提供了剂量分布更精细的调制(图 14.1.2(b)),允许不同区域达到所需剂量,同时还保护了脊髓。需要注意的是,在这种情况下,患者左侧(浅蓝色)的腮腺也得到了保护,从而保护唾液分泌功能。

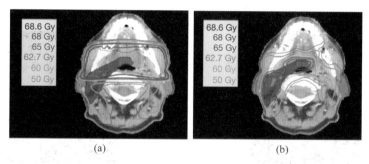

图 14.1.2　头颈部 3D-CRT(a)与 IMRT 放疗计划(b)

有一级证据(Level Ⅰ)证明了 IMRT 的优势。Viani 等 2016 年报告了一项前列腺癌放疗的随机对照试验,该研究显示,相比于 3D-CRT,IMRT 降低了放疗的毒副反应。此外,许多行业和协会的指南也推荐使用 IMRT 技术。例如,ASTRO、ASCO 和 AUA 关于大分割前列腺癌治疗指南(Morgan et al.,2018)中,建议使用 IMRT 技术。

表 14.1.1 列举了一些推荐可以使用 IMRT 技术放疗的部位,以及需要重点保护的正常组织。

表 14.1.1　推荐使用 IMRT 技术的治疗部位和相关正常组织

部　　位	正　常　组　织
中枢神经系统	脑、脊髓、视觉系统结构
头颈部	脊髓、唾液腺、耳蜗等
肺	肺、脊髓、心脏、食管、臂丛神经
乳腺	肺、心脏
腹部	肠管、肝、胃、膀胱
泌尿生殖系统-前列腺	直肠、膀胱、股骨
肉瘤	骨、淋巴引流区

14.1.2　调强放疗的实施方法

为了理解 IMRT 是如何实施的,首先需要阐明强度调制的含义。图 14.1.3 显示了一个 IMRT 计划特定射野的射野方向观(beams-eye-view,BEV)。BEV 是从放射源的方位观察射野。左图所示为计划系统中射野的通量,明暗代表通量的高低。中间图为 BEV 视图中沿着红线位置得到的通量强度变化。IMRT 的特征之一是射野中存在高剂量梯度,剂量或通量跌落很快。左图显示了计划系统中理想的通量分布。这种分布可以在加速器上通过下述技术实施照射,并用胶片或者 EPID 等探测器进行剂量验证。图 14.1.3 右图显示了胶片验证的结果。

图 14.1.4 展示了 IMRT 的实施过程。IMRT 计划的目的是按照上述总通量分布图进行投照。图中的灰色区域代表高通量区域,高亮区域代表低通量区域。为简单起见,本例只考虑一维调制模式(即条形野),也可用如图 14.1.3 所示的更复杂的模式。图 14.1.4 所示的实施方式为"步进式",即 MLC 移动并形成一个特定的形状时,出束并照射一定时间,然后射束关闭,MLC 形成下一个形状,再出束照射,如此依次完成所有射野的投照。通过这些不同形状射野的组合,可以生成任意通量分布。有关此方面的动画演示,请参阅视频。

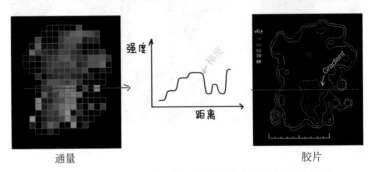

图 14.1.3　IMRT 射束通量图、强度分布及胶片验证结果

经 Moran 等许可。A dose gradient analysis tool for IMRT QA. J Appl Clin Med Phys 6(2)62-73

图 14.1.4　步进式(step-and-shoot)IMRT 实施方式

另一种 IMRT 实施方式是动态 MLC(也被称为"dMLC"或动态 IMRT)。在这种方法中,MLC 在出束期间持续移动。在 MLC 移动较慢的区域,会累积更多的剂量。换句话说,通量强度可以通过控制叶片的移动速度来调节。有关这方面的详细情况,请参阅相应的视频。

至此所述的 IMRT 实施方式,均是在机架角度固定的情况下进行的。图 14.1.1(b)所示 IMRT 计划的五个射野,其角度在一个圆周范围内均匀分布。然而,在机架运动时也可以进行 IMRT 治疗。这种治疗模式的通用术语是容积旋转调强治疗(VMAT),比如 RapidArc®(瓦里安公司)使用的就是这种实施方式。这种方式类似于动态 MLC,只是除了 MLC 的动态变化,还有机架角度的实时变化。有关这方面的详细情况,请参阅视频。

14.1.3　调强放疗的其他实施方法

前文介绍的 IMRT 和 VMAT 实施方式是制造商在过去 20 多年开发的主要方法。然而新的调强放疗实施方法也被不断开发出来并投入使用。螺旋断层治疗系统(9.2.1 节)使用了一种类似于 VMAT 的螺旋照射方式,但一次只照射一个层面。随着机架旋转和患者滑动,二进制 MLC 能够快速打开和关闭。有关此过程的动画,请参阅视频。

IMRT 的另一种实施方式是使用物理补偿器。这些金属块(通常是黄铜)被加工成合适的形状,为每个射野提供所需的强度衰减,如图 14.1.5 所示。物理补偿器的厚度与通量之间是此消彼长的关系。当所需通量较高时,补偿器需要更薄一些,反之亦然。根据衰减规律和一些修正因子,能够算出补偿器所需的厚度。补偿器安装在直线加速器机头,与对应的射野适配(图 14.1.5 右图)。与使用 MLC 的 IMRT 或 VMAT 的计划相比,使用补偿器的 IMRT 计划更能高效利用射线。使用 MLC 的调强计划,仅在多叶形成的缝隙间照射靶区,而在射野的其他区域,叶片是关闭的,射束被"浪费"了。物理补偿器也有一些缺点,如需要为每个患者制作多个金属块,并且需要进入治疗室为每个射野更换适配的金属块。有一些方法可以解决这些问题。但自 20 世纪 90 年代以来,由于大多数制造商都采用了基于 MLC 的系统,很少有人致力于优化基于补偿器的 IMRT 技术。

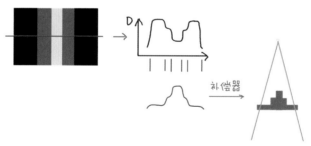

图 14.1.5　基于补偿器的 IMRT 技术

通过调整由金属构成的物理补偿器的厚度来提供所需的照射通量

14.2　逆向计划

14.1 节描述了 IMRT 计划的实施方式,尤其是如何通过 MLC 运动来实现一定通量分布的强度调制。在此我们探讨通量图或者叶片走位是如何创建的。也就是说,在放疗计划

系统上对于给定的剂量分布所对应的通量图(或叶片序列)是如何生成的？这个过程被称为
"逆向计划"。

14.2.1　正向计划与逆向计划

　　要理解逆向计划设计,首先需了解正向计划设计。图 14.2.1 显示一例前列腺癌患者的
计划设计。详细情况请参阅视频。在这个例子中,治疗目标是给予靶区(青色)足够高的剂
量,同时保护直肠(品红色)和膀胱(未标记轮廓)。在正向计划中,计划设计者会设置射野方向
和 MLC 形状。如图所示的 6 个射野,MLC 的形状在每个射野上都与靶区适形(图 14.2.1(e))。
选择的射野角度需避开对股骨头的照射(黄色和橙色)。

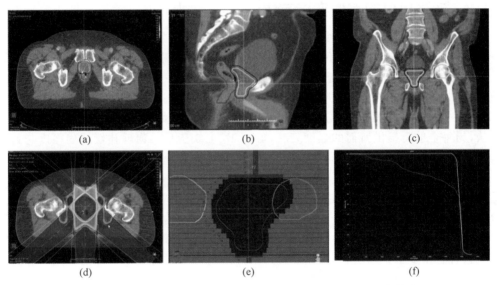

图 14.2.1　用于前列腺癌放疗的 3D-CRT 正向计划,使用 6 个射野

　　设计正向计划时,由物理师设置好射野的角度以及 MLC 的形状后,由计算机直接计算
得到剂量。而逆向计划设计,使用了与之相反的过程,先给定所需的剂量分布,由计算机计
算所需的 MLC 的形状。

14.2.2　成本函数和优化

　　逆向计划设计属于优化问题,目标是找到最优解,在靶区内形成均匀的剂量分布,同时
保护 OAR。优化时,需要一些评估计划质量的参数。DVH 就是其中之一(在 13.1.5 节中
有详细描述)。

　　图 14.2.2(a)显示了一例前列腺癌患者的理想剂量分布的积分 DVH。在这个计划中,
处方等剂量线(红色)包绕在靶区(蓝色)周围,靶区内的剂量分布是均匀的。因此,DVH 显
示 100% 的靶区接收至少 40 Gy 剂量的照射。当剂量接近 79 Gy 时,处方剂量覆盖靶区的
体积突然下降到接近 0。这是一种用均匀剂量覆盖靶区的理想情况。

　　如图 14.2.2(b)所示,为了进一步保护邻近危及器官如直肠(绿色显示),计划的剂量分
布变得不均匀。处方等剂量线(红色)不再覆盖靶区,靶区的某些区域出现了剂量冷点。这
一点也在 DVH 中有所反映。靶区的剂量体积曲线不再在处方剂量值处迅速跌落到 0,而是
在 50~79 Gy 形成了"肩区"。此时,靶区并未达到 100% 体积的处方剂量覆盖(如实线所
示)。这是一种偏离理想目标的情况,可以通过一个函数来描述。这个所谓的"成本函数",

用于描述其与理想的剂量分布之间的差别。成本函数的一种常见形式如下：

$$f_{\text{cost}} = \omega \sum_i (d_i - d_{\text{Rx}})^2$$

对所有的剂量网格体素(i) 求和($\sum$)。在每个体素上计算$(d_i - d_{\text{Rx}})^2$。这描述了该体素的剂量(d_i)和该体素的预期剂量(d_{Rx})之间的差异。差异的平方则是为了避免结果为负。在只考虑靶区剂量覆盖的这种简单情况下，理想情况是所有体素的剂量值等于该体素的预期剂量值，因而成本函数将为零。

但是在实际情况下，对于靶区覆盖度和危及器官的保护，二者之间存在着一些矛盾。如图 14.2.2(b)所示，靶区的均匀剂量覆盖范围与尽可能减少 OAR 的剂量之间是矛盾的。为了考虑这一点，在成本函数中增加了第二项，描述 OAR 剂量约束。这在用户定义的 DVH 上使用了一个"优化目标"（绿色，图 14.2.2(b)），例如对直肠的限量要求 $V_{40\text{Gy}}$ 小于 30%。在上述成本函数公式中，每个优化目标有各自的权重 ω。通过增加 OAR 成本函数相对于靶区成本函数的权重，我们可以优先考虑 OAR 的保护，而不是靶区的覆盖，反之亦然。成本函数可以包含多个 OAR，也可以包含其他指标，如处方剂量与靶区的适形度，靶区周围高、中、低剂量的跌落程度。通过改变剂量分布，直到成本函数值最小化，相当于得到了理想的剂量分布。

本章节对应的视频包含一个前列腺癌放疗计划的示例。其 IMRT 和 VMAT 计划是基于该章节描述的原则而设计的（见视频最后 8 分钟）。

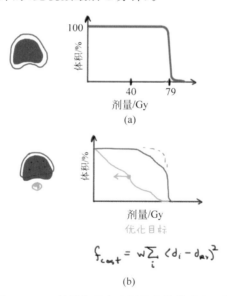

图 14.2.2　剂量体积直方图及优化的成本函数

（a）理想的靶区剂量覆盖和剂量体积直方图；（b）为了限制危及器官的受量（绿色线），降低了靶区的剂量覆盖率

进阶阅读

Dieterich, S., E. Ford, D. Pavord and J. Zeng. 2016. *Practical Radiation Oncology Physics*. Chapter 16. Philadelphia, PA: Elsevier.

Ezzell, G., et al. 2009. IMRT commissioning: Multiple institution planning and dosimetry comparisons, a report from AAPM Task Group 119. *Med Phys* 36(11):5359–5373.

Gregoire, V., et al. 2010. Prescribing, recording and reporting photon-beam intensity-modulated radiation therapy (IMRT). *ICRU Report 83* 10(1):1–106. doi:10.1093/jicru/ndq001.

Khan, F.M. and J.P. Gibbons. 2014. *Khan's The Physics of Radiation Therapy*. 5th Edition. Chapter 20. Philadelphia, PA: Wolters Kluwer.

Low, D.A., et al. 2001. Dosimetry tools and techniques for IMRT, report of AAPM Task Group 120. *Med Phys* 38(3):1313–1338.

McDermott, P.N. and C.G. Orton. 2010. *The Physics of Radiation Therapy*. Chapter 20. Madison, WI: Medical Physics Publishing.

Metcalfe, P., T. Kron and P. Hoban. 2007. *The Physics of Radiotherapy X-rays and Electrons*. Chapter 7. Madison, WI: Medical Physics Publishing.

Miften, M., et al. 2018. Tolerance limits and methodologies for IMRT measurement-based verification QA: Recommendations of AAPM Task Group No. 218. *Med Phys* e53–e83. doi:10.1002/mp.12810.

Morgan, S.C. et al. 2018. Hypofractionated radiation therapy for localized prostate cancer: Executive summary of an ASTRO, ASCO, and AUA evidence-based guideline. *Practical Radiation Oncology*, 8(6): 354–360.

Viani, G.A., B.S. Viana, J.E. Martin, G. Zuliani and E.J. Stefano. 2016. Intensity-modulated radiotherapy reduces toxicity with similar biochemical control compared with 3-dimensional conformal radiotherapy for prostate cancer: A randomized clinical trial. *Cancer*, 122(13): 2004–2011.

习题

注：＊表示问题较难。

1. 将图 PS14.1 中的通量曲线与可能的照射部位进行匹配。图中每条曲线都代表一个特定的 IMRT 射野在横断面上的通量曲线。（　　）

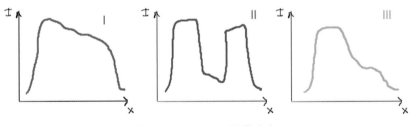

图 PS14.1　IMRT 通量分布

　　a. 头颈部　　　　　b. 前列腺　　　　　c. 乳腺

2. 依据图 PS14.2 中静态 IMRT 计划的一个射野的四个控制点（子野），绘制产生的通量图。

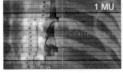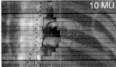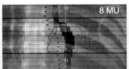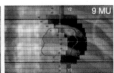

图 PS14.2　IMRT 叶片序列控制点

3. 采用如下所列的技术给同一靶区照射相同的剂量,按照监测跳数从小到大的顺序对以下治疗技术进行排序。（　　）

    a. 3D-CRT   b. 基于 MLC 的静态 IMRT

    c. 基于动态 MLC 的 IMRT   d. 基于补偿器的 IMRT

4. 将图 PS14.3 中所示的计划(上部 Ⅰ,下部 Ⅱ)与所用的放疗技术相匹配。（　　）

    a. VMAT   b. 3D-CRT   c. 5 野 IMRT

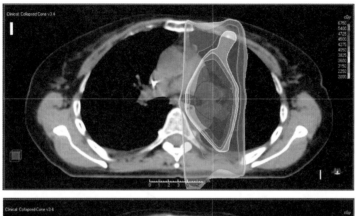

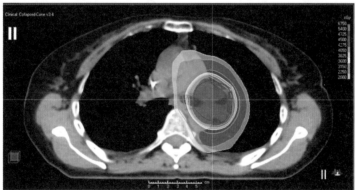

图 PS14.3　剂量分布

5. 将图 PS14.4 中左肺黄色的 DVH 与问题 4 中相应的计划进行匹配。

    a. A＝   b. B＝

6. 在 VMAT 计划中,准直器的非零度设置有什么优势?

7. 列出 VMAT 技术相比于 IMRT 技术的三点优势。

8. 左侧 MLC 叶片(红色)和右侧 MLC 叶片(蓝色)的轨迹如图 PS14.5 所示,表明当射束打开时,在 5 cm 区域内 MLC 的速度是稳定的。绘制由此产生的通量分布图。

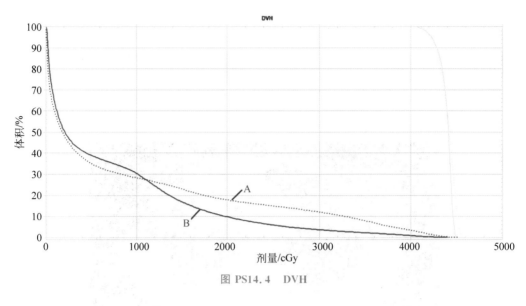

图 PS14.4   DVH

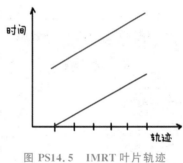

图 PS14.5   IMRT 叶片轨迹

*9. 如果左侧 MLC 向左偏差了 2 mm,那么请绘制问题 8 的通量分布。

*10. 如果左侧 MLC 以比预期速度慢了 10%,请绘制问题 8 的通量分布。这对静态 IMRT 的剂量分布有何影响?

第**15**章

兆伏级电子束

15.1 兆伏级电子束的物理学基础和百分深度剂量

本章介绍兆伏级电子束的一些细节。之前的章节(8.2 节)已经介绍了如何在直线加速器中产生兆伏级电子束,以及电子束治疗模式下使用的准直系统(9.1.3 节)。本章将详细介绍兆伏级电子束的特性及其在治疗中的应用。

15.1.1 电子束治疗简介

兆伏级电子束的临床应用包括:

(1) 浅表病变;

(2) 皮肤病变;

(3) 淋巴结区(如乳腺癌治疗中的内乳淋巴结);

(4) 对手术瘤床或疤痕的追加剂量治疗;

(5) 术中放疗(IORT)。

为了理解电子在这些情况下的优势,图 15.1.1 比较了 6 MeV 的电子束与 6 MV 的光子束在水中的剂量分布。可以看出,6 MeV 电子束具有明显更高的表面剂量,剂量分布限定在更浅的特定区域内。

15.1.2 射束的产生和能谱

回顾 9.1.3 节,直线加速器在电子束模式下工作时,配置如下:射束路径上移除钨靶,引入散射箔,使用准直组件("限光筒",cone),并延伸到患者表面附近,如图 15.1.2 所示。射束的一个重要特性是它的能谱,即在每种能量上出现的电子数量。图 15.1.2 显示了沿射束路径三个点的能谱。当电子束从直线加速器的机头出射时,能谱(灰色)相对狭窄,中心值为标称能量。通过控制波导中的能量开关,可以选择标称能量。

在电子到达患者表面时(图 15.1.2 中的蓝色),能谱发生了变化。与空气分子碰撞后,会发生电子散射。一些电子损失能量,但由于这是一个随机的过程,有些电子在空气中则不会经历多次散射作用,从而不会失去太多能量。最终的结果是能谱在标称能量附近仍然有一个峰值,但现在有一个向下延伸到低能量的尾巴。当射束进入患者时(图 15.1.2 中的红色），由于材料具有更高的密度，电子会经历更多的相互作用，使低剂量尾巴延长。

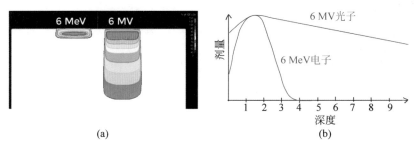

图 15.1.1　兆伏级电子与光子束

（a）10 cm×10 cm 射野下水中的剂量分布；（b）6 MV 光子（蓝色）与 6 MeV 电子（红色）中心轴百分深度剂量（PDD）

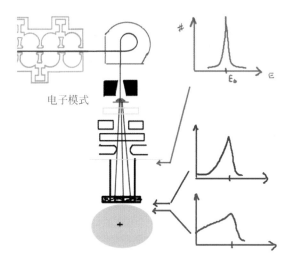

图 15.1.2　兆伏级电子束在射束路径不同点处的能谱

　　射束能谱对其剂量分布有重要影响，包括百分深度剂量（PDDs）。这将在接下来的章节中进行介绍。我们知道，像电子这样的带电粒子与物质相互作用时（见第 7 章），通过两种过程损失能量：①碰撞损失，给原子中的电子提供能量；②辐射损失，产生轫致辐射 X 射线。从图 7.2.1 中可以看出，对于碰撞损失，带电粒子单位长度的能量损失（阻止本领）大，在组织等低 Z 材料的能量损失略大于金属等高 Z 材料的。辐射能量损失相对较低，尤其是在水或组织等低 Z 材料中。

15.1.3　电子束 PDD

　　图 15.1.3 展示了能量损失的影响，以及这些影响如何在 PDD 中表现出来。图 15.1.3（a）代表了一个理想化的场景，所有的电子在进入患者时都具有相同的能量（如图中灰色所示）。当它们穿过组织时，会损失能量（$\mathrm{d}E/\mathrm{d}x$），并最终停止。由于电子具有相同的能量，会停在大约相同的位置，这导致在 PDD 曲线（右侧图）的电子停止深度处有一个迅速跌落。而实际上，电子能谱分布类似于图 15.1.2（蓝色）。有些电子能量更高，在组织中可传播得更远。一些电子的能量较低，会停止在组织中较浅的深度。这导致 PDD 显示的剂量衰减不再锐利，而是具有一定的展宽。除此之外，电子并不以直线运动，而会因库仑散射发生路径

变化（图 7.2.3）。这也导致了深度-剂量曲线的拖尾。

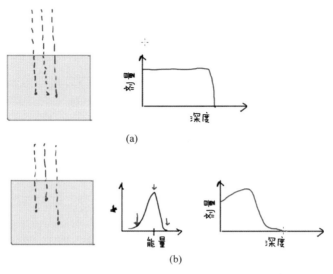

(a)

(b)

图 15.1.3　能谱对电子百分深度剂量（PDD）曲线的影响

（a）具有相同能量的电子穿透到相似深度时，在 PDD 中产生一个急剧的衰减；（b）具有一定能谱分布的电子，高能量的电子传播得更远，低能量的电子传播得近一些，导致了剂量衰减的减慢

15.1.4　能量和射野尺寸对 PDD 的影响

电子束的能量对其特性有较大的影响，特别是百分深度剂量分布。图 15.1.4 显示了两种不同能量（6 MeV 和 12 MeV）电子束的剂量学数据。高能量射线束有几个显著的特性：

（1）更强的穿透力；

（2）更高的表面剂量；

（3）剂量跌落更慢；

（4）更宽的高剂量坪区。

PDD 可以通过以下几个指标来表征：如图 15.1.5 所示，不同剂量（最大剂量的百分比）的射程，包括 R_{50}、R_{80}、R_{90} 和外推到零剂量点处的电子束射程 R_p。

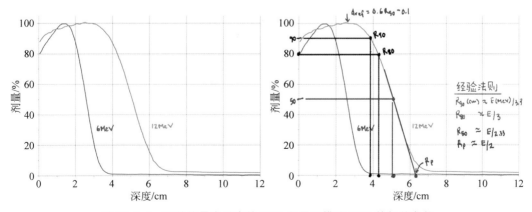

图 15.1.4　两种能量电子束的 PDD 和用于描述 PDD 的相关参数

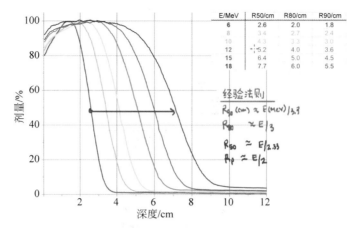

图 15.1.5   各种能量电子束的 PDD

对于兆伏级电子束在组织中的射程,存在若干经验法则,即 $R_{90}(\mathrm{cm}) \approx E(\mathrm{MeV})/3.3$; $R_{80}(\mathrm{cm}) \approx E(\mathrm{MeV})/3$;有时,$R_{50}(\mathrm{cm}) \approx E(\mathrm{MeV})/2.33$ 也很实用。请注意,R_{50} 在剂量学中用于定义电子束的参考深度,$d_{\mathrm{ref}} = 0.6 R_{50} - 0.1$,这是射束的校准深度,类似于光子束的 $d_{\max}$。由于较宽深度范围内的剂量都接近最大剂量,这个更精确的定义通常是更有用的。最后的一个指标是 R_p,即电子束射程。按照经验规律 $R_p(\mathrm{cm}) = E(\mathrm{MeV})/2$。这代表了电子可以移动的最远距离,在许多情况下都很实用。

射野尺寸也会影响电子束 PDD,且比光子束更复杂。当射野尺寸小于电子束的实际射程 R_p 时,射野尺寸对百分深度剂量的影响较大。这是因为横向电子平衡状态被打破。图 15.1.6 显示了 18 MeV 射束的 PDD 示例。该能量的 R_p 为 9 cm,所以对于 9 cm×9 cm 或更大的射野;深度-剂量曲线看起来基本相同。然而,随着射野尺寸减小到 9 cm×9 cm 以下,最大深度会向表面移动,表面剂量增加。图 15.1.6 显示了一个射野为 5 cm×5 cm 的 PDD 数据。

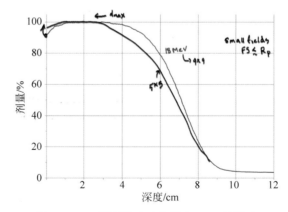

图 15.1.6   射野尺寸对电子束 PDD 的影响

15.1.5   光子污染

从图 15.1.5 中可以看出,在患者体内较深的位置仍然存在非零剂量。这并非来自电子,因为电子不会穿透到这些深度。其实它来自于射束中的 X 射线光子成分。这些光子有多个来源。一个来源是直线加速器机头,特别是散射箔。回想一下,电子在金属中可以产生较为显著的辐射损失,即使对于由低 Z 金属制成的散射箔,仍然会与之发生相互作用产生光子。图 15.1.7 显示,光子污染剂量为峰值剂量的 1%～5%。对于更高能量的电子束,光子贡献会更大。这是因为在较高的能量下,辐射阻止本领更大(回想一下图 7.2.1)。在患者体内的更深处,存在的韧致辐射光子不仅来自加速器机头,也来自患者自身。尽管人体组织由低 Z 物质组成,通过辐射损失产生韧致辐射过程不是很明显(参照图 7.2.1),但在较深处,这些损失贡献叠加起来可能是显著的。

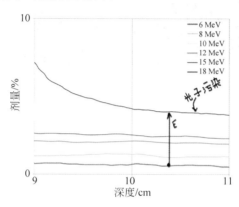

图 15.1.7　电子束百分深度剂量的光子污染

15.2　治疗射束的特性

15.2.1　电子束半影

图 15.2.1 显示了两种不同能量电子束的剂量分布。从 15.1.4 节(图 15.1.5)的讨论中,可以清楚得到剂量随深度的变化,但射野离轴剂量分布也取决于能量。图 15.2.1 显示了两种不同深度的离轴剂量分布图。在深度线 A 处,可以观察到 18 MeV 射束的半影小于 8 MeV 射束。这是因为电子束能量越高,前向散射特性越明显。然而,随着深度的增加,半影变宽,特别是对于更高能量的射束。这种效应显示在 18 MeV 射束的离轴剂量分布曲线 B 上。高值等剂量线向射野中心内侧收缩,而低值等剂量线向外侧扩张。

15.2.2　准直系统和 SSD 的影响

上述效应对电子束照射野中挡铅技术和治疗野外放问题均有影响。典型摆位条件是在 SSD=100cm 下治疗患者,限光筒末端距离源 95 cm,这意味着限光筒末端与皮肤间有 5 cm 间隙。考虑上述的半影问题,遮挡区域的大小通常比预期治疗区域的每边宽 1 cm,当然这是一个非常近似的经验法则。

实际治疗中可能需要避开一些解剖结构,如肩膀等,患者也可以延长 SSD(如 105 cm 甚至 110 cm)进行治疗。与 100 cm 的标准 SSD 相比,延长 SSD 治疗时会产生几种效应:

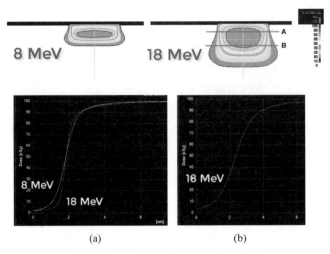

图 15.2.1　电子束能量对半影的影响

两个不同深度的离轴剂量分布曲线,(a)和(b)(这幅图以及本章中的其他图中的剂量分布是基于
RayStation.v6.1 使用具有 200 万粒子的蒙特卡罗算法计算的)

（1）半影变大。高值等剂量线向内侧收缩,而低值等剂量线向外侧扩张。

（2）输出减少。可以按平方反比定律来校正延长源皮距后输出剂量的变化,但这里没有这样的“源”(没有靶)。通常,定义“虚源”来表述距离等中心的位置。使用虚源位置的平方反比定律修正是相对准确的。

（3）光野无法准确地表征射野边缘(光子束光野通常表征射野边缘)。

15.2.3　射野衔接

一些临床病例需要处理两个相邻的治疗射野。在这些情况中可能存在复杂的剂量分布。图 15.2.2 显示了 6 MeV 电子束射野(左)与 6 MV 光子束射野(右)相衔接的情况。当射野边缘直接毗邻时(左侧),在光子束侧大约电子束 d_{max} 的位置有一个热点。在这种情况下,其热点剂量比处方剂量高约 30%。如果在照射野间引入一个间隙,那么热点剂量就会减少。然而,当间隙变大,在皮肤表面会出现一个冷点（右侧）。临床治疗时,常用的技术是“羽化”间隙,即每天在患者身上移动衔接的位置,以分散冷点或热点的影响。

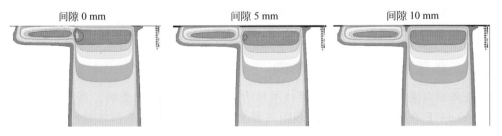

间隙 0 mm　　　　　　间隙 5 mm　　　　　　间隙 10 mm

图 15.2.2　6 MeV 电子束射野（左）与一个 6 MV 光子束射野（右）衔接

当衔接两个电子束射野时,也会出现剂量热点。例如,当两个 6 MeV 的电子束射野衔接时,在两野衔接处会有一个剂量热点（约 10%）。

15.2.4　斜入射和人体曲面的影响

图 15.2.3 显示了电子束以某个斜角度入射的效果。当射束为"垂直"（垂直于表面）照射时，等剂量线对称且水平，但当射束以一定角度入射（图中为 20°和 40°）时，等剂量线变得不对称。在角度更大（图中右侧）的一侧的剂量较高。最大剂量也会更靠近表面。这可以在图 15.2.4 中定量地看到，其中 PDD 曲线由沿着一条垂直于通过等中心表面的线绘制得到。

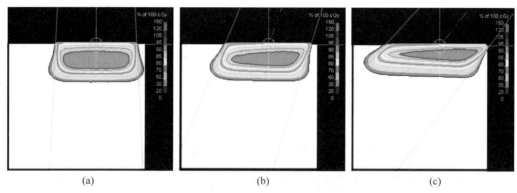

图 15.2.3　不同角度入射的电子束射野

（a）0°；（b）20°入射；（c）40°入射

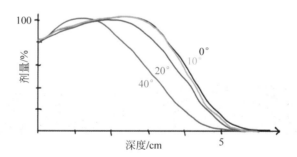

图 15.2.4　沿着垂直于通过等中心表面的线得到的百分深度剂量（PDD）

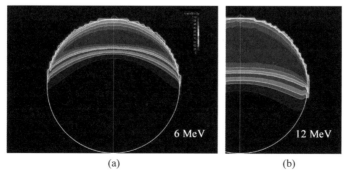

图 15.2.5　人体曲面对电子束剂量分布的影响

（a）6 MeV 电子束；（b）12 MeV 电子束

与此相关的是人体曲面对电子束剂量分布的影响(图 15.2.5)。在射野边缘附近,等剂量线更靠近表面,因为在这个区域,射束的入射角更大。这个效应与上面提到的斜入射效应相同。这种效应也具有能量依赖性。图 15.2.5(b)显示了 12 MeV 射野的数据;对于更高能量的射线束,剂量线更接近表面。

15.2.5　电子束照射组织不均匀性的影响

组织不均匀性对电子束的剂量分布有很大的影响,尽管其行为与光子束不同。图 15.2.6 显示了一个理想情况来说明这一点:在射束中心处的组织向外突出。比如说,这可能是患者的鼻子。在这种情况下,突出组织部分的剂量更靠近源方向。同时,突出组织两侧的区域剂量也有所增加。这是由从突出组织部分散射到两侧的电子引起的。电子能量越高,在组织中的射程越长,热点区域就会越大,剂量也会越高(图 15.2.6 右侧)。

同样的物理过程发生在组织缺失区域周围(如图 15.2.7 中的"洞")。在这里,缺失组织的等剂量线远离源。电子从侧面扩散到缺失组织下面的区域,在缺失组织的边缘两侧产生热点。

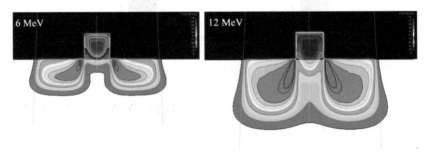

图 15.2.6　6 MeV 和 12 MeV 电子束在组织突出物存在时的剂量分布

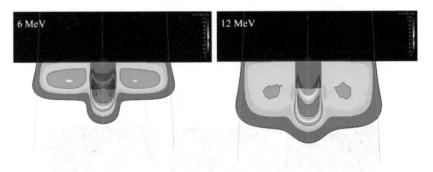

图 15.2.7　6 MeV 和 12 MeV 电子束存在组织缺陷时的剂量分布

进阶阅读

Dieterich, S., E. Ford, D. Pavord and J. Zeng. 2016. *Practical Radiation Oncology Physics*. Chapter 15. Philadelphia, PA: Elsevier.

Khan, F.M. and J.P. Gibbons. 2014. *Khan's The Physics of Radiation Therapy.* 5th Edition. Chapter 14. Philadelphia, PA: Wolters Kluwer.

McDermott, P.N. and C.G. Orton. 2010. *The Physics of Radiation Therapy.* Chapter 15. Madison, WI: Medical Physics Publishing.

Metcalfe, P., T. Kron and P. Hoban. 2007. *The Physics of Radiotherapy X-rays and Electrons.* Chapter 5. Madison, WI: Medical Physics Publishing.

习题

注：＊表示问题较难。

1. 假设整个肿瘤应接受至少 90％的处方剂量，治疗直径为 2 cm、深 1.5 cm 的肿瘤最合适的射野大小和电子能量是多少？（　　）

  a. 6 MeV，3 cm 直径的圆   b. 6 MeV，4 cm 直径的圆

  c. 10 MeV，3 cm 直径的圆   d. 10 MeV，4 cm 直径的圆

2. 对于给定的最大剂量，哪种电子治疗将产生最大的皮肤剂量？（　　）

  a. 6 MeV   b. 8 MeV   c. 12 MeV   d. 15 MeV

3. 哪种技术将为瘢痕和瘤床延伸至 2 cm 深度提供最佳的剂量覆盖，同时也保护好正常组织？（　　）

  a. 6 MeV，无组织补偿   b. 8 MeV，无组织补偿

  c. 10 MeV，1 cm 组织补偿   d. 15 MeV，1 cm 组织补偿

4. 对于一种旨在覆盖胸壁的电子治疗，使用哪种能量会给肺最高的剂量？（　　）

  a. 6 MeV   b. 8 MeV   c. 10 MeV   d. 12 MeV

5. 哪种能量和射野组合可能需要特殊的测量来确定要使用的 PDD 和 MU？（　　）

  a. 6 MeV，5×5 射野   b. 8 MeV，10×10 射野

  c. 12 MeV，5×5 射野   d. 18 MeV，10×10 射野

6. 将图 PS15.1 中的等剂量图与相应的能量和 SSD 相匹配。（　　）

  a. 6 MeV，100 SSD   b. 6 MeV，110 SSD

  c. 12 MeV，100 SSD   d. 12 MeV，110 SSD

7. 当处理衔接射野（电子＋电子或电子＋光子）时，使用射野间隙的优缺点是什么？为了得到更均匀的剂量，还有什么其他方法？

8. 当在唇下使用内部铅屏蔽时，反向放置 Z 吸收体（即吸收体放在铅屏蔽的远端，而不是近端），会产生什么影响？（　　）

  a. 减少了离屏蔽远端的牙龈黏膜剂量   b. 增加了离屏蔽远端的牙龈黏膜剂量

  c. 减少了对嘴唇的剂量   d. 增加了对嘴唇的剂量

＊9. 图 PS15.2 中所示的哪些射束会导致瘢痕处有最高剂量（以绿色显示）？还有什么其他方法来治疗肿瘤（红色）和瘢痕（绿色）？

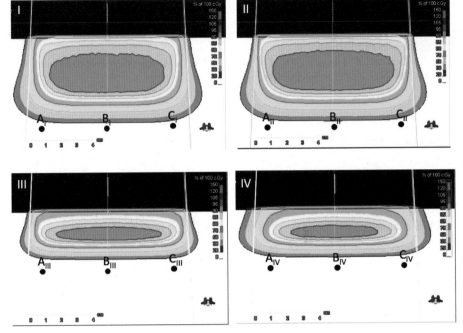

图 PS15.1   电子束的剂量分布

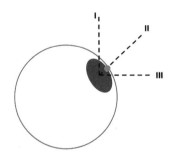

图 PS15.2   斜入射的射束

*10. 在问题 6 中,哪个点处会有最高的 X 射线污染剂量?

第16章

辐射测量：电离室

16.1　剂量测量简介

16.1.1　电离室的工作原理

测量辐射剂量的最简单和最精确的方法之一是使用电离室。图 16.1.1 为示意图,位于某种介质(红色)(如水)内有一定体积的空气(灰色)。电离室中的空气通常以某种方式与外界互通,处在环境温度 T 和压力 P 下。图中所示的电离室中有两个金属板(电极),一个在电离室的顶部,一个在底部,它们间保持着一定电压。当光子与介质中的电子作用,发生康普顿散射,产生电子(蓝色)。这个电子进入充满空气的电离室,受到腔室内的电场力的作用。回想一下,极板间的电压差产生一个电场,对电子产生作用力。电子被吸引到正电压电极上(在图中,这是底部的电极)。电子在这个电极上积累,导致了一个可以测量的电荷 Q,电荷的单位是库仑(C)。治疗射束中产生的电荷在纳库仑(nC)量级。

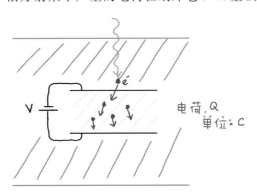

图 16.1.1　在电离室中的电荷测量

一旦测量了电荷电量,我们就需要一种将它转换为剂量的方法,这就是空腔理论。最相关的公式是布拉格-格雷腔理论,此方法以发明者的名字命名。这个方法将在第 16.2 节中详细讨论,其中心思想是,如果空腔的存在不会干扰射线,那么就可以使用近似方法,使电荷电量到剂量的转换变得更加简单。因此,通常使用小体积电离室。

16.1.2　Farmer 电离室

一种常用的电离室类型是 Farmer 型电离室(图 16.1.2)。这是一个圆柱形(或顶针)类型的腔室。其灵敏体积是一个 2 cm 长的圆柱形针尖,其中充满了空气。中心电极(红色)保持在高电压下,通常为 +300 V。外部电极(黑色)由导电塑料构成,并保持在接地电位(0 V)下。一个进入腔室的电子(蓝色)会被收集在中心电极上。电子在空气中也会电离分子,由此产生的电子会被收集在中心电极上,从而得到累积电荷量:Q。空气腔室通过图 16.1.2(b)所示的连接器连接到电流表上。电流表施加电压,并读出电荷。连接器是一个三轴连接器,由中心电极(针)、内部电极(保护电极,图中未示出)和接地电极的外环组成。

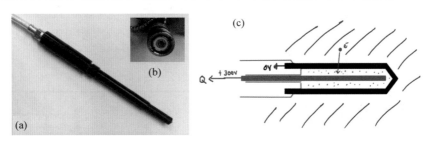

图 16.1.2　Farmer 电离室

(a) 防水电离室;(b) 电极所用的三轴("triax")连接器;(c) 水中的腔室(蓝色)
中心电极(红色)处于高电压状态,并收集电子,这些电子被读出为电荷:Q

电离室放置在某种介质中,绝对剂量测量的标准介质是水(大多数现代的电离室都是防水的),但它也可以放置在塑料中,选择的塑料材质阻止本领应与水相当(如固体水®)。大多数电子都是在电离室周围的水中产生的,电子也有可能在腔室的壁上产生。考虑这种情况,就有必要考虑校正因子(参见本章末尾的习题)。如果腔室的壁较厚且(或)射束的能量较低,这种效应可能会很大。

16.1.3　平行板电离室

另一种常用于放射治疗的腔室设计是平行板电离室(图 16.1.3)。这种设计采用了两个间隔很小(<1 mm)的圆形电极(直径<2 cm)。整个腔室放置在介质中,如水或塑料。这种设计的一个主要优点是,它在射束方向上的尺寸小,但由于电极面积较大,仍有相对较大的收集体积。射束方向上的薄尺寸意味着测量是在同一深度收集的,该深度是已知的。许多腔室都有一个保护电极,一个围绕着中心电极的二级电极环。保护电极具有相同的电位,并不收集电荷。这样可以消除电极外边缘射野的影响,减少腔室壁的散射影响。平行板电离室的型号很多,包括 Markus、Spokas 和 Roos,它们的气腔体积和电极设计略有不同。

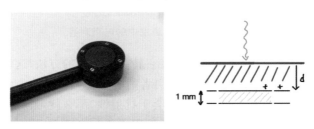

图 16.1.3　平行板电离室

在腔室内部是两个电极板之间的一个薄的收集区。腔室介质中的深度为 d

平行板电离室的应用包括电子束深度剂量曲线的扫描。应用电离室扫描水箱中一定深度的剂量。因为气腔体积很薄，所以在深度维度上的体积平均效应很小。这对于有较大剂量衰减梯度的电子束特别有用。另一个应用是表面剂量测量。由于薄的入射窗设计，电离室可以直接置于表面测量。注意，以这种方式进行的测量并不能直接测量表面剂量，需要考虑校正因子。

16.1.4　圆柱形电离室的比较

电离室的腔室有多种设计型号，并针对不同用途进行了优化设计。图 16.1.4 对比了不同圆柱形电离室。上面讨论的 Farmer 型电离室，因其相对较大的体积（$0.6\ cm^3$）而性能突出。大体积腔室的一个重要优势是，气体腔体积大，这样可以电离更多的空气分子，电子收集后，可以产生更强的信号。由于这个原因，Farmer 型电离室常用于绝对剂量校准的参考（如建立辐射剂量与监测跳数的定量关系）。

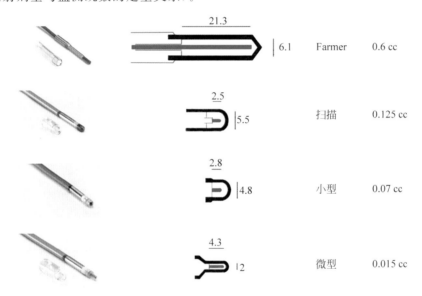

图 16.1.4　4 个不同的圆柱形电离室

图纸以 mm 为单位按比例绘制。图中标注了电离室的近似体积

16.1.5　小尺寸电离室的应用

图 16.1.4 中所示的中等尺寸电离室可用于扫描射束 PDD 或离轴剂量分布。小体积能够提供更好的空间分辨率，但同时体积足够大可以产生一个合理的信号。图 16.1.5 描绘了在测量射束离轴剂量分布时，电离室尺寸是如何影响测量结果的。对于一个体积较大的电离室，像 Farmer 型电离室，测量的离轴剂量分布曲线会出现人为展宽，不能代表真实的离轴剂量分布曲线。因此，Farmer 型电离室不应用于射束扫描。较小尺寸的电离室能够提供更准确的测量数据。请注意，图 16.1.5 中用于扫描的一些探测器并不是电离室（如金刚石探测器或光子束半导体（PFD））。这些问题将在第 17 章中进行讨论。

最小尺寸的电离室（如微型电离室，体积小于 $0.015\ cm^3$）对于非常小射野的剂量测量很有用。图 16.1.6 显示了测量的电荷与射野尺寸的关系。黑线是实际输出情况下蒙特卡罗计算的剂量。回想一下,射束输出剂量随着射野尺寸的减小而减小。请注意,使用一些电离室的测量值非常低。例如,使用 Farmer 型电离室的小野测量输出值会偏低 50%。准确地测量射束输出十分重要。如果测量值偏小,那么给定剂量所需的 MU 将会偏高。这可能会导致重大事故。2010 年报道的一系列放射事故的原因,就是使用了大尺寸电离室,其中 76 名患者接受了超过 50% 的过量剂量照射(Bogdanich 和 Ruiz,2010)。

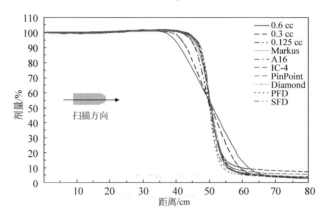

图 16.1.5　通过不同尺寸的电离室扫描的射束离轴剂量分布曲线

来自 AAPMTG106 关于射束调试验收,I. J. Das et al.,2008。加速器射束数据调试设备和程序:AAPM TG-106 的报告,Med phys 35(9):4186-215

需要注意,根据图 16.1.6,对于最小的射野,即使是使用体积为 0.125 cm³ 的微型电离室,输出测量值的偏差也可能超过 30%。小射野剂量学是一个复杂的课题,本书不作全面阐述。相关内容在 AAPM TG-155 报告中有详细的总结和描述(Das 等)。2017 年,国际原子能机构和 AAPM 发布了 TRS-483 报告,小射野剂量测量的实践指南(国际原子能机构,IAEA)(用于外照射放射治疗的小静态射野的剂量测量:IAEA-AAPM 关于参考和相对剂量测量的国际实践指南。国际原子能机构技术报告系列(TRS)483。奥地利,维也纳;2017 年)。

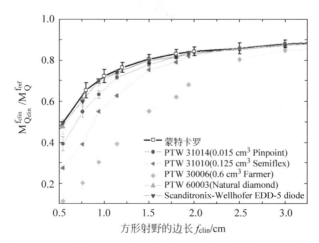

图 16.1.6　不同尺寸电离室的测量电荷量与射野尺寸的关系

R. Alfonso et al.,2008. A new formalism for reference dosimetry of small and nonstandard fields. Med Phys 35(11):5179-86

16.2　剂量测量规程

16.2.1　剂量校准规程

将电离室测量的电离电荷转化为介质中的吸收剂量，需要一些规程或方法。本节将利用 1999 年发表的 AAPM TG-51 的术语和步骤，来描述这种剂量转换方法（Almond et al.，1999）。但需要注意的是，还存在其他的剂量校准规程，包括国际原子能机构的 TRS398、德国工业标准（DIN）或英国医学物理与工程机构规范。这些报告的命名法虽然有所不同，但概念是相似的。还要注意的是，TG-51 实际上是对 1983 年发布的一个 AAPM 早期报告的更新，即 TG-21（AAPM TaskGroup21，1983）。TG-51 更易于使用，不容易出错。但因为 TG-21 报告对基本原理的描述更为详细，有时为了学习目的，仍需要参考 TG-21 报告。

16.2.2　校准和辐射质转换

剂量校准测量装置如图 16.2.1 所示。电离室（通常为 Farmer 电离室）放置在等中心处（加号），深度为 10 cm。这种测量常用的介质是水，电离室放置在测量专用的水箱中，参考射野大小为 10 cm×10 cm。用标准数量的 MU（通常为 100）照射电离室，测量对应的电离电荷量 Q。目的是将电离电荷转化为介质水中的吸收剂量。

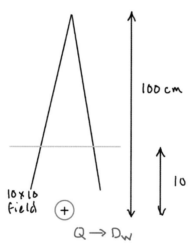

图 16.2.1　常规直线加速器束流的剂量校准几何条件

在 TG-51 规程中，水中的吸收剂量由以下公式确定：$D_W = M \cdot N_{D,W}$。这里 M 是剂量仪的仪表读数（静电计上的电荷量），$N_{D,W}$ 是一个将电荷转换为剂量的校准因子，这个符号以及其他相关符号具有下标，看起来可能较为复杂，但是只需要记住它们只是一个数值，$N_{D,W}$ 即是单位电荷转化的 Gy 值（Gy/C）。若要确定 $N_{D,W}$，需要将电离室设在标准实验室，利用参考射束进行校准。标准实验室中参考射束在水中的吸收剂量，可通过其他独立测量技术得到，通常是量热法。校准至少每两年做一次。在美国有几个认证过的剂量校准实验室（ADCL），可以进行剂量校准，其他国家也有类似机构。

　　剂量校准的一个难题是,剂量校准实验室无法再现在临床中所使用的直线加速器射线束。这是因为来自各种直线加速器的能量和能谱会有细微变化,因此,再现这些射线束将是一项不可能的任务。通常,剂量校准实验室使用的参考射束是^{60}Co。^{60}Co 射束非常稳定,特征明显,剂量校准是基于基本的物理衰变,而不是一个机电设备。通过这种方式,剂量校准实验室为用户提供了一个校准因子,$N_{D,W}^{60\text{Co}}$,即^{60}Co 射束在水中吸收剂量的校准因子。但直接将这个因子应用于直线加速器测量来计算吸收剂量是错误的(即直线加速器 $D_W \neq M \cdot N_{D,W}^{60\text{Co}}$)。这是因为直线加速器束流与^{60}Co 束流的能谱不同,所以电离室的响应也不同。为此,首先需要将 $N_{D,W}^{60\text{Co}}$ 转换为近似适用于直线加速器束流的 $N_{D,W}$。这可以通过引入辐射质转换因子 k_Q 来完成,相关公式很简单,即 $N_{D,W} = k_Q \cdot N_{D,W}^{60\text{Co}}$。把所有这些公式放在一起,得到如下公式来确定水的吸收剂量:

$$D_W = M \cdot k_Q \cdot N_{D,W}^{60\text{Co}} \tag{16.1}$$

其中,k_Q 取决于射束的"辐射质"或射束能量。由于射束能量也决定了 PDD,因此有可能将 PDD 与 k_Q 因子联系起来。图 16.2.2 显示了 TG-51 报告中一系列电离室对应的 k_Q 与 PDD 的关联曲线。利用蒙特卡罗计算,可以确定^{60}Co 束流和由直线加速器产生的具有特定 PDD 的射束在同一电离室的不同响应,结果展示在图中。回想一下,射束的能谱会影响 PDD,射束能量越高,PDD 越大(第 10 章)。用户只需简单地测量射束的 PDD,然后查找相应的 k_Q 因子。

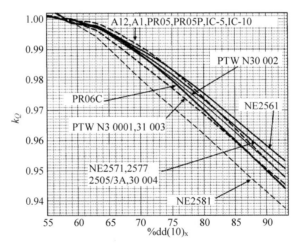

图 16.2.2　辐射质转换因子 k_Q 与射束的 PDD 之间的关系

来自 AAPM TG51,Almond et al.,1999.

　　需要注意的一个细节是,PDD 是在 10 cm 深的水下测量,$\%dd(10)_x$,只包括 X 射线成分。也就是说,来自直线加速器机头的电子成分被过滤掉了。这在能量大于 10 MV 的射束中尤其重要,其中电子分量可能会很大。在测量 PDD 时,可以在直线加速器机头的射束方向上放置一个薄的铅箔来实现,这将过滤掉电子线成分。在 PDD 测量完成后,拆除铅箔。或者,在规程中使用一个公式将测量的 PDD 转换为 PDD$_x$,修正掉电子线成分。这是更新后的 TG51 规程所推荐的方法。

16.2.3　电荷修正因子

式(16.1)中的静电计读数 M 表示静电计上的电荷读数。然而,为了准确地计算剂量,必须应用几个修正因子。如果静电计上的实际读数为 M_{raw},则式(16.1)中使用的 M 的修正值如下:

$$M = M_{\mathrm{raw}} \cdot P_{T,P} \cdot P_{\mathrm{ion}} \cdot P_{\mathrm{pol}} \cdot P_{\mathrm{elec}} \qquad (16.2)$$

我们将依次讨论这些修正:

(1) $P_{T,P}$ 是温度和压力的修正因子。要理解这一点,想象一下电离室中的空气有一个高气压。这种情况可能出现在周围环境空气压强较高的自然条件下。此时,电离室中会有更多的空气分子,电离室的读数也会相应偏高。因此,必须使用修正因子,将读数修正到标准基线情形。

$P_{T,P}$ 公式可以从理想气体定律导出。理想气体定律与气体的压力 P、体积 V 和温度 T 相关:$PV = nRT$,其中,n 是空气分子的数量,R 是一个常数。也就是说,对于一个给定的体积,空气分子数量将与 P 成正比,与温度 T 成反比。因此,为了进行修正,我们先将摄氏度转开氏度,再除以 P。

$$P_{T,P} = \frac{273 + T}{295} \cdot \frac{760\,\mathrm{mmHg}}{P} \qquad (16.3)$$

修正后的标准温度和压力分别为 22℃(或 273+22 K)和 760 mmHg(或 101.3 kPa)。

(2) P_{ion} 与电离室的电荷收集效率有关。考虑图 16.2.3 中所示的平行板电离室。如果靠近电离室底部的空气分子被电离,电子就需要穿越整个电离室向正电极漂移,这时它可能与气体中的空气分子重新结合,导致无法被收集。这就降低了电荷收集效率。当然,这种影响也取决于外加电场的电压。如果电压极低,漂移时间将极大,就会发生大量的复合,电荷收集效率将会变小。随着电压的增加,漂移时间会减少,电荷收集效率会逐步提高,直到达到饱和。应引入一个修正因子 P_{ion} 来考虑这一点。最常见的方法是测量两种电压情形下的电荷,然后在规程中应用一个可以描述收集效率的公式。P_{ion} 通常很小,远低于 2%,但在剂量测量中仍应当考虑。

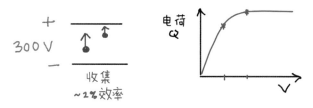

图 16.2.3　离子收集效率

当电子漂移到正极时,它们可能与空气分子重新结合而不被收集。在较高的电压下,这种影响较小

(3) 极性修正因子 P_{pol}。电离室的极性可以根据需要进行反转(如图 16.2.3 中的正极可以置于负电压,负极可以成为正极)。由于电离室不是完全对称的,极性反转将会改变电荷收集效率。P_{pol} 可以通过改变电离室极性和测量的电离电荷来得到。在规程中,包含一个从读数确定收集效率的公式。

(4) P_{elec} 用以考虑静电计的校准。换句话说,如果电离室中的电荷是 20 nC 的,那么在静电计上测量的是 20 nC 的吗？为此，需要将静电计送到校准实验室进行校准。典型的 P_{elec} 非常接近 1，但校准实验室的经验是，静电计灵敏度差别很大，所以进行校准非常重要。

16.2.4　参考深度的规定

式(16.1)和式(16.2)提供了一种简单的光子束剂量校准方法。不过，该规程规定这些测量应在 10 cm 深的水下进行(图 16.1.1)。然而，这并不是直线加速器对应的参考条件。大多数直线加速器设置的参考条件是等中心处、d_{max} 处为 1 cGy/MU。不过，这个转换过程很简单。我们简单地将 10 cm 处的剂量(根据式(16.1)计算)除以 TMR($d=10$,FS=10 cm× 10 cm)，就得到了 d_{max} 深度处的剂量。

16.2.5　电子束剂量测量

校准电子束的方法与校准光子束基本相同，但存在几个关键不同之处。首先，电子束参考剂量和测量的几何条件通常使用 SSD=100 cm，而不是像光子束那样的等中心设置(图 16.2.1)。这反映了治疗的方式(通常是 SSD 100 cm 的摆位条件)。校准的参考深度为 d_{ref}，由 TG-51 定义，$d_{ref}=0.6R_{50}-0.1$ cm，而不是 d_{max}。对于能量小于 10 MeV 的射线束，基本上接近 d_{max}，但对于能量更高的射束，d_{ref} 稍微深一些。

与光子束一样，处理电子束剂量时需要引入一个辐射质转换因子(式(16.1))。对于电子束，首先测量 R_{50}(见 15.1.4 节)，然后使用这个值从规程表中的蒙特卡罗模拟结果中，查找对应的转换因子。

测量电子束 PDD 时，会有些细微差别。如果简单地使用一个电离室进行扫描，得到的并不是深度剂量曲线，而是深度电离曲线。这两个曲线并不等价，因为电子能谱是随着深度改变而改变的。这就导致了电子的碰撞阻止本领的变化。回想一下，阻止本领是随能量而变化的(见 7.2 节)。最近的水箱扫描系统配备了软件，可以将深度-电离曲线转换为深度-剂量曲线。请注意，如果使用二极管半导体进行深度剂量测量，则并不需要进行这种转换(见第 17 章)。

另一个影响电子束剂量测量的因素是电离室的大小和测量点的位置。要理解这一点，考虑在水中某个点的沉积剂量，由于电子的前向散射性，电离室记录的对应剂量会分布在入射束前向的某一位置。因此，电离室中心测量的剂量是在射束方向上游(近源方向)产生的剂量。请注意，这种效应只适用于圆柱形电离室，而不适用于平行板电离室。对于电子束，圆柱形空腔的有效测量点为空腔半径的 1/2，即 $0.5r_{cav}$。因此，当测量 PDD 时，曲线应该向上游平移 $0.5r_{cav}$。位置修正需要在进行深度-电离到深度-剂量的转换前完成。注意，光子束剂量测量也存在同样的情况(有效测量点在近源方向 $0.6r_{cav}$ 的位置)，但由于光子束的剂量梯度较小，有效测量点的影响很小。

由于圆柱形电离室的尺寸可以很大，因此在电离室射束近端边缘的剂量可能与远端边缘的剂量不同。这称为梯度效应，在使用圆柱形腔室进行绝对剂量测量时，必须考虑这种效应。通过测量两个深度处的电荷，得到梯度修正因子。在规程中有一个公式，可以从数据推导出梯度修正因子。

总之，如果使用圆柱形电离室，那么需要以下步骤来进行电子束剂量校准。

1) PDD 测量

(1) 将 PDD 曲线向上游移动 $0.5r_{cav}$；

（2）使用深度依赖的电子阻止本领，将深度电离转换为深度剂量。

2）绝对剂量校准的测量

（1）通过测量两个深度处的电荷，测量梯度修正因子；

（2）确保使用有效测量点，距离电离室中心上游 $0.5r_{cav}$。

如果使用平行板电离室，那么这个过程将大大简化。只需要将深度电离量转换为深度剂量。

进阶阅读

AAPM Task Group 21. 1983. A protocol for the determination of absorbed dose from high-energy photon and electron beams. *Med Phys* 10:741–771. doi:10.1118/1.595446.

Almond, P.R., et al. 1999. AAPM's TG-51 protocol for clinical reference dosimetry of high-energy photon and electron beams. *Med Phys* 26(9):1847–1870.

Bogdanich, W. and R.R. Ruiz. 2010. Radiation errors reported in Missouri. *New York Times*. Available at: https://www.nytimes.com/2010/02/25/us/25radiation.html .

Dieterich, S., E. Ford, D. Pavord and J. Zeng. 2016. *Practical Radiation Oncology Physics*. Chapters 1 and 2. Philadelphia, PA: Elsevier.

Khan, F.M. and J.P. Gibbons. 2014. *Khan's The Physics of Radiation Therapy*. 5th Edition. Chapter 6. Philadelphia, PA: Wolters Kluwer.

McDermott, P.N. and C.G. Orton. 2010. *The Physics of Radiation Therapy*. Chapters 8 and 11. Madison, WI: Medical Physics Publishing.

McEwen, M., et al. 2014. Addendum to the AAPM's TG-51 protocol for clinical reference dosimetry of high-energy photon beams. *Med Phys* 41(4):041501-01–20. doi:10.1118/1.4866223.

Metcalfe, P. T. Kron and P. Hoban. 2007. *The Physics of Radiotherapy X-rays and Electrons*. Chapter 8. Madison, WI: Medical Physics Publishing.

习题

注：＊表示问题较难。

有些问题可能需要参考 AAPM TG-51 或 TG-21 报告。

1. 将图 PS16.1 中的测量条件与相应的用途相匹配。（　　）

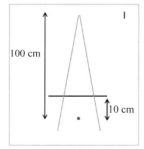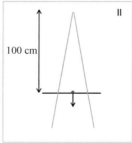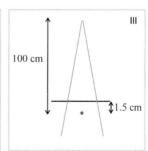

图 PS16.1　测量设置

a. 电子束 PDD 测量

b. 6MV 光子束输出参考剂量 1cGy/MU

c. 根据 TG-51 进行的光子束输出测量

2. 对于 18 MV 射束,应该使用什么 k_Q 射线质校正因子? 假设 PDD(10 cm)$_x$ 是 78%。假设使用的是一个 Farmer 电离室模型 NE2571。请参见 TG-51 中的表格或图表。(   )

    a. 0.965   b. 0.972   c. 1.029   d. 1.036

3. 在问题 2 中,如果使用了不正确的 PDD (10 cm),65%,即 6 MV 射束的 PDD,k_Q 因子会有多大偏差? 校准后的输出是偏低还是偏高?(   )

    a. 2.2%低   b. 3.1%低   c. 2.1%高   d. 3.1%高

4. $T=19℃$ 和 $P=102.0$ kPa 的温度/压力条件下,温度压力修正因子是多少?(   )

    a. 0.76   b. 0.98   c. 1.016   d. 1.324

5. 依照 TG-51,对于 6 MV 光子束,如果意外使用了 20 cm×20 cm 射野测量输出,相比于 10 cm×10 cm 射野,剂量校准(cGy/MU)会偏离多少?(请参见 11.3 节中的表格。)(   )

    a. 0.96   b. 0.98   c. 1.025   d. 1.043

6. 列出可能识别问题 5 中的错误校准的 3 种方法。

7. 对于测量剂量为 100 cGy 的情形,以下哪个电离室给出的电荷读数最高?(   )

    a. Farmer 电离室,体积 0.6 cm^3 b. 迷你圆柱形电离室,体积 0.125 cm^3

    c. 微型圆柱形电离室,体积 0.07 cm^3 d. 马库斯电离室,有效体积 0.02 cm^3

8. 将下面的任务与问题 7 列出的电离室匹配起来。

水箱扫描 PDD 和离轴剂量分布曲线   测量小射野和离轴剂量分布

大射野的绝对参考剂量测量   电子束 PDD 和剂量测量

*9. 考虑 PTW 型号 TN30013 Farmer 电离室。在 18 MV 的射束情况下,与来自电离室所在水中产生的电子相比,来自室壁的电子占比为多少(壁厚 0.06 g/cm^2)? 参见 AAPM TG21 第四节。使用较低能量的束流时,结果将如何变化?(   )

    a. 0.18   b. 0.35   c. 0.55   d. 0.75

*10. 哪个电离室可以用来测量电子束 PDD 和输出。讨论如何确定电子束的射线质校正因子和相关的修正因子。

第17章

其他辐射测量设备

本章介绍在临床剂量测量中广泛使用的三种设备：半导体（17.1节）、发光剂量计（17.2节）和胶片（17.3节）。这些设备具有许多出色的性能，如能即时读出（半导体）或具有高空间分辨率（胶片），但它们也有局限性，需要重点关注。

需要指出的是，存在一些其他辐射测量设备，本章中没有涉及它们，包括：

（1）金属氧化物半导体场效应晶体管（MOSFETs）。它们在许多方面与半导体相似，但不常使用。

（2）闪烁探测器。低 Z 探测器在辐射时可发出光信号。光信号经校准后，可转化为读取剂量。也存在可以产生闪烁光的液态闪烁体，它们可以即时读出剂量。

（3）凝胶剂量计。凝胶的特性（如光学不透明度或磁共振弛豫度）在辐射后会发生变化。它们可以提供一个三维剂量分布图。

（4）量热探测器。探测器测量介质（通常是水）在受辐射后产生温度变化。它们是校准实验室使用的主要基准探测器。人们正在探索一些新的量热方法，如激光干涉法，即通过分裂激光束的干涉模式来测量水的折射率的变化（这是由温度的变化引起的）。

这些设备有很多优点，但更复杂，目前尚未广泛用于临床。

17.1 半导体

硅二极管半导体探测器坚固耐用，尺寸较小（例如，面积 1 mm^2，厚 30 μm），受到辐照时，会产生一个强信号。因此，在放射治疗中应用范围很广。本节将探讨这类测量设备的基本原理及其应用。

17.1.1 剂量测量的物理原理

如图 17.1.1 所示，用于放疗的半导体通常由两个硅晶体组成。N 型晶体（右）掺杂了一种可提供额外电子的杂质；而 P 型晶体（左）则掺杂了一种不同的杂质，这种杂质可提供"空穴"或空位，供电子填充。当 P 型晶体与 N 型晶体接触，多余的电子会聚集在 P 侧，大量的空穴聚集在 N 侧，结果是在中间形成了一个薄薄的、没有电荷的"耗尽层"。电荷聚集导致在耗尽层形成电压（通常为 1 V）。这个区域很薄（如几微米），电场强度非常大。这个电场能够加速任何进入其中的电荷。

在这个设备中,电子从顶部进入,然后通过强电场加速向 N 侧电极移动,这个运动过程可以在外电路读出电荷。请注意,与本章中的所有探测器一样,这些电子要么来自主射线束本身(如治疗电子束),要么由光子束通过康普顿散射产生。

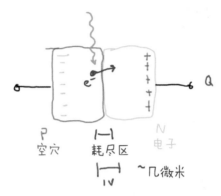

图 17.1.1　由 N 型晶体(右)和 P 型晶体(左)组成的硅二极管

来自 N 型晶体的多余电子聚集在左边,而"空穴"聚集在右边。进入器件的电子,会在薄耗尽区的强电场中被加速

17.1.2　半导体的优点和局限性

半导体的一些优点,使得它们特别适合应用于特定的临床场景,但同时也必须注意其局限性。

优点:

(1) **即时读出**。与 OSLDs(见 17.2 节)或胶片(见 17.3 节)不同,可以从半导体中立即读出剂量。这使得可以在水箱中使用该设备进行扫描,测量射线束离轴剂量分布和 PDD (参见相关的视频,了解此过程的演示)。半导体也经常用在 QA 设备和体剂量测量中。

(2) **灵敏度高**。

(3) **紧凑、体积小**。图 17.1.2 显示了半导体探测器的典型尺寸。半导体尺寸比第 16 章中讨论的大多数电离室都要小得多。小尺寸使它们成为扫描射野离轴剂量分布或测量小射野输出的理想工具。

(4) **无偏置电压**。与电离室需要施加高压(如 300 V)不同,半导体不需要施加偏置电压,这使得它们更适于用在患者身上。

(5) **坚固耐用**。

缺点:

(1) **能量响应**。由于硅半导体的高 Z 性质,该探测器对低能光子过响应。

(2) **温度依赖性**。温度会影响半导体读数,每摄氏度的变化约为 0.5%。

(3) **方向依赖性**。探测器响应依赖于射线束对探测器的入射角度,在 45° 方向的过响应约为 5%。

(4) **损伤**。半导体的辐射损伤,会导致灵敏度发生变化。这种效应相对较小(在 1 kGy 照射后为 0.1%),但累积剂量很大时,这种效应也可能有重要影响。

(5) **剂量率**。半导体探测器的响应取决于瞬时剂量率。

17.1.3　用于扫描和小射野剂量测量的半导体

图 17.1.2 为用于射束扫描的半导体探测器示例。扫描时,半导体垂直固定在水箱中(图 17.1.2 中射束从顶部照射),然后在射野范围内移动,以获得(在不同的深度下)射野离轴剂量分布或 PDD 曲线。这个过程可观看相关视频。

图 17.1.2 所示为一个光子剂量测量半导体。灵敏区位于探测器前表面下方 2.03 mm 处,有效面积为 1 mm^2,而电子剂量测量半导体(图 17.1.2 右),灵敏区深度较浅,约为 0.77 mm 或 1.33 mm 水当量深度。光子剂量测量半导体中灵敏区外的额外厚度,可屏蔽低能的散射光子。这一点很重要,这是因为半导体对低能光子响应过高。专门的半导体也可用于小射野剂量测量。这些"放射外科专用半导体"具有更高响应,例如,图 17.1.2 中所示的半导体的剂量响应为 175 nC/Gy 和 9 nC/cGy。

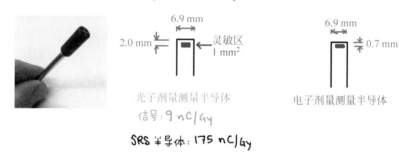

图 17.1.2　用在水箱中扫描的半导体探测器
PTW 公司的 P 型半导体[型号为 60016]和 E 型半导体[型号为 60017]

17.1.4　在体剂量测量用半导体

半导体经常用于"在体"剂量测量。在体剂量测量指的是测量治疗期间的辐射剂量。图 17.1.3 中所示的半导体通常放置在患者皮肤表面,给出此点即时的剂量读数。图 17.1.3 说明了这种类型探测器的构造。需要按照 AAPM TG62 的标准,对半导体探测器读取的剂量进行交叉校准。

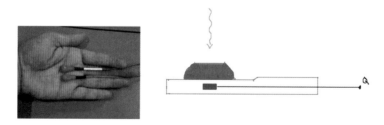

图 17.1.3　用于在体剂量测量的半导体
测量治疗期间的剂量。灵敏区域(蓝色)位于建成帽后面(红色)。不同能量的射线束,可以使用不同厚度的建成帽

17.1.5　绝对剂量与相对剂量测量

需要注意的一点是,半导体探测器通常不用于绝对剂量测量,即校准射束中每监测跳数

(MU)对应辐射剂量(cGy)。OSLDs(17.2节)或胶片(17.3节)也不用于绝对剂量测量。正如第16章所描述的,电离室可用于绝对剂量校准。半导体可用于相对剂量测量,如射束的离轴剂量分布或射束中心轴的 PDD 曲线。半导体测量的剂量,可以通过其他绝对测量进行交叉校准,提供剂量读数,但半导体本身不能作为初级标准。

17.2 发光剂量计

17.2.1 发光剂量计的原理和操作

发光剂量计的基本原理是受到辐射后能够释放光。光的发射是由另一个光源激发或加热来触发的。图 17.2.1 显示了一个发光剂量计的例子,它是一个由氧化铝制成的晶体(Al_2O_3)。晶体中掺杂了碳(Al_2O_3:C),这使得晶体对光更加敏感。Al_2O_3:C晶体融入一个塑料基质中,用于读出。在这些晶体中,量子力学的能级是带状的,而不是像原子中的离散能级,电子可以占据这些价带中特定能量的一个量子态。图 17.2.1 显示了两个带:低能的价带和高能的导带。当晶体吸收能量,晶体中的电子可以从价带向上跃迁到导带。这些晶体中的电子可以在很长一段时间内都被困在较高能量态的"陷阱"中。

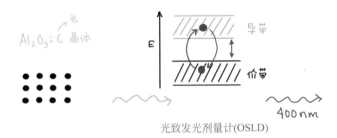

图 17.2.1　光致发光剂量计(OSLD)由 Al_2O_3:C 晶体构成

在辐照过程中,价带中的电子被激发跃迁到导带(蓝色箭头)中,并被捕获在那里。之后,利用一个光源
(红色)激发晶体,发射光子。与热释光剂量计(TLDs)工作原理类似,但激发是由加热触发

为了读取信号,需要使用一个光源去激活晶体。现代剂量计读出仪使用的光源是一个发光半导体(light-emitting diode,LED)。激发过程使得在导带中捕获的电子进入到价带,并发射光子。Al_2O_3:C晶体发射光子的波长为 400 nm。辐射剂量越高,捕获的电子就越多,在读取时就会产生更高的光信号。因此,该设备经过校准,可测量吸收剂量。这种类型设备被称为光致发光剂量计(optically stimulated luminescent dosimeter,OSLD)。

另一种类型的发光设备是热释光剂量计(trermal luminescent dosimeter,TLD)。TLD可采用不同类型的晶体,通常是氟化锂,但操作原理是相同的。为了读取剂量,需要将晶体加热到大约 180℃。当加热晶体时,捕获的电子就会被释放出来,输出的光信号逐渐增加。信号达到最大值后下降。这个"发光曲线"经过校准,得到剂量读数。

17.2.2 发光剂量计的优点和局限性

与半导体一样,发光剂量计具有一些特性,比较适合临床应用,但也必须考虑其局限性。
优点:

(1) **体积小且被动测量**。OSLD 和 TLD 晶体可以制成体积很小的单元,放在支架中,可放置在患者的皮肤或体腔内,或者放置在模体的空腔内读取剂量。不需要任何电缆或其他附件。

(2) **灵敏度高**。用 OSLD 可以准确地读取低至 0.1 mrem 的剂量。广泛应用于人员剂量监测。

(3) **易操作**。

(4) **对温度、剂量率或射束方向的依赖性小**。这点与半导体相反。

缺点:

(1) **剂量响应非线性**。OSLD 或 TLD 的输出不是随剂量而线性增加。存在一个超线性响应,在约 2 Gy 以上尤其显著。原则上,可以在校准中进行校正,但使用时必须小心。

(2) **衰退**。来自 OSLD 的信号在照射后的最初几分钟内急剧衰退。这段时间内剂量读数有很大的不确定性。

(3) **重复使用**。OSLD 经过强光长时间曝光后可以重复使用。然而,这个过程复杂,使用时须小心。

(4) **能量**。和半导体一样,这些设备对低能光子存在过响应。

(5) **不能即时读数**。

17.3 胶片

与照片类似,胶片能够提供具有高空间分辨率的剂量读出。因此,胶片在放射治疗中有许多应用。胶片主要有两种类型:放射性胶片和放射性自显影胶片。两种胶片都有一个很薄的活性层(几个微米厚),辐射曝光后,活性层会发生一些化学变化。最终结果是不透明度增加,不透明度经过校准即可得到照射剂量。

17.3.1 放射性胶片

在数字化成像出现前,放射性胶片或许是最常使用的辐射测量仪,处理过程需要在暗室中进行。图 17.3.1 展示了胶片的结构。其表面嵌有银颗粒的小晶体,通常为溴化银或碘化银(图 17.3.1(b))。当胶片受到辐射照射(或者更准确地说是带电粒子)后,发生氧化还原反应,导致银移位到晶体表面(图 17.3.1(c))。未经过照射的晶体颗粒,可以通过化学反应去除。在辐照后银残留的区域,胶片的不透明度增加。

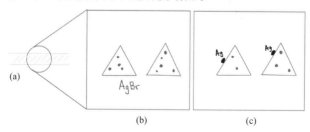

图 **17.3.1** 放射性胶片的结构

(a) 胶片;(b) 在胶片表面上含有银(溴化银)的晶体;(c) 经过电子束照射后,银原子位于晶体表面,使胶片变暗

17.3.2　胶片校准

　　胶片的不透明度或光密度(OD)的增量定义为 $OD = \log_{10}\left(\dfrac{I_0}{I}\right)$，$I_0$ 是扫描仪入射光束的强度，I 是该光束通过胶片后的强度。光密度值随剂量的函数变化如图 17.3.2 所示。它从一个基线水平(在本例中为 0.2)开始，这个基线是胶片的本底值，即没有曝光的光密度值。光密度值随着剂量的增加而增加，最后趋于饱和(在本例中为 1.0)。饱和度取决于胶片的响应速度。这种特征曲线被称为 H&D 曲线，以 19 世纪末提出这种曲线的赫特和德里菲尔德命名。

　　图 17.3.3 取自于 AAPM TG69 报告(用于兆伏级剂量学的放射性胶片)，显示了放射性胶片响应的能量依赖性。这种特定胶片(柯达 XV 胶片)在低能(如 44 keV)时的光密度大约是高能(如 1.7 MeV)的两倍。这种依赖性表现在几个方面。比如：如果胶片是在高能射束中进行校准的(建立 H&D 曲线)，就不能在低能射束使用同样的校准曲线；如果射束的能谱(如随着射野大小或深度)发生变化，那么剂量响应也可能发生变化。

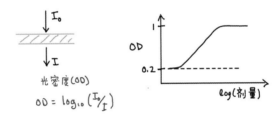

图 17.3.2　胶片的剂量校准

曝光后，不透明度会增加。光密度(OD)可以作为剂量的函数进行校准(右)

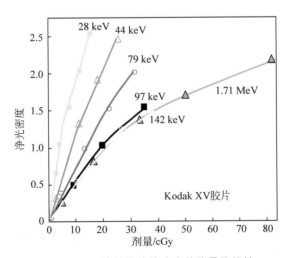

图 17.3.3　放射性胶片响应的能量依赖性

引自 AAPM TG 69，S. Pai，et al. ，2007. TG-69：radiographic film for megavoltage beam dosimetry. Med Phys 34(6)：2228-2258.

　　放射性胶片的优点：

　　(1) **分辨率高**。照相级分辨率。

（2）**成本相对便宜**。

缺点：

（1）**需要处理设备**。这是一个复杂的设备。通常需要一个暗室和化学药品。

（2）**需要扫描仪**。光学扫描仪读取 OD 值，然后转换为剂量。

（3）**能量依赖性**。放射胶片在剂量响应方面具有很强的能量依赖性，在低能时 OD 值较大。

17.3.3 放射自显影胶片

放射自显影胶片（有时称其商标名称 GAF Chromic 或 EBT®）与放射胶片的工作机理完全不同，但最终结果是相同的，即如 17.3.2 节所述的那样，辐射剂量相关的不透明度可以读取和校准。在放射自显影胶片中存在着小分子，即丁二炔单体，这些小分子涂嵌在一个通常有几十毫米厚的塑料基板中。受到辐射（或更确切地说是电子）后，小分子单体发生交联，导致对光的不透明度增加。注意有一些放射自显影胶片的材涂层基板不透明，不能在图 17.3.2 所示的透射模式下读取。这些胶片是用于某些质量保证项目，如确定射野形状，这种情况下不需要剂量读数。

放射自显影胶片有几个关键的优点：

（1）**分辨率高**。与放射性胶片一样。

（2）**不需要处理设备**。这种胶片"自显影"。变暗时不需要任何化学处理。在一开始迅速变暗，然后随着时间继续缓慢变化，直到在曝光后大约 24 h 达到饱和。

（3）**与能量无关**。与放射胶片不同，放射自显影胶片的响应对能量的依赖性很小。

缺点：

（1）**需要扫描仪**。像放射性胶片一样，需要一个光学扫描仪来读取光密度值。

（2）**校准步骤复杂**。校准放射自显影胶片的剂量更为复杂。规程中使用三个颜色通道（红色、绿色和蓝色）的信号来获得剂量校准。

（3）**成本相对昂贵**。

放射自显影胶片有多种用途。例如：将胶片放在一个模体中，然后进行照射；将光密度转换为剂量图，该剂量图可以与计划中胶片平面上的计划剂量进行比较。**放射自显影胶片与放射性胶片的优缺点对比，是胶片剂量学中的一个重要概念**。

进阶阅读

Dieterich, S., E. Ford, D. Pavord and J. Zeng. 2016. *Practical Radiation Oncology Physics*. Chapter 3. Philadelphia, PA: Elsevier.

Khan, F.M. and J.P. Gibbons. 2014. *Khan's The Physics of Radiation Therapy*. 5th Edition. Chapter 8. Philadelphia, PA: Wolters Kluwer.

McDermott, P.N. and C.G. Orton. 2010. *The Physics of Radiation Therapy*. Chapter 8. Madison, WI: Medical Physics Publishing.

Metcalfe, P., T. Kron and P. IIoban. 2007. *The Physics of Radiotherapy X-rays and Electrons*. Chapter 3. Madison, WI: Medical Physics Publishing.

IAEA. 2013. Development of procedures for in vivo dosimetry for external beam radiotherapy. IAEA Human Health Report Volume 8.

Van Dam, J. and G. Marinello. 2006. Methods for in vivo dosimetry in external beam radiotherapy. Brussels: ESTRO. Report.

Yorke, E., et al. 2005. Diode in vivo dosimetry for patients receiving external beam radiation therapy, report of AAPM Task Group 62. AAPM Report Number 87.

Niroomand-Rad, A., et al. 1998. Radiochromic film dosimetry: Recommendations of AAPM Task Group 55. *Med Phys* 25(11):2093–2115.

习题

注：* 表示问题较难。

1. 下列哪种设备最适合用于直线加速器的日常输出剂量验证？（　　）

    a. 光致发光剂量计　　　　　　　　　b. 半导体

    c. 放射胶片　　　　　　　　　　　　d. Farmer 电离室

2. 在麻醉过程中使用充气式升温设备（如 Bair Hugger 升温仪）的情况下，以下哪种设备最适合进行在体剂量测量？（　　）

    a. 光致发光剂量计　　　　　　　　　b. 半导体

    c. 放射胶片　　　　　　　　　　　　d. Farmer 电离室

3. 辐射照射一分钟后，光致发光剂量计的剂量读数是什么？（详细信息见 AAPM TG♯191）（　　）

    a. 低 40%　　　　b. 低 5%　　　　c. 高 5%　　　　d. 高 40%

4. 以下哪种设备最适合建立千伏级锥形束 CT 的剂量校准？（　　）

    a. 光致发光剂量计　　　　　　　　　b. 半导体

    c. 放射胶片　　　　　　　　　　　　d. Farmer 电离室

5. 在 6 MV 10 cm×10 cm 射束中校准的放射胶片，用于测量峰值电压为 120 kV 诊断射束中 20 cGy 的剂量。胶片剂量会怎样？（详情见 AAPM TG♯69）（　　）

    a. 低 200%　　　　b. 低 10%　　　　c. 高 10%　　　　d. 高 200%

6. 在标准条件下（6 MV10 cm×10 cm 射束）校准的光致发光剂量计，用于测量心脏植入电装置的剂量。将光致发光剂量计放置在设备上方患者体表建成材料下。若测量点位于射野外。那么光致发光剂量计的剂量读数是多少？（详见 AAPM TG♯191）（　　）

    a. 低 20%　　　　b. 低 5%　　　　c. 高 5%　　　　d. 高 20%

7. 将图 PS17.1 中的 PDD 图与用于测量的射野大小和设备相匹配。（　　）

    a. 2 cm×2 cm，0.125 cm^3 微型电离室

    b. 2 cm×2 cm，半导体

    c. 30 cm×30 cm，0.125 cm^3 微型电离室

    d. 30 cm×30 cm，半导体

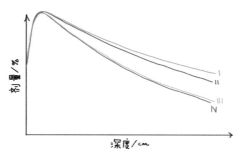

图 PS17.1   百分深度剂量曲线

8. 与放射性胶片相比,列出放射自显影胶片的两个优点和两个缺点。

*9. Al_2O_3：C 晶体的光致发光剂量计的有效 Z 值是多少？请描述 Z 如何影响光致发光剂量计的能量依赖响应。

*10. 比较将硅二极管半导体放置在患者射束入射处与射束出射处的剂量响应。

第**18**章

质量保证

18.1 质量保证的原理

18.1.1 瑞士奶酪事故模型

瑞士奶酪事故模型认为各种错误预防屏障就像一片片瑞士奶酪,堆叠在适当的位置,以防止错误发生,但这些错误预防屏障的审查功能如同奶酪上的洞,并不能发挥十全十美的作用。质量保证(QA)措施就像瑞士奶酪片。本章的目的是展示质量保证的最佳方法。关于这个模型的更多信息可以在视频中找到。

18.1.2 示例:质量保证和风险

图 18.1.1 展示了直线加速器输出偏差的一个例子。其原因可能是电离室增益(信号)的偶然变化。通过失效模式与效应分析(FMEA)手段对其风险进行分析。FMEA 在 27.3 节中会有更详细的介绍,简略地说,FMEA 包含三个评分标准:故障的严重度 S、发生率 O 和可检测性 D,每个分数段都采用 10 分制。这些分数相乘得出最终风险分数(风险 = SOD)。在本例中,我们将发生率的评分设为 10,即我们知道在本例中发生了输出偏差。对于严重度,我们考虑三种可能的情况:输出偏差分别为 5%(严重程度,$S=8$)、2.5%($S=5$)和 1.5%($S=2$)。这些分数在数值上并不严格,而是作为一个近似指标。依据 20 世纪 70 年代的实验数据和临床结果,ICRU 第 24 号报告规定将剂量偏差控制在处方剂量的 5% 以内。最后是可检测性。在没有质量保证的情况下,输出偏差基本上是不可能被检测到的,所以我们将可检测性得分取为 10 分,这对应于高难检测度(见图 18.1.1 中的绿色)。最终的风险评分在图中右侧蓝色字体显示。

现在我们来考虑一下实施质量保证项目的效果。一个重要参考文献是 AAPM TG-142 报告(Klein et al.,2009),报告中给出了直线加速器质量保证的推荐。直线加速器输出剂量的检查频率和容差如下:每日(容差<3%)、每月(容差<2%)和每年(容差<1%)。有了这些质量保证措施,图 18.1.1 中的可检测性得分就会明显变小,总体风险得分会低很多(图 18.1.1 中的灰色字体)。请注意,最大的偏差由每日质量保证检测得到,而最小的偏差由年度质量保证检测得到。上面的例子说明了质量保证的原则以及不同的容差和频率的建议。AAPM TG-100 报告(Huq et al.,2016)对此部分内容进行了更详尽的讨论。

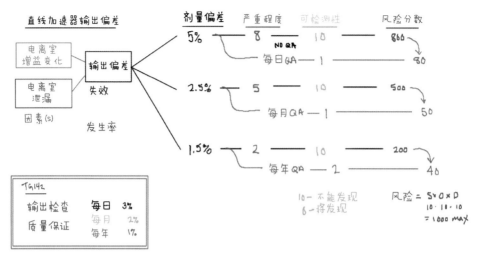

图 18.1.1　基于风险的观点和质量保证的意义

18.2　直线加速器的质量保证

18.2.1　简介和报告

有关描述直线加速器的质量保证测试项目和推荐的容差及测试频率的主要报告如下：2009 年的 AAPM TG-142,2017 年的 AAPM 医学物理实践指南（Medical Physics Practice Guideline,MPPG）8a,同时 AAPM TG-198 号报告也即将发布。表 18.2.1 总结了这些报告中的建议（注意,该表列出了最重要的测试项目,而不是每项测试）。测试类型分为两大类：机械测试和剂量测试。有些测试建议每日实施,有些建议每月实施,而有些建议每年实施。

18.2.2　剂量测试

表 18.2.1 中的前两个剂量测定质量保证检测项目,包括直线加速器输出剂量和射束离轴剂量分布。图 18.2.1 和图 18.2.2 显示了可用于完成这些测试的示例检测设备。所示的日常质量保证设备（图 18.2.1)包含 8 个电离室,中心电离室用于跟踪输出剂量,外周电离室用于提供射束离轴剂量分布。其中一个电离室包含过滤器,基于预期的相对信号能够提供射束能量（射线质）的检查。

月检在塑料模体中使用 Farmer 电离室进行测试（图 18.2.2)。而年检则在水中基于 TG-51 协议进行一次完整的测量（见第 16 章）。如图 18.2.2(b)所示的水箱,使用测量探测器进行射野扫描,以精确测量射束离轴剂量分布。关于这一点的详细演示,请参阅视频。

射线质测量须每月及每年进行（表 18.2.1）。可通过在两个深度点测量射束的 PDD 或 TMR 值来完成。

表 18.2.1　AAPM TG-42、MPPG 8a 和 TG-198 报告的直线加速器质量保证测试建议

剂 量 测 试	每日	每月	每年
输出	3%	2%	1%
离轴分布	2%	**1%**	**1%**
射线质		1%	1%
楔形野输出因子			2%
输出 vs 剂量率			2%
输出 vs 机架角度			**1%**
机 械 测 试	每日	每月	每年
治疗床位置指标		2 mm	
机架和准直器角度		1°	
辐射等中心(准直器床,机架)			±1 mm
十字中心		1 mm	
光野-射野—一致性		2 mm	2 mm
楔形射放置		2 mm	
野大小	2 mm	2 mm	
刻度		2 mm	
激光	**1 mm**	1 mm	
光距尺	2 mm		
叶片位置		1 mm	

注:本表列出了主要的质量保证检查项目。其中红色字体表示只有一个报告做了推荐。粗体表示这三个报告在推荐的容差存在分歧。

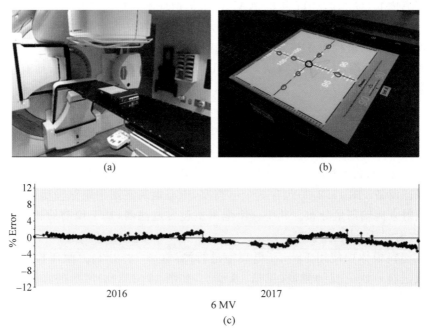

(a)　　　　　　　　　　　　　(b)

6 MV

(c)

图 18.2.1　日检设备

(a)、(b) 8 个电离室提供输出剂量、射束离轴剂量分布和能量的测量;(c) 随着时间的推移,具有低预警和高预警的容差值

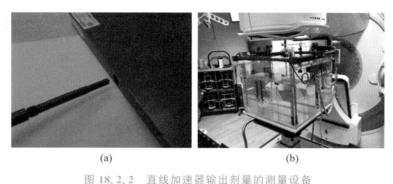

图 18.2.2 直线加速器输出剂量的测量设备

(a) 用于月检的水等效的塑料模体和 Farmer 电离室；(b) 用于年检的电离室与水箱

回想一下,PDD 或 TMR 的衰减系数取决于射束的能谱(见 10.1.3 节),因此在两个不同深度测量 PDD 或 TMR 可以提供射束能谱的指标。通常测量一个比值,例如 $\mathrm{TMR}(d=20\ \mathrm{cm})/\mathrm{TMR}(d=10\ \mathrm{cm})$。质量保证测试的目的是确保该比值在容差范围内是恒定的。

18.2.3 机械测试

关于表 18.2.1 中列出的机械质量保证测试内容的详细讨论,请参阅视频。这里提到两个质量保证测试项目:激光定位系统和光距尺。

激光定位系统。激光定位系统是患者治疗定位的重要组成部分。该系统功能如图 18.2.3 所示。激光定位系统安装在直线加速器和 CT 模拟机上,激光投射一条细线对齐相交于等中心处。两个垂直的激光线在患者皮肤上相交形成一个十字(图 18.2.3(b))。如图 18.2.3(c)所示,患者身上有 3 个标记点(图中的蓝点),可用于将患者对准等中心。这些标记可能是文身或墨迹。移动和旋转患者,直到标记与激光线对齐(图 18.2.3(d)),这时等中心点与 3 个标记的交点对齐。

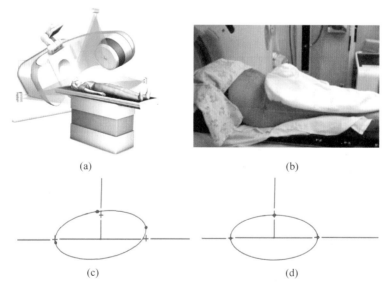

图 18.2.3 激光定位系统

(a) 在直线加速器上(图片由 LAP Laser Inc 提供);(b) 患者皮肤上显现的激光十字线;(c) 标记在患者身上的三个点(蓝点);(d) 调整患者体位,使皮肤标记与激光对齐

为了使上述系统按预期工作,激光线必须全部对准等中心,并且共线(即指向同一平面)。将激光线与坐标纸标记的等中心对齐即可完成质量保证测试(图 18.2.4)。

光距尺(ODI)。如图 18.2.5 所示,ODI 提供了患者皮肤上源皮距(SSD)的测量。刻度从直线加速器上投射出来,通过观察十字线与刻度的交点,经过校准后可以读出等中心处的源皮距。这个例子显示 SSD 为 95 cm。如需进一步了解这一操作,请参阅视频。为了对 ODI 进行质量保证,调整治疗床高度,读取 ODI 的 SSD 值,然后与相对于等中心的预设高度进行比较。

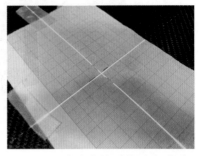

图 18.2.4 激光定位系统测试,将光野的十字线与坐标纸上的等中心对齐

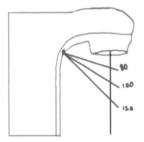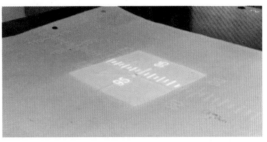

图 18.2.5 光距尺(ODI)
通过观察十字线与投影刻度的交点,可以读出源皮距

叶片测试。表 18.2.1 中的最后一项质量保证测试是对多叶准直器(MLC)叶片位置的测试。这对提供三维适形调强放疗或容积旋转调强放疗的机器非常重要。多叶准直器叶片测试有很多方式,也很复杂,但为了表述的目的,在表中简化为单一的每月测试。这里我们描述几个多叶准直器测试的例子,更完整的介绍可以在 AAPM 的报告中找到。

一个常见的测试项目是多叶准直器条带测试或"栅栏"测试(图 18.2.6)。在这个测试

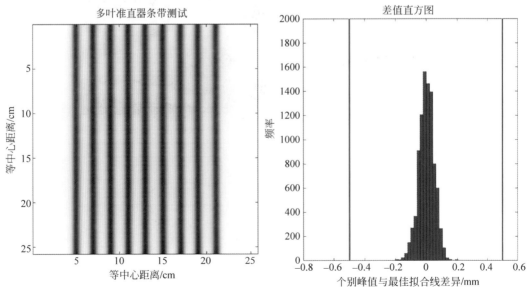

图 18.2.6 多叶准直器叶片测试
用 MLC 创建一个窄条带,并在射野中移动

中,用多叶准直器创建一个窄带,并在射野中移动到不同的位置,使用胶片或电子射野影像装置(EPID)成像。每个多叶准直器的位置可以在这些图像中测量,并与预期位置进行比较。图 18.2.6 中的数据显示,叶片与预期位置偏差在 1 mm 以内。多叶准直器的叶片速度测试对容积调强放疗的实施也很重要。更多细节可以在视频中找到。

18.3 针对患者的质量保证

对特定患者的计划进行验证十分重要,对于像调强放疗或容积旋转调强放疗这样的复杂计划尤其重要,因为在这些计划中,使用简单的剂量计算具有挑战性或是不可能的。**针对患者的质量保证是医学物理学实践的重要组成部分,也是一个重要概念。**

有多种方法可以完成针对患者的质量保证。图 18.3.1 说明了一种基于模体剂量测量的方法。在此方法中,针对患者的计划(图 18.3.1(a))移植到模体和测量设备上,并在这个设备上进行测量。这里是 ArcCheck(Sun Nuclear Inc.)的示例,ArcCheck 外围为直径 21 cm 的圆柱,其中布满半导体元件。使用治疗计划系统计算在 ArcCheck 上的预期计划剂量(图 18.3.1(b)),然后在加速器上实施照射(图 18.3.1(c)),进而比较阵列上每个探测器测量的实际剂量与计划剂量(图 18.3.1(d))。有关这一过程的详细说明,请参阅视频。

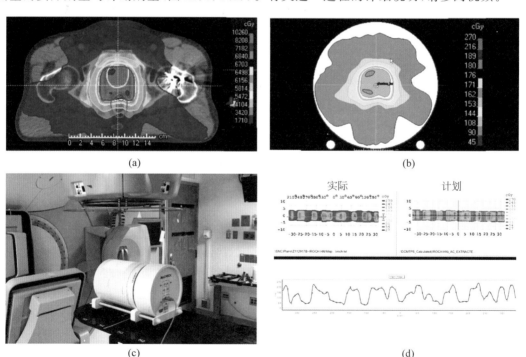

(a) (b)

(c) (d)

图 18.3.1 针对患者计划的质量保证过程

(a)患者计划;(b)同一计划移植到测量设备的模型上并重新计算剂量;(c)测量设备,一个围绕圆柱体的半导体阵列;(d)阵列上的测量剂量与计划剂量比较

　　在比较计划剂量与测量剂量时出现的一个问题是：某些计划中,特别是调强放疗或容积旋转调强放疗计划,存在较大的剂量梯度。图 18.3.2 显示了计划剂量(蓝线)与各点的测量剂量(红点)。左起第 5 点,计划和测量的剂量差很大。这是因为它所处的区域剂量梯度大,即单位距离剂量变化大。因此,简单地比较剂量差异往往会夸大差异。为了说明这一点,可以使用另一个指标,距离符合度(DTA)。DTA 是为了找到匹配剂量所需的距离。这可以减小高梯度区域的影响,但会高估低梯度区域的差异。因此,一个解决方案是将这两种方法合并为一个指标。也就是说,结合剂量差值和距离符合度。这个指标就是所谓的"伽马指数",γ。**伽马分析在调强放疗或容积旋转调强放疗计划的评估和质量保证中非常重要,是一个重要概念。**

　　如图 18.3.2 所示,γ 指数可以直观地认为,对于一个特定的测量点,我们可以在计划上找到最近的点,那么 γ 就是这个点的剂量差 ΔD 和 DTA 的正交相加,$\gamma = \sqrt{\Delta D^2 + DTA^2}$。通过归一,对应于特定的 ΔD 和 DTA,使 $\gamma = 1$。例如,如果将 γ 标准设置为 3%/3 mm,那么在 3%/3 mm 范围内的每个点,$\gamma < 1$；在 3%/3 mm 范围外的每个点,$\gamma > 1$。然后可以进一步建立 $\gamma = 1$ 的"通过标准"。也就是说,$\gamma < 1$ 的点通过,$\gamma > 1$ 的点失败。然后分析所有的测量点,确定通过和不通过的百分比。在图 18.3.2 的例子中,16 个点中有 14 个通过,即 87.5% 的通过率。在图 18.3.1(d)所示的实际测量计划中,以 3%/3 mm 标准,通过率为 98.6%。

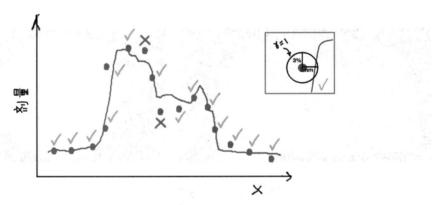

图 18.3.2　剂量和距离符合度分析(计划剂量(蓝色)与各点测量的剂量(红色))

　　γ 通过标准可以改变。虽然 3%/3 mm 的标准在 γ 分析中常用,但不是"魔数"。标准越严格,通过率就越低。这被认为是缩小球体的大小,导致在球体内的点更少。在图 18.3.1(d)的例子中,当标准为 3%/3 mm 时,通过率为 98.6%,而当标准为 2%/2 mm 时,通过率为 92.2%。注意,剂量和距离符合度数值不需要相同。例如,可以选择 2%/3 mm 的标准。

18.3.1　用于调强放疗质量保证的设备

　　目前常用的调强放疗质量保证设备是基于探测器阵列的测量设备,因为它们能提供即时读数,而且对探测器剂量响应的理解也比较清楚。有许多设备可供使用(表 18.3.1 和表 18.3.2)。其中包括：

　　(1)平面阵列设备。探测器之间的间距决定了调强放疗质量保证的分辨率。目前常用设备的探测器间距为 5～7 mm。

（2）电子射野影像装置（EPID）（QA StereoChecker,Standard Imaging Inc.）。优点是分辨率非常高（0.2 mm），这对于小野和（或）高梯度的计划非常有用，尤其是立体定向放射外科和立体定向放射治疗计划（见第 22 章）。

（3）非平面阵列,包括圆柱阵列或双平面阵列。

调强放疗质量保证测量也可以通过胶片来完成,最常见的是在模体中嵌入免冲洗胶片（见 17.3.3 节）。胶片测量的优点是分辨率极高。缺点是不能即时读出,并且需要很好的刻度。

最后一种调强放疗质量保证的方法是使用电子射野影像装置,这一方法正变得越来越普遍。关于电子射野影像装置的更多信息参见第 19 章。电子射野影像装置测量具有很高的分辨率和易于使用的优点。电子射野影像装置是大多数直线加速器的标准配置。使用中的一个挑战是需要将电子射野影像装置的图像读数转换为剂量。但由于探测器的响应和其他问题,这不是一件简单的事。EPID 进行调强放疗质量保证可用于治疗前（如上述方法）或甚至在治疗中（见下文）。

表 18.3.1　基于测量的患者质量保证使用的平面阵列设备

设　　备	制　造　商	探测器类型	分　辨　率	野　大　小
MapCheck2	Sun Nuclear	Diode	7 mm	20 cm×20 cm
MatriXX	IBA Dosimetry	Ion chamber	7.6 mm	24.4 cm×24.4 cm
Octavius 1500	PTW	Ion chamber	7.1 mm	27 cm×27 cm
QA CrossChecker	Standard Imaging	Ion Chamber	5 mm	30 cm×30 cm
Octavius 1000 SRS	PTW	Liquid-filled ion chamber	2.5 mm（中心面积）	5 cm×5 cm
QA StereoChecker	Standard Imaging	EPID/scintillator	0.2 mm	20 cm×20 cm

表 18.3.2　基于测量的患者质量保证使用的其他阵列设备

设　　备	制　造　商	探测器类型	排　　列	分　辨　率	直径×长度
ArcCheck	Sun Nuclear	Diode	Cylinder	1 cm（在直径 21 cm 的圆柱体表面）	21 cm×21 cm
Delta 4	ScandiDos AB	Diode	Biplanar array	5 mm（中心 6 cm×6 cm），1 cm（20 cm×20 cm 以外）	22 cm×40 cm

18.3.2　针对患者质量保证的其他方法

前面的部分侧重于治疗前的质量保证。目前也有针对患者质量保证的其他方法,包括：

（1）基于在体剂量的质量保证。在治疗过程中测量患者剂量。可以使用半导体或电子射野影像装置。

（2）透射测量装置。这些装置安装在直线加速器的机头,射束通过它们后照射到患者。

（3）基于计算的方法。在患者治疗期间,收集计算机日志文件,记录每个 MLC 位置、机架角度和治疗的 MU。这些数据可用于计算射野通量和患者剂量,并与计划剂量进行比较。

有关这些技术的进一步信息,请参阅视频。

18.3.3 调强放疗质量保证的参考和标准

2018 年发布的 AAPM TG-218 阐述了调强放疗质量保证方法和容差;2009 年发布的 AAPM TG-119 报告阐述了调强放疗系统的调试和相关测试,包括可下载的数据以及标准测试例,可以用于测试计划和治疗实施;2001 年发布的 AAPM TG-120 讨论了调强放疗质量保证的剂量测量工具和技术。除了这些报告之外,还有 2011 年出版的《ASTRO 安全白皮书:调强放疗的安全考虑》,为调强放疗计划与实施提供了更普遍的实践层面的建议。

18.3.4 质量保证:计划和治疗单的审核

数据表明,由物理师、治疗师或医师审核计划和治疗单是最有效的质量保证措施之一。即将发布的 AAPM TG-275 报告的主题是物理计划和治疗单审核。医师同行审核或"查房"也是一个重要的质量保证措施。这里的一个重要参考文献是 ASTRO 同行审核安全白皮书(Marks et al.,2013)。

18.4 完整剂量学系统的质量保证

本节简要探讨上述质量保证措施外的进一步的质量保证措施,这些措施旨在解决完整剂量学系统中上述质量保证措施可能无法发现的问题。关于这个主题的更完整的描述和图示,可以在视频中找到。

第一种是外部核查,其中一种形式是在标准参考条件下验证系统的剂量输出。IROC-H 中心和其他组织可以提供邮递系统,将热释光探测器或光释光探测器邮递到医院。将热释光探测器或光释光探测器在标准条件下照射,然后将之邮寄回 IROC-H 中心,分析剂量并与预期剂量进行比较。2018 年,IROC-H 进行了 9423 次光子束测量,平均读数为 1.007 ± 0.015(预测剂量与测量剂量之比),对电子束进行了 9155 次测量,平均读数为 1.003 ± 0.017(D. Foliowill,2018 年私人通信)。

第二种完整的剂量学系统的质量保证措施是 AAPM MPPG5a(Smilowitz et al.,2015)中描述的关于治疗计划系统的调试和质量保证。该报告建议对以下射野/几何条件进行验证检查,以比较计划剂量与测量剂量:多叶准直器形成的射野(包括小射野和离轴射野)、不同源皮距、斜入射、楔形野、非均匀模体,以及来自 TG-119、MPPG5a 和临床计划的测试例。除此之外,报告还建议进行端到端测试。**端到端测试是一个重要概念**。在该测试中,在模体中插入探测器(如电离室或胶片,图 18.4.1),在成像系统中扫描,为该"患者"生成治疗计划。照射模体,读取剂量并与计划系统计算的剂量进行比较。这样,对完整的剂量学系统进行端到端测试。

MPPG5a 推荐的另一个验证测试是使用来自外部机构邮递的模体。图 18.4.2 显示了来自 IROC-H 的头颈部模体的示例。该模体邮寄给用户,并包含带有热释光探测器和胶片的适配插件。对模体的处理就像对患者一样,进行扫描、计划和照射,然后再寄回。将胶片和热释光探测器剂量与计划剂量进行比较。视频中可以看到更详细的说明。

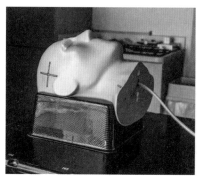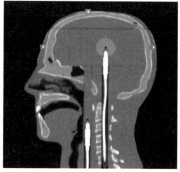

图 18.4.1　用于端到端测试的模体

照射模体,测量剂量。这里显示的是一个电离室,但也有胶片和其他插件。(图片由 CIRS 公司提供)

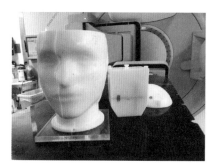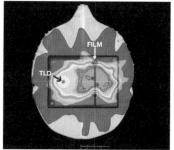

图 18.4.2　来自 IROC-H 的头颈模体.模体内嵌入热释光探测器和胶片的插件

制订治疗计划,照射模体,将测量剂量与计划剂量进行比较

　　这项测试的价值体现在各个机构相对较差的测试结果上。通过对头颈模体进行 2400 次以上的照射,IROC-H 报告称,只有 87% 的机构通过了 7%/4 mm 标准的测试 (D. Foliowill,2018 年私人交流)。其他模体也有类似的结果,2018 年,肝、肺、前列腺和脊柱计划的通过率分别为 71%、85%、85% 和 77%。低通过率说明了这种外部核查系统的必要性。

进阶阅读

Dieterich, S., E. Ford, D. Pavord and J. Zeng. 2016. *Practical Radiation Oncology Physics*. Chapters 5 and 12. Philadelphia, PA: Elsevier.

Ezzell, G., et al. 2009. IMRT commissioning: Multiple institution planning and dosimetry comparisons, a report from AAPM Task Group 119. *Med Phys* 36(11):5359–5373.

Hanley, J., et al. An implementation guide for TG-142: QA of medical linear accelerators, Report of AAPM Task Group 198. In preparation.

Huq, M.S., et al. 2016. The report of Task Group 100 of the AAPM: Application of risk analysis methods to radiation therapy quality management. *Med Phys* 43(7):4209–4262.

Khan, F.M. and J.P. Gibbons. 2014. *Khan's The Physics of Radiation Therapy*. 5th Edition. Chapter 17. Philadelphia, PA: Wolters Kluwer.

Klein, E.E., et al. 2009. Quality assurance of medical accelerators: Report of AAPM Task Group 142. *Med Phys* 36(9):4197–4212.

Low, D.A., et al. 2001. Dosimetry tools and techniques for IMRT, report of AAPM Task Group 120. *Med Phys* 38(3):1313–1338.

Marks, L.B., et al. 2013. Enhancing the role of case-oriented peer review to improve quality and safety in radiation oncology: Executive summary. *Pract Radiat Oncol* 3(3):149–156. doi:10.1016/j.prro.2012.11.010.

McDermott, P.N. and C.G. Orton. 2010. *The Physics of Radiation Therapy*. Chapter 18. Madison, WI: Medical Physics Publishing.

Metcalfe, P., T. Kron and P. Hoban. 2007. *The Physics of Radiotherapy X-rays and Electrons*. Chapter 11. Madison, WI: Medical Physics Publishing.

Miften, M., et al. 2018. Tolerance limits and methodologies for IMRT measurement-based verification QA: Recommendations of AAPM Task Group No. 218. *Med Phys* e53–e83. doi:10.1002/mp.12810.

Smilowitz, J.B., et al. 2015. AAPM Medical Physics Practice Guideline 5.a.: Commissioning and QA of treatment planning dose calculations - megavoltage photon and electron beams. *J Appl Clin Med Phys* 16(5):14–34. doi:10.1120/jacmp.v16i5.5768.

Smith, K., et al. 2017. AAPM Medical Physics Practice Guideline 8.a.: Linear accelerator performance tests. *J Appl Clin Med Phys* 18(4):23–39. doi:10.1002/acm2.12080.

习题

注：＊表示问题较难。

1. 将质量保证测试的频率从每年增加到每天，会影响到风险的哪个维度？（　　　）

    a. 严重程度　　　　　　b. 发生率　　　　　c. 可检测性　　　　　d. 效率

2. 当剂量校准方法从 TG-21 规程改为执行起来更可靠的 TG-51 规程时，会影响到哪些风险维度？（请选择所有适用的选项）（　　　）

    a. 严重程度　　　　　　b. 发生率　　　　　c. 可检测性　　　　　d. 效率

3. 使用水箱进行剂量输出检查至少多久进行一次？（　　　）

    a. 每天　　　　　　　　b. 每周　　　　　　c. 月度　　　　　　　d. 每年

4. 直线加速器中的束流偏转是通过调整波导管中的磁场来控制电子束打靶位置的过程。哪一种质量保证检查可以直接检测出光子束束流转向的问题？（　　　）

    a. 输出　　　　　　　　b. 离轴剂量分布　　c. 射线质

5. 哪一种质量保证检查项目对 ODI 的错误校准最敏感？（　　　）

    a. 输出　　　　　　　　b. 射野大小　　　　c. 激光　　　　　　　d. 治疗床平移

6. 地震后哪个直线加速器质量保证测试项目最容易出错？（　　　）

    a. 输出　　　　　　　　b. 激光　　　　　　c. 光野-射野一致性　d. 刻度对齐

7. 根据 AAPM 的报告，楔形野输出因子应多久检查一次，其容差是多少？这个检查是如何执行的？（　　　）

    a. 每天　　　　　　　　b. 每周　　　　　　c. 每月　　　　　　　d. 每年

8. 根据 AAPM 的报告，多叶准直器叶片到位精度应多久检查一次，其容差是多少？
(   )

    a. 每天　　　　　　b. 每周　　　　　　c. 每月　　　　　　d. 每年

*9. 什么质量保证测试项目能直接测试准直器旋转中心轴与射野灯的一致性？
(图 PS18.1)(   )

    a. 输出　　　　　　b. 离轴剂量分布　　c. 十字线漂移　　d. 射野大小

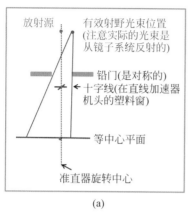 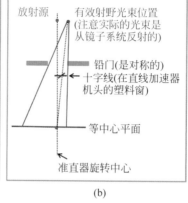

图 PS18.1

*10. 描述一下如何进行辐射焦点相对于准直器中心轴的错位检测。

11. 以下哪项项目是针对患者质量保证的例子？（请选择所有适用的选项)(   )

    a. 治疗前基于模体的调强放疗质量保证

    b. 使用 IROC-H 模体进行质量保证测量

    c. 使用半导体的在体剂量测量

    d. 根据 AAPM TG-51 规程进行的剂量输出检查

12. 哪种质量保证测量可以潜在地检测到模拟定位后发生腹水导致的脊柱肿瘤的剂量
变化？(   )

    a. 治疗前基于模体的调强放疗质量保证　　b. 治疗前对 MU 计算的二次验证

    c. 半导体在体剂量测量　　　　　　　　　　d. 电子射野影像装置在体剂量测量

13. 根据通过率的期望值排序（从最低到最高）对以下调强放疗质量保证测试项目进行
排序。(   )

    a. 半导体阵列，2%/2 mm 标准　　　　　　b. 半导体阵列，3%/3 mm 标准

    c. 胶片，2%/2 mm 标准　　　　　　　　　d. 胶片，3%/3 mm 标准

14. 在质量保证中使用的哪个设备需要对设备的射束方向依赖性进行校正？(   )

    a. 光释光探测器　　b. 胶片　　　　　　c. 半导体阵列　　d. 电离室

15. 质量保证中使用的哪一种设备对头颈计划的高剂量梯度区域剂量偏差的测量最
敏感？(   )

    a. 光释光探测器　　　　　　　　　　　　b. 胶片

    c. 半导体阵列　　　　　　　　　　　　　d. 电离室

16. 哪些问题可以通过端到端测试来发现？（请选择所有适用项）（   ）

    a. TPS 中束流能谱不正确

    b. TPS 中束流离轴剂量分布模型不充分

    c. 用于治疗计划的患者图像扫描错误

    d. 图像引导系统校准错误

17. 在 IROC-H 前列腺模体中,哪种探测器可以用于测量 TPS 计算剂量与测量剂量的伽马值？（   ）

    a. 光释光探测器   b. 热释光探测器   c. 胶片   d. 电离室

*18. 哪种调强放疗质量保证方法可以检测出多叶准直器叶片在重力作用下的下垂问题？（请选择所有适用项）（   ）

    a. 平板模体上对单个射野依次进行质量保证,机架角度设置为 0°

    b. 胶片放置在机头上依次进行射野注量的质量保证

    c. 使用电离室进行合成射野的质量保证

    d. 使用胶片进行合成射野的质量保证

*19. 哪个质量保证设备可以检测到 TPS 建模中源尺寸大小的设置错误？（请选择所有适用项）（   ）

    a. 光释光探测器   b. 胶片   c. 半导体阵列   d. 电离室

第19章

放射影像学

19.1　放射成像的基本原理

放射成像是指任何涉及使用 X 射线光子透过患者进行成像的技术。其中包括传统的"X 射线"(平面 X 射线)成像,也包括 CT 成像(见 19.2 节)。本章的一些主题,如数据存储和标准,也适用于其他成像方式。

19.1.1　对比度

放射成像的一个关键目标是区分不同的人体组织(如骨骼和肌肉),即图像中人体组织之间的对比度是不同的。该过程如图 19.1.1 所示,光子从放射源(如 X 射线管,8.1 节)中产生并穿过患者。其中一些光子穿透患者后被探测器(如胶片、电子射野影像装置(19.1.3 节))吸收。为了更好地理解对比度概念,考虑入射光子初始注量为 I_0,穿过 10 cm 肌肉后透射光子注量是 I_1,如果用方程 6.1 计算能量为 30 keV 的单能 X 射线束的透射率,可以得到 $I_1/I_0 = 0.0188$(详见视频)。同样,我们可以计算穿过 10 cm 肌肉后的透射率,但同时嵌入了 2 cm 的骨骼,这时 $I_2/I_0 = 0.000251$。正如预期的那样,由于密度和原子序数较高,穿过骨组织后的透射率要低得多。I_1 与 I_2 的比值 74.8。这是对比度的一种度量方法。

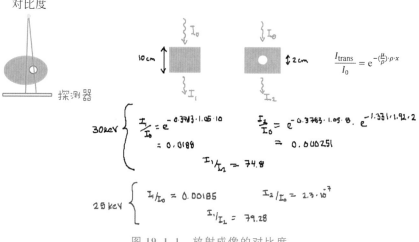

图 19.1.1　放射成像的对比度

对比度依赖于 X 射线光子的能量。如果对 25keV 的单能 X 射线束进行同样的计算,可以得到 $I_1/I_2 = 79.28$。也就是说,在较低的能量下肌肉和骨骼之间的对比度要大得多。这是因为在较低能量情况下,光电吸收效应增加(见 5.1 节)。

兆伏级能量范围的成像代表了一个更极端的情况,与直线加速器射线的成像有关。回想一下,在兆伏级能量范围内,质量衰减系数对 Z 值的依赖性很小。因此,任何对比度的差异取决于密度差异,而不是其组织成分。如图 19.1.2 所示,左边是直线加速器的兆伏级图像,右边是同一患者的千伏级图像。在兆伏级图像中只能看到像骨骼这样的高密度物体,但在千伏级图像中,因为额外的 Z 值依赖,对比度要更好。

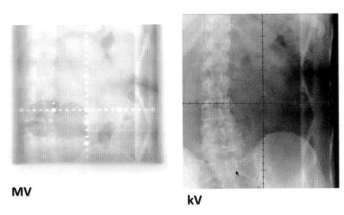

MV　　　　　　kV

图 19.1.2　患者的兆伏级与千伏级图像

在千伏级图像中,由于光电效应增强,其对比度更好

19.1.2　分辨率

另一个图像质量的重要指标是物体是"清晰"还是"模糊"。描述参数是分辨率,或者更准确地说是空间分辨率。系统的下列因素会影响分辨率。图 19.1.3 显示了距离放射源 a 的物体(如骨骼)。下面是探测器,放置在距离物体 b 的地方。高对比度物体的清晰度,就像骨骼的边缘一样,认为存在一个半影。从 9.1.6 节可知,对于大小为 s 的源,半影与 $s \cdot b/a$ 成正比。因此当物体靠近探测器,分辨率增加(b/a 降低)。

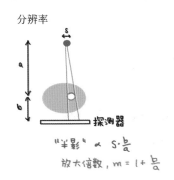

图 19.1.3　空间分辨率和放大倍数 m

同时图像是否清晰与另一个参数,即放大倍数 m 密切相关。要理解这一点,假设物体的实际物理尺寸为 r,由于源射线发散,它在探测器上的成像几何会变得更大。如果探测器上的物体的大小是 R,那么通过相似三角形,可以得到 $r/a = R/(a+b)$。这可以简化为 $R/r = 1 + b/a$,称为放大倍数或 mag,用符号 m 表示:

$$m = 1 + b/a \qquad (19.1)$$

请注意,随着 b/a 的增加(物体离探测器更远),放大倍数增加,但分辨率降低,因此需要在放大倍数和分辨率之间进行权衡。

19.1.3　电子射野影像装置探测器和像素化

空间分辨率也受到所使用的探测器(如胶片(17.3 节)或者电子射野影像装置(electronic portal imaging device,EPID))的影响。现代 C 型臂直线加速器有一个用于兆伏级射束的电子射野影像装置,以及一个与之正交的千伏级射束的电子射野影像装置。电子射野影像装置中包含多个层(图 19.1.4(b))。光子进入探测器后通常与转换层(铜板)相互作用,并发生康普顿散射,产生电子。电子与由稀土元素如硫氧化钆构成的闪烁体层(绿色)发生相互作用产生了光,即光子。这些光子被探测层(红色)探测到,探测层是一个光电二极管阵列,通常由非晶硅制成,提供电荷读出。电荷与光子数近似成正比。

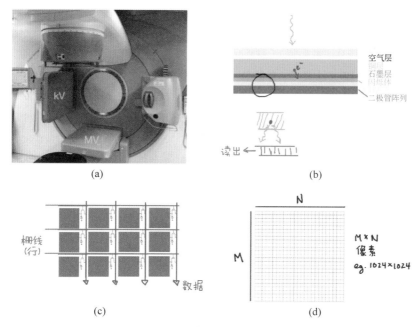

图 19.1.4　电子射野影像装置

(a) C 型臂直线加速器上的电子射野影像装置面板;(b) 电子射野影像装置中的结构层;(c) 带有电子器件的探测层,用于读出每个像素值;(d) 探测器的像素化

探测器层的电子器件包括栅线(行)用于读出每个像素(图 19.1.4(c))。探测器是逐行读取的,读取哪一行,由每条栅线上晶体管的电压控制。在垂直方向上是数据线,每一条线都装有电子器件,允许读取每个像素。探测器逐行读取所有像素,直至得到一幅完整的二维图像。

这样一幅图像被分割成等大小的方块或"像素"(图片元素)。示例中图像有 1024×1024 个像素。**图像的像素化是一个重要概念,影响成像系统的分辨率**。以图 19.1.5 为例,显示相同的图像,但具有不同的像素数。像素较多的图像(a)比像素较少的图像(c)具有更高的分辨率。需要注意的是,像素的数量并不是影响分辨率的唯一因素。如前一节所述,放大倍数和源的焦点尺寸也会影响分辨率,无论使用多少像素,都无法补偿较小的放大倍数或较大的焦点尺寸带来的图像质量的下降。

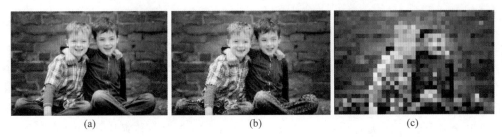

图 19.1.5 像素化和分辨率

像素多的图像(a)比像素少的图像(c)具有更高的分辨率

19.1.4 噪声和照射量

描述图像质量的另一个重要参数是图像的噪声,即图像看起来有多"颗粒化"(示例参见视频)。在 X 射线成像中,主要噪声源是每个像素中接收的光子数的随机波动。也就是说,一些像素会随机收集较少的光子,有些像素会收集较多的光子。数学上,这个随机计数的过程是用泊松分布来描述的。

泊松分布描述了测量 k 事件的概率,给定事件平均数为 N,由 $P(k \mid N) = \mathrm{e}^{-N} \dfrac{N^k}{k!}$ 给出。其分布如图 19.1.6 所示,本书不作数学证明。需要注意的是随着事件的平均数量变得很大(例如,绿色的 $N=10$),这个分布趋向于高斯分布。如图所示,泊松分布的标准差为 $\sigma = \sqrt{N}$。标准差表征潜在测量值的"离散程度",因此是噪声的一种度量。综上所述,噪声由 $\sqrt{N}$ 给出,信号由 N 给出(即在像素中测量的平均值)。因此,信噪比(SNR)可以表示为

$$\mathrm{SNR} = \frac{N}{\sqrt{N}} = \sqrt{N} \tag{19.2}$$

信噪比是一个重要的参数,代表了一个重要概念。式(19.2)表明,探测器中吸收的光子越多,信噪比就越大。也就是说,图像的噪声变低了。探测器的设计会影响吸收光子的数量。例如,可以使用更厚的转换层(如铜板)(图 19.1.4(b))以产生更多的光子。也可以使用更厚的闪烁体或灵敏度更高的材料。所有这些方法都将提高探测器的量子检测效率(detective quantum efficiency,DQE),DQE 是度量入射到探测器的 X 射线产生光子数量的指标。但使用这些方法时同样需要权衡。使用更厚的转换层或闪烁体会导致光子或粒子的"云"发散到更大的区域,这会使图像模糊,分辨率下降。这些权衡可以通过一个称为调制传递函数(modulation transfer function,MTF)的指标来量化。MTF 本质上将探测器的响应描述为图像特征频率的函数,即空间分辨率。

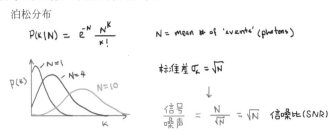

图 19.1.6 随机计数过程中的泊松概率分布

给定平均事件数为 N,测量事件 k 的概率。噪声由分布的标准差来确定

　　还有其他方法来增加对成像有用的光子数量。包括提高照射量、更高的电流(mA)或更高的电压(kVp)。解剖结构越薄,透射的光子越多。使用较高的电流或电压的缺点是患者接受的剂量较高。在患者的皮肤位置,照射量与电流·电压的平方成正比。透射的照射量约与电流·电压的五次方(见 Bushberg et al.,6.5 章)成正比,该指数项是近似的,而一些作者认为它更接近与电流·电压的 4 次方成正比。

19.1.5　散射

　　影响图像质量的最后一个参数是散射,散射尤其会影响信噪比。一些光子自患者体内散射到探测器上(图 19.1.7(a))。这意味着这些光子不会从源到探测器沿直线运动。因此,它们无法提供患者体内任何衰减射线的信息。散射会产生更高的信号(更多的光子＝更高的信号),但这些信号是不需要的信号,因为这些信号不能提供任何关于患者内部情况的信息。

　　散射受成像系统几何结构的影响。患者离探测器越远,到达探测器的散射光子就越少,反之亦然(图 19.1.7(b))。散射也受患者体厚和照射野大小的影响,较薄的解剖区域散射小,照射野越大散射光子越多。

　　图 19.1.7(c)显示了一种可以减少散射的栅格设备。栅格由微小的金属片组成,整齐排列并指向源的方向。任何沿着一条直线来自源的光子都会通过。然而,散射光子不会沿着这样的路线进入,所以会被栅格阻挡,无法到达探测器。

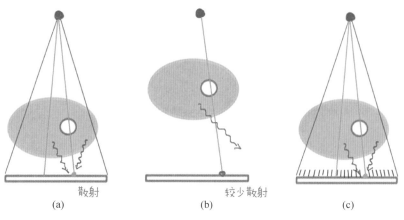

图 19.1.7　散射、成像几何学和栅格

(a)散射增加了探测器上的信号,但不能提供关于患者内部的有用信息;(b)成像几何学会影响散射;(c)防散射栅格

19.1.6　医学数字成像与通信

　　对所有成像系统都很重要的最后一个主题是图像数据的表示和存储。**这是一个重要的概念**。控制图像存储、显示和如何在系统之间传输的现代协议是医学数字成像和通信(digital imaging and communications in medicine,DICOM)。20 世纪 80 年代早期,所有医学图像都使用各个厂商自己的格式,系统之间无法互连,没有共同的通信平台。在 20 世纪 80 年代中期,美国放射学会和国家电气制造商协会(National Electrical Manufacturers Association,NEMA)开始标准化倡议,并在 1985 年发布了第一个 DICOM 标准。标准采纳需要时间,直到 1993 年标准被逐步接受,进一步编纂并发布为 NEMA 标准,DICOM3.0 直

到今天也在使用。有关 DICOM 图像更多的示例,包括 DICOM 文件的免费查看软件,请参阅视频。

19.2 计算机断层扫描

计算机断层扫描(CT)背后的数学算法可以追溯到 20 世纪早期(c. f Radon 变换及其用途)。CT 成像的现代发展是由英国 EMI 研究所的戈弗雷·霍恩斯菲尔德(Godfrey Hounsfield)和塔夫茨的艾伦·科马克(Allan Cormack)开创的。1971 年,霍恩斯菲尔德首次使用 CT 对患者进行成像,不久之后在美国的梅奥(Mayo)诊所安装了第一台 CT 机。霍恩斯菲尔德和科马克因这项工作共同获得了 1979 年的诺贝尔医学奖。

19.2.1 CT 重建的基础知识

CT 重建的基础知识可以从图 19.2.1 中理解。在这个例子中,目标是生成患者体内某个对象(蓝色球体)的重建图像。X 射线源(红色)与探测器结合使用,两者都围绕着患者旋转。在任何给定的角度下,探测器都能够采集光子注量分布(图 19.2.1(a))。CT 重建的过程是将该信号通过空间进行"反投影"。这实质上是"模糊"了信号,形成了图 19.2.1(b)中的蓝色条带。也就是说反投影表明沿着射束路径存在某些高密度的物体,但物体在该路径的位置是不知道的。然后通过源和探测器围绕物体旋转,可以得到不同角度的注量分布信息。在每个角度都执行反投影,这最终产生对实际对象的真实的重建。更恰当地说,这种算法被称为"滤波反投影",为了得到一个数学上精确的重建,在反投影之前必须首先对图像应用频率滤波器。关于 CT 采集和重建过程的进一步说明,请参见视频。

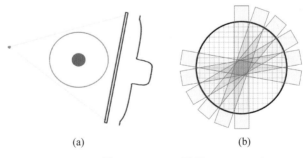

(a)   (b)

图 19.2.1 CT 重建

(a) 从不同角度采集的图像;(b) 每幅图像通过重建空间进行反投影,然后在网格上进行 CT 重建

19.2.2 霍恩斯菲尔德单位

在 CT 成像中,测量得到射线通过患者的透射率。回顾式(6.1):$I = I_0 e^{-\mu x}$,其中 I_0 为入射强度,I 为射束强度,路径长度为 x。所有这些量都是已知的或 CT 可测量的,因此可以推导出线性衰减系数 μ。CT 图像中的每个像素表示该像素中的 μ 值,暗的区域对应小的

μ 值,亮的区域对应大的 μ 值(图 19.2.2)。CT 所用的单位是霍恩斯菲尔德单位(Hounsfield,HU),定义为相对于水的线性衰减系数。在像素 i 中的 HU 是

$$HU = \frac{\mu_i - \mu_{water}}{\mu_{water} - \mu_{air}} \times 1000 \tag{19.3}$$

　　一些常见元素的 CT 值为:0 HU(水)、-1000 HU(空气)、500~1000 HU(骨骼)。可以看出密度较高的材料具有更大的 HU,但材料组成也影响 CT 值,因为 μ 依赖于材料组成(回顾一下 5.1.3 节中光电效应相互作用的 Z 值依赖性)。μ 也依赖于 X 射线的能谱。例如,较软的射束在低能条件下有更多的光子,μ 会较大(见 8.1.4 节)。因此,HU 也依赖于 X 射线束的能谱。**HU 的定义以及对密度、材料组成和 X 射线能谱的依赖性是一个重要概念**。为了计算放射治疗的剂量,需要将 HU 值转换为质量密度。CT 值与质量密度关系是非线性的,因此必须进行校准。有关更多的细节和数据,请参见视频。

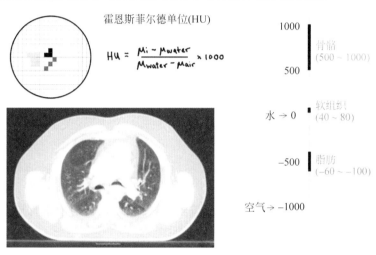

图 19.2.2　CT 和霍恩斯菲尔德单位(HU)

通过患者胸部的横断面显示(按亮度顺序)肺、脂肪、肌肉和骨骼

19.2.3　扇形束采集

　　CT 数据可以通过多种方式采集。图 19.2.3 显示了用于诊断扫描仪的扇形束采集方式。这里,射束在患者头足方向准直为相对狭窄的范围,通常为 1~5 mm。探测器(蓝色)可以是多排探测器,多排探测器由多个单排探测器按患者头足方向线性排列组成(如 4、8、16 排或多达 128 排)。在患者头足方向上对一定的厚度为 S 的组织进行断层重建。CT 扫描可以采用"顺序"模式,即逐层采集,但更常见的情况是采用螺旋采集模式进行采集(图 19.2.4)。即球管和探测器围绕患者旋转时,患者随扫描床滑过扫描仪孔。可以设置螺旋扫描的螺距 p 来确定螺旋的"松紧"程度。螺距定义为 $p = d/S$,其中 d 是球管旋转一周时扫描床移动的距离。螺距越大,采集速度越快,但断层灵敏度降低。采集螺旋 CT 后,在垂直于扫描床运动的横断面上重建断层图像。

19.2.4　CT 图像质量

19.1 节讨论的图像质量参数也适用于 CT：对比度、噪声和空间分辨率。这里针对 CT 具体阐述一下噪声和空间分辨率。噪声取决于准直器（或扫描层厚）、重建算法、螺距、电压 $U(\mathrm{kVp})$、时间 $t(\mathrm{s})$ 和电流 $I(\mathrm{mA})$。因为噪声取决于光子数量，因此时间和电流对噪声的影响容易理解。从 19.1.4 节信噪比公式 $\mathrm{SNR} \propto \sqrt{I \cdot t}$ 可以看出，CT 重建图像质量受光子计数噪声的影响。

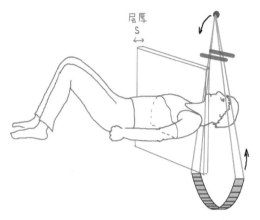

图 19.2.3　扇形束 CT 采集

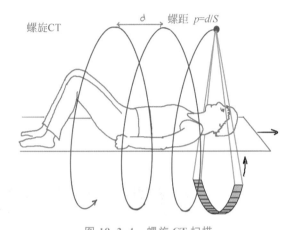

图 19.2.4　螺旋 CT 扫描
显示较大的螺距，实际扫描时螺距要小得多

图 19.2.5 说明了电流强度对 CT 图像噪声的影响。同样，扫描层厚也影响噪声大小。因为层厚越厚，收集的光子越多，信噪比越高。如图 19.2.6 所示。

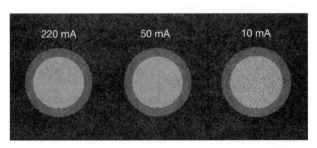

图 19.2.5　CT 图像中的噪声以及电流强度对噪声的影响

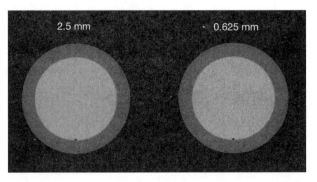

图 19.2.6　CT 图像中的噪声以及层厚对噪声的影响

正如 19.1.2 节所描述的,与其他放射影像类似,CT 图像的空间分辨率取决于焦点大小、探测器分辨率和像素大小。CT 的分辨率也取决于在反投影中使用的重建滤波器和扫描层厚。在滤波反投影重建中,通过设置滤波器大小,以获得更高的增强或更低的分辨率图像。图 19.2.7 显示了一个测试空间分辨率的常用模体。当反投影重建使用骨-滤波器时,可以分辨较小的特征,但代价是图像有些噪声。值得注意的是改变电流会影响噪声,但不会影响空间分辨率。

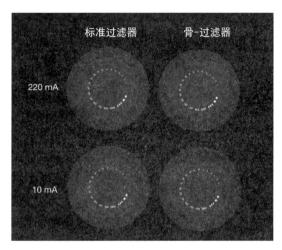

图 19.2.7　CT 图像的空间分辨率

19.2.5　锥形束 CT

在锥形束 CT(cone-beam CT,CBCT)中,诊断扫描仪的薄层采集系统(图 19.2.3)被一个大尺寸的探测器取代,该探测器采集穿过患者的一个"锥形"照射区域的信号,如图 19.2.8所示。这样可以通过围绕患者进行一次旋转采集整个体积内的信号。这种采集系统成像时具有明显的优势,特别是在 C 型臂和其他直线加速器系统上,其旋转速度不可能达到诊断CT 的旋转速度(旋转周期为 1 s,甚至 0.5 s)。在 CBCT 系统中,当患者保持在一个位置时,球管和探测器旋转一周采集大约 700 帧投影图像。这允许在治疗前对患者在治疗位进行成像,并允许在影像引导下进行放射治疗(IGRT)(见第 21 章)。

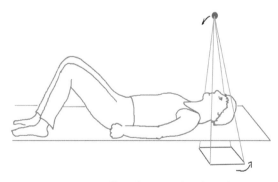

图 19.2.8　锥形束 CT 采集几何示意

但锥形束 CT 有一些明显的缺点。在相对较长时间的图像采集过程中,由于患者(或患者内部的解剖)可能运动而导致的图像质量下降(诊断 CT 的旋转周期小于 1 s,而 C 型臂加速器上 CBCT 的旋转周期为 1 min)。正如 19.1.5 节所述,锥形束 CT 散射更大,导致图像质量下降。此外,由于 CBCT 散射较大,HU 往往不能准确地表示组织的线性衰减系数。这是因为测量到的信号不再仅仅依赖于射线衰减,而且还包括散射光子。如果将 CBCT 图像用于治疗计划的剂量计算,这将是一个挑战。

19.2.6　CT 伪影

CT 图像质量受伪影影响,图 19.2.9 显示了 CT 图像中常见的伪影。A:"杯状伪影",图像中心的密度明显低于外周。这是由于在图像中心有更多的散射,这在 CBCT 中更明显。"杯状伪影"与射束硬化也有关系,通过图像中心的射线比通过外围的射线衰减更多,因此能谱更硬。B:"条状伪影",由于沿投影角度入射的光子横向穿过两个高密度物体,使得光子硬化。能谱变硬,使得探测器接收的光子更少,导致两个物体之间产生低密度条带状伪影。C:"运动伪影",由扫描过程中患者(或患者内部的解剖结构)运动引起的。这里显示的是气泡运动引起的伪影。D:"环形伪影",探测器单元故障或校准错误,图像重建时会形成"环形伪影"。

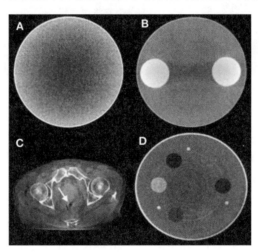

图 19.2.9　CT 图像伪影

经许可转载自《现代放射肿瘤学技术》第二卷,J. Van Dyk(Ed)2005

进阶阅读

Bushberg, J.T., J.A. Seibert, E.M. Leidholdt Jr. and J.M. Boone. 2012. *The Essential Physics of Medical Imaging.* Chapters 4, 5, 7, and 10. Philadelphia, PA: Lippincott Williams & Wilkins.

McDermott, P.N. and C.G. Orton. 2010. *The Physics of Radiation Therapy.* Chapter 19. Madison, WI: Medical Physics Publishing.

RSNA Physics Education Modules: rsna.org/en/education/trainee-resources/physics-modules.

习题

注：＊表示问题更难。

1. 对以下放射源按成像分辨率从低到高进行排序。（　　　）

    a. 钴-60

    b. 6 MV 直线加速器

    c. 放射用 120 kVp X 射线管，1.0 mm 焦点

    d. 工业检查用 225 kVp X 射线管，2.0 mm 焦点

2. 添加铜转换板将如何影响兆伏级射线图像的质量？（选择所有适用的选项)（　　　）

    a. 信号减少　　　　　b. 信号增加　　　　　c. 分辨率下降　　　　d. 分辨率提高

3. 对于 512×512 像素和 16 位深度的图像，其存储大小是多少？（　　　）

    a. 0.261 MB　　　　b. 0.524 MB　　　　c. 2.10 MB　　　　d. 4.19 MB

4. 以每英寸 720 个点打印出来的图片的像素大小是多少？（　　　）

    a. 1.39 μm　　　　b. 3.53 μm　　　　c. 13.9 μm　　　　d. 35.3 μm

5. 视野为 30 cm 的 512×512 CT 断层图像的像素大小是多少？（　　　）

    a. 0.059 mm　　　　b. 0.59 mm

    c. 1.17 mm　　　　d. 2.35 mm

6. 判断对或错：问题 5 中的 CT 图像如果按照 1024×1024 分辨率重建图像，将具有更高的分辨率。（　　　）

7. 对于以下 CT 扫描设置，扫描 50 cm 长的物体需要多长时间：球管转速 0.5 s，螺距 1.0，层厚 1.5 mm？（　　　）

    a. 17 s　　　　　　b. 27 s　　　　　　c. 50 s　　　　　　d. 167 s

8. 对于下面列出的每一种情况，如果所有其他扫描参数保持不变，CT 断层图像的信噪比是会增加还是减少？

变化	信噪比（增加还是减少）
电流从 5 mA 到 10 mA	
电压从 80 kVp 到 120 kVp	
扫描区域为较大的成人骨盆而不是头部	
重建过滤器由软组织改为骨	
层厚从 1 mm 到 3 mm	

＊9. CBCT 完全旋转一周，但使用的投影角度太少，这时锥形束 CT 的伪影如何。

＊10. 解释双能 CT 的物理原理和潜在的临床应用价值。

第**20**章

非辐射成像

20.1 磁共振成像

磁共振成像是利用物质中氢原子的特性来实现软组织的可视化。通过控制氢原子核的磁自旋,可以获得物质的相关信息,即"核磁共振"(nuclear magnetic resonance,NMR)。从 1977 年开始,这项技术已经广泛应用于活体组织的成像。磁共振成像(magnetic resonance imaging,MRI)技术采用巧妙的方法将核自旋信号转化为图像。由于内在的物理特性,MRI 对患者软组织成像具有很高的衬度。

20.1.1 核自旋与进动

MRI 需要对患者施加一个强磁场(图 20.1.1 中的红色箭头表示,磁场符号"B")。该磁场称为 MRI 的"B_0 场",即主磁场。MRI 的磁场强度通常为 1~3 T(Telsa,特斯拉)(地球磁场约为 0.0001 T)。在该场强中的原子核(图 20.1.1 中的蓝色球体)可视为一个磁体,原子核自身的磁场方向由灰色箭头表示。如果原子核的磁场方向和 B_0 场的不一致,原子核就会产生磁矩,它就会像重力场中的陀螺仪一样旋转或进动(原子核旋转的动画,请参见视频 20-1)。进动频率称为拉莫尔频率,即 $F(\text{MHz}) = \gamma B/(2\pi)$,其中 γ 是原子核的一种属性,称为旋磁比。需要注意的是,B_0 场强越大,进动速度越快。氢原子核的拉莫尔频率为 42.6 MHz/T。因此,在场强为 1 T 的 MRI 设备中,氢原子核进动频率为 42.6 MHz,在射频(radiofrequency,RF)范围内。

这种力和力矩是磁场相互作用的结果。其中一个磁场来自原子核本身。原子核具有磁偶极矩 μ,可以理解为一个具有偶极矩的条形磁铁(具有"北极"和"南极")。旋磁比和磁场偶极矩通过方程 $\gamma = \mu/(Ih)$ 关联,其中 μ 是磁偶极矩,I 是原子核的量子力学性质,称为自旋。有些原子核的自旋不为零,但有些原子核的自旋为零。例如,氢原子核的自旋为 1/2,而氦原子核的自旋为零。由于氦的磁偶极矩为零,所以不可能进行成像。

20.1.2 信号与自旋翻转

作为磁体的原子核在旋转时能够产生可测量的信号,如图 20.1.1 所示,其中绿色的环

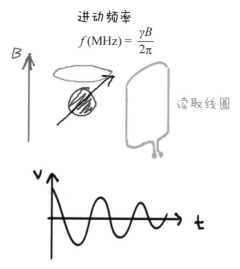

$$f(\text{MHz}) = \frac{\gamma B}{2\pi}$$

图 20.1.1 外磁场（"B"）中的核磁矩（灰色箭头）按照公式给出的频率进动或旋转
随着磁矩的旋转，线圈中的磁场发生变化（产生电流），从而产生可读取的电流信号

线代表一个可读信号的线圈。随着核磁矩进动，通过线圈的磁通量发生变化。在基础物理学中，变化的磁场会产生电流（法拉第定律）。因此，通过线圈的电流可以被记录（或记录等效电压）。单个核进动会产生一个非常小的信号，但在一个生物样本中，有数十亿个这样排列整齐的原子核在进动。核磁偶极子的能量取决于外部磁场的方向，如图 20.1.2 所示。通过向系统内注入能量，核自旋可以从低能级（与 B 磁场方向一致）激发到高能级（垂直于 B 磁场或反向平行）。这种能量以拉莫尔频率的射频波的形式来提供。如果自旋处于高能态（如垂直于 B 磁场），随着时间的推移，它将自然衰减到最低能级（与 B 磁场方向一致），并在此过程中进动。视频 20-1 的动画中展示了激发和衰减的过程。

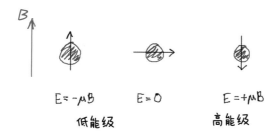

图 20.1.2 核磁偶极子的方向和产生的能量

20.1.3 MRI 的图像形成

在图 20.1.3 所示的例子中，沿患者的头足方向施加主磁场 B_0，患者中心的场强值设为 1.0 T。除了主磁场外，同时利用线圈沿患者轴向施加额外的（场强比主磁场小很多）磁场，形成梯度场。例如，磁场的头向场强为 0.9985 T，足向为 1.0015 T。由于为梯度场，患者足向区域的核进动比头向域区会快一点。通过调整射频脉冲的频率，可以选择感兴趣的层面，并对该层面进行成像。类似地，其他方向（如左右方向）的梯度场可以用来确定信号出现的

位置。此即 MRI 的基本原理。

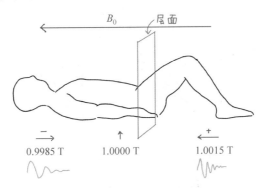

图 20.1.3　MRI 层面选择

在头足方向施加额外的磁场梯度,使磁场(以及拉莫尔频率)头足方向的位置略有变化

20.1.4　自旋回波: T_R 与 T_1 加权

为了在 MRI 中产生信号,需要控制和读取原子核的磁矩。首先需要考虑对样本中的所有核磁矩进行收集。设总的净磁化强度为 M,M 可以分解为两个矢量分量,沿 B_0 方向的纵向分量为 M_z,沿 $x\text{-}y$ 平面的横向分量为 M_y(图 20.1.4)。

思考一下,如果 M_z 分量为 0,会发生什么? 可能在施加 RF 脉冲后将自旋翻转到 $x\text{-}y$ 平面。此时,核磁矩开始衰减为基态能级,即与 B_0 场方向趋于一致。当这种情况发生时,M_z 开始增大(图 20.1.4 中的绿色曲线)。一段时间后,施加另一个 RF 脉冲将自旋翻转到 $x\text{-}y$ 平面,使 M_z 再次等于 0。这个过程可以重复,重复的时间为 T_R。从图 20.1.4 中可以看出,T_R 决定下一个自旋翻转前磁化 M_z 增大的幅度。

通过 T_R 的时长可以控制成像时不同密度组织之间的对比度,如图 20.1.5 所示。这是因为不同密度组织对 M_z 矢量有不同的弛豫速率。该速率由指数衰减常数 T 描述。T 是"自旋-晶格"的弛豫速率,即核自旋受周围材料"晶格"相互作用的影响。当 T_R 值较长时,大多数的自旋已经衰减,M_z 矢量趋于相同,不再增长(图 20.1.5 中曲线靠后的时间段)。相反,在早期 T_R 值较短时,M_z 矢量仍在增长,因此使不同密度组织间的 M_z 差异增大。因此,短 T_R 是一个 T_1 加权图像。在这样的图像中,来自脂肪的信号会比较高(亮),而来自脑脊液(CSF)等液体的信号会比较低(暗)。

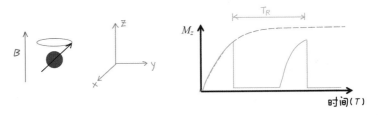

图 20.1.4　沿 z 轴纵向磁化分量 M_z

随着核磁矩衰减到基态(与 B 场方向一致),M_z 增加。在某一时刻重复的脉冲序列 T_R 可以用来探测 M_z

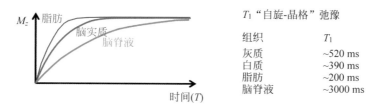

图 20.1.5　纵向磁化强度增长的 M_z 和 T_1 加权的对比

在较短时间内，各组织之间的 M_z 差异增加

20.1.5　自旋回波：T_E 与 T_2 加权

在 x-y 平面(图 20.1.6)，也可以控制和读取磁化的另一个横向分量 M_y。M_y 矢量可以传递关于组织的不同信息。M_y 由于核自旋之间的相互作用"自旋-自旋"而弛豫衰减，衰减常数为 T_2。

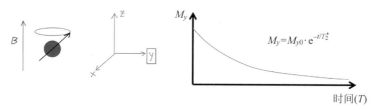

图 20.1.6　x-y 平面磁矩矢量 M_y

M_y 矢量"自旋-自旋"弛豫衰减

为了读取 M_y，可以按图 20.1.7 所示施加一系列射频脉冲。沿 B_0 方向，所有处于基态的核开始自旋。射频脉冲将能量注入系统(见图 20.1.1)，此时核开始自旋翻转。经过一定的时间后，自旋翻转至 x-y 平面上，关闭脉冲(图 20.1.7 中的"A"点)。由于脉冲使自旋翻转 $90°$，因此该脉冲称为 $90°$ 脉冲。施加 $90°$ 脉冲之后，自旋在 x-y 平面进动，如图 20.1.7 所示。有一些自旋随时间的推移，因自旋角度分散，矢量之和减小，使静磁化强度 M_y 减小。

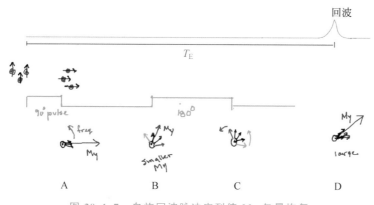

图 20.1.7　自旋回波脉冲序列使 M_y 矢量恢复

在某个时间点(图 20.1.7 中的(b))施加另一个脉冲。这个脉冲是一个 $180°$ 的脉冲，它使 x-y 平面上的自旋翻转到相反的方向。现在，进动更快的自旋(绿色)开始追赶较慢的自

旋(红色)。在某个时间点(图 20.1.7 中(c)),自旋赶上后,净磁化强度 M_y 突然增加,可记录到一个突变信号(或"回波"),90°脉冲开始和回波之间的时间是 T_E(回波时间),它是由 90°脉冲和 180°脉冲之间的时间延迟决定的。关于 MRI 序列和自旋-回波过程的进一步说明,请参见视频。

通过使用上面的自旋-回波序列,可以在不同时间检测 M_y,如图 20.1.8 所示。在自旋-回声序列中测量到的 M_y 以指数衰减常数 T_2 衰减,T_2 是"自旋-自旋"弛豫速率,即核自旋之间的相互作用。(注意:这与上面的 T_2^* 不同,T_2^* 包含了磁场中被自旋回波技术"翻转"的磁场非均匀性效应)。如图 20.1.8 所示,用这种方法测量的 M_y 在不同的组织中是不同的,特别是 T_E 时间较长的序列,图像对比度更高。在这样的图像中,来自脂肪或脑实质的信号相对较低(暗),而来自脑脊液等液体的信号则较高(亮)。

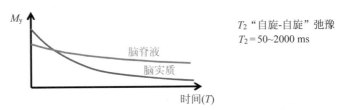

图 20.1.8   用自旋回波序列测量 M_y 的衰减

在长 T_E 值下,来自不同组织的 M_y 信号之间存在较大差异

真实的 MRI 脉冲序列比上面描述的基本特征要稍微复杂一些。例如,一个层面选择脉冲与其他脉冲结合应用,可以由梯度场的进动频率来选择特定层面(见图 20.1.3)。基本原则是适用的,可以创建如图 20.1.9 所示的脑胶质母细胞瘤患者的图像。注意 T_1 加权图像有一个短的 T_R,而 T_2 加权图像有一个长的 T_E。脑脊液 T_1 图像暗,T_2 图像亮。

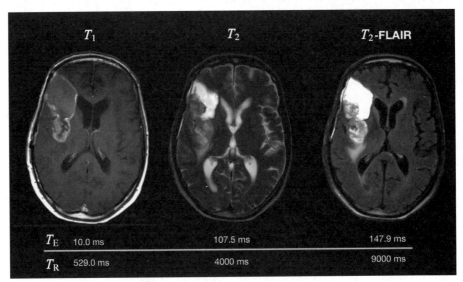

图 20.1.9   脑胶质瘤患者不同 MRI 序列图像

短 T_R 的 T_1 加权图像,长 T_E 的 T_2 加权图像

值得注意的是,在图 20.1.9 所示的 T_1 图中,肿瘤和正常血管均有高亮的信号。这是因为该图像是静脉注射造影剂钆(Gd)后获得的。在 Gd 存在的情况下,T_1 弛豫速率缩短

（由于金属的局域磁场效应）。这导致了更亮的信号（更大的 M_z）或 T_1 加权图像。因此，静脉注射后，正常的血管显示为高亮。大脑不显示为高亮是因为 Gd 螯合物没有通过血脑屏障。然而，当血脑屏障被破坏、血管渗漏至肿瘤中时，由于 Gd 的存在将会使信号增强。

20.1.6　反转恢复脉冲序列

图 20.1.9 显示了使用反转恢复（inversion recovery，IR）脉冲序列形成的图像示例，即液体衰减反转恢复序列（fluid attenuated inversion recovery，FLAIR）。由于 T_E 较长，图像明显是 T_2 加权，但脑脊液却呈现暗色，这一现象的原因请参考图 20.1.10。该序列从一个 180° 的脉冲开始，使自旋翻转。横向磁化强度 M_z 开始增大。在图上标记为 A 点的时刻，对特定的感兴趣区使其 M_z 归零（这里的感兴趣区是 CSF）。在反转脉冲之后的 A 时刻起序列将选择对象的信号置零。

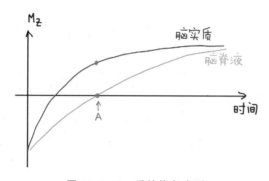

图 20.1.10　反转恢复序列

自旋首先被反转 180°，然后衰减。在时间点 A 处剩下的序列会使脑脊液的信号变为零

20.1.7　MRI 图像的失真与伪影

在放射肿瘤学应用中，MRI 的几何准确性至关重要，因此需要认真分析 MRI 图像的失真和伪影。要理解伪影，请参考图 20.1.3。从图中可以看到，改变频率会相应改变患者成像的位置。这是因为不同位置的磁场略有不同。如果频率不变，改变磁场，同样会导致位置的改变。因此，改变局部磁场相当于在空间中移动像素，这是产生图像失真和伪影的一个主要因素。

图 20.1.11 展示了一个磁场发生畸变的例子。在理想情况下，整个患者的主磁场应完全一致。图 20.1.11(a) 代表了圆孔边缘不均匀的情况。如图 20.1.12 模体测试结果所示，当磁场分布不均匀时，将会导致图像的失真。测试模体由一组规则间隔的塑料棒组成。在理想情况下，模体影像中的线是规则、笔直的（图 20.1.12(b)）。但在磁场不均匀的情况下，它们会发生弯曲（图 20.1.12(c)）。

MRI 的其他伪影包括：

（1）磁化率伪影：磁场内或附近具有金属物体时，将导致磁场畸变（图 20.1.11(b)），从而产生图像伪影，例如金属物体附近的影像存在信号缺失。

（2）梯度失真：磁场梯度决定了每个像素的位置（图 20.1.3）。如果梯度比预期的大，图像在该维度上就会被压缩，使图像失真。

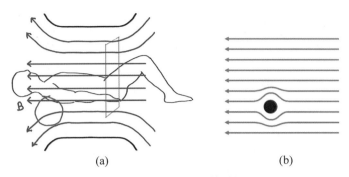

图 20.1.11　不均匀的磁场

(a) 不均匀的主磁场,圆孔边缘附近的磁场产生凸起(红色圆圈);(b) 金属顺磁性的物体会产生磁场局部扭曲,导致磁化率伪影

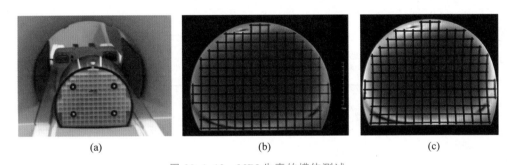

图 20.1.12　MRI 失真的模体测试

(a) MRI 扫描的模体;(b) 图像轻微失真;(c) 不均匀的 B_0 磁场导致模体影像边缘发生形变

（3）化学位移伪影：这种情况发生在两种截然不同的材料的界面上。在这个区域,由于化学环境的不同,一侧质子的进动频率略低于另一侧,会导致信号发生物理偏移而产生伪影。这可以通过一个鸡蛋的自旋回波 MRI 图像的实验来说明（参考 Weygand et al.,Int J Radiat Oncol Biol Phys,95(4) 1304-1316,2016)。

20.2　核医学与 PET 成像

20.2.1　核医学成像用放射性同位素

在核医学成像中,需向患者体内注射少量的放射性药物,即放射性同位素与示踪剂螯合的复合物,来显示感兴趣的生物学过程。各种放射性同位素的使用情况如表 20.2.1 所示,它们具有不同的衰变模式以及半衰期。核衰变的过程、衰变模式和产物已在 2.2 节中进行了详细描述。简单总结一下,主要衰变模式包括 β^- 衰变、β^+ 衰变、电子俘获、α 衰变、同质异能跃迁和内转换。就 β 衰变而言,由核反应堆中产生的富含中子的同位素经 β^- 衰变,具有相对长的半衰期。由回旋加速器产生的富含质子的同位素经 β^+ 衰变,具有相对较短的半衰期。

表 20.2.1　核医学成像中使用的放射性同位素

同位素	衰变模式	半衰期	光子能量	生成装置
^{99m}Tc	IT	6 h	140 keV	发生器
^{123}I	EC	13 h	159 keV	回旋加速器
^{131}I	β^-	8 d	364 keV（多级衰变下光子平均能量）	核反应堆
^{201}TI	EC	73 h	69～83 keV	回旋加速器
^{111}In	EC	68 h	171 keV,245 keV	回旋加速器
^{133}Xn	β^-	5.2 d	81 keV	核反应堆
^{18}F	β^+	110 min	511 keV（来自 e^+ 湮灭）	回旋加速器

注：出现的光子通常是次级衰变（如 ^{18}F 中正电子湮灭或子产物衰变到基态）的结果。

20.2.2　单光子发射计算机断层成像

单光子发射计算机断层成像（single photon emission computed tomographg, SPECT）临床应用的一个实例是通过测量心肌灌注来评估冠状动脉的疾病。该方法采用 ^{99m}Tc 偶联 6-甲氧基异丁基异腈化合物，测量健康心肌的血管中的含量。^{99m}Tc 是 Tc 的激发态，是 ^{99}Mo 衰变的子产物。^{99m}Tc 衰变到基态，发射 140 keV 的光子可用于成像（注意有其他少数光子能量来自更高的激发态）。SPECT 也可用于肿瘤成像。例如，^{123}I 用于甲状腺癌的评估和治疗，^{99m}Tc-亚甲基二膦酸盐（methylene diphosphonate, MDP）用于骨转移的成像。相比 SPECT，PET 具有更高的灵敏度、空间分辨率以及能够定量分析。

SPECT 系统的几何结构如图 20.2.1 所示。放射性同位素药物在某些区域（红色）积累，衰变时发射伽马光子。光子与伽马相机头部的闪烁晶体发生相互作用，将伽马射线转换为光子，并由位置灵敏型光电倍增管记录每个光子对应的位置。在闪烁晶体的前方有一个准直器。该准直器具有空间定位作用，确保不同方向入射的光子不会传输到闪烁晶体上。SPECT 将整个装置围绕患者旋转来获取图像（动画见视频 20-2），这类似于 CT 的成像过程，但 SPECT 是发射成像而不是透射成像。需要注意的是，许多现代 SPECT 扫描仪都有两个伽马相机探头，并与 CT 扫描仪耦合，以便在 SPECT 扫描之前或之后进行 CT 扫描，从而实现共同定位。

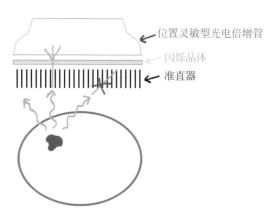

图 20.2.1　SPECT 系统的几何结构示意

20.2.3 正电子发射断层成像：同位素与摄取

正电子发射断层成像(positron emission tomography,PET)使用的是经 β^+ 衰变并发射正电子的同位素。经典的例子是 ^{18} F。 ^{18} F 衰变为 ^{18} O $^+$ e $^+$,半衰期为 109.8 min(见第 2.2.2节)。当然,为了在肿瘤成像中发挥作用, ^{18} F 必须附着在一些具有生物学特性的化合物上。其中应用最广泛的放射性药物是 ^{18} F -氟脱氧葡萄糖(^{18} F-fluorodeoxvglucose, ^{18} F-FDG)。 ^{18} F-FDG是一种葡萄糖类似物,能够被处于合成代谢(自 20 世纪 30 年代以来被关注的一种可调控细胞代谢)的癌细胞所吸收。与葡萄糖类似,该化合物通过一种涉及葡萄糖转运蛋白的主动过程被肿瘤细胞所摄取,之后进一步被磷酸化后完成糖降解。然而,由于—OH 基已被 ^{18} F 取代,FDG 不能完成整个糖降解过程。 ^{18} F-FDG 正是通过这种摄取和捕获而得以在癌症成像中发挥作用。

在一个典型的 ^{18} F-FDG 扫描流程中,为降低血糖水平,要求患者在扫描前禁食至少6 h;然后给患者静脉注射 15~20 mCi 的 ^{18} F-FDG,为使药物充分摄取,通常需等待 1 h 再开始扫描。在此期间,患者应将体力活动保持在最低限度,来减少肌肉对药物的摄取。

20.2.4 PET 图像采集

PET 图像采集始于肿瘤中放射性药物的摄取(图 20.2.2(a)中的红色)。同位素衰变产生正电子(e^+),正电子具有一定的动能,在停止前可在组织中游走一定距离(通常为 1~2 mm)。当正电子慢化后,可与组织中的电子(e^-)发生湮灭。正电子是反电子,当物质和反物质靠近时,会发生湮灭。这个湮灭过程产生了一对光子,每个光子的能量为 511 keV。该过程满足能量守恒定律(即湮灭后的总能量应等于湮灭前总能量,湮灭前的总能量是电子剩余能量的 2 倍,mc² 或 511 keV)。此外,这对光子产生时方向彼此相反,由于动量守恒,因此湮灭前后的总动量为零。

光子信息由 PET 环形探测器的闪烁晶体(蓝色,图 20.2.2(b))所记录。已知光子的能量为 511 keV,因此可以通过对探测器进行调节,使它仅接受该频带中小能量窗口的光子,该能量窗口可以屏蔽其他频带的光子,例如本底或能量较低的散射光子。这样 PET 探测器非常灵敏。

每一个符合事件可以确定一条响应线(line-of-response,LOR,在图 20.2.2(b)中以灰色显示)。湮灭反应必定发生在这条响应线上的某个点,但我们无法确定确切位置。随着更多同位素发生衰变,可以在不同角度累积更多的响应线。这使得我们可以通过断层重建来确定放射性同位素的内在分布。

值得注意的是,两个湮灭光子并不是完全反向平行的。它们是非共线的,之间有一个小角度(图 20.2.2(b))。这是因为衰变时传递给原子核的小动量,必然由在相反方向发射光子的小动量矢量来平衡。其最终结果是,响应线与湮灭发生的位置并不完全相交。这一点很重要,它是影响 PET 空间分辨率的一个因素。

注意大约 2000 年以后大部分 PET 系统与 CT 系统同机安装,即 PET-CT。与 SPECT-CT 类似,在 PET 扫描之前或之后能够通过 CT 扫描,来实现共同定位。此外,对于 PET 成像,CT 扫描可用于衰减校正,这部分在 20.2.6 节中进行讨论。

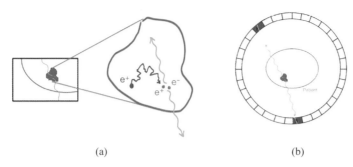

$$(a) \qquad\qquad\qquad (b)$$

图 20.2.2　PET 图像采集

（a）衰变中产生的正电子在组织中游走,然后与一个电子发生湮灭,产生两个反向平行的 511 keV 光子；（b）这些光子在 PET 环形探测器的闪烁晶体中被记录为一对同时事件,进而可以计算出响应线(灰色)

20.2.5　PET：空间分辨率与信号表征

PET 图像空间分辨率为 4~5 mm。有几个影响分辨率的因素：

（1）湮灭光子的非共线性(这个上节讨论过,一对 511 keV 光子并非完全反向平行发射)。

（2）PET 环形探测器中闪烁晶体的尺寸。

（3）同位素衰变产生的正电子的能量(这决定了它们在组织中游走的范围,从而影响空间响应)。

（4）图像重建使用的算法和滤波器。

图 20.2.3 显示了肺癌患者的 ^{18}F-FDG PET 图像。右肺后部可见 EDG 的摄取,心脏也有较高的放射性活度。要更完整地查看该患者的图像,请查看视频 20-2,在患者的肝脏、膀胱和肾脏也可以清楚地看到 ^{18}F-FDG 放射性浓聚。注意 PET 的分辨率比 CT 差很多。

PET 扫描中的图像值通常为标准化摄取值(standardized uptake valu,SUV),其定义以体素为基础,即 $\dfrac{\text{图像中的活度}}{\text{单位质量平均注射的活度}}$。SUV 由于受很多因素影响,通常被视为是一种半定量的测量。

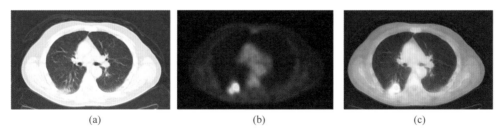

$$(a) \qquad\qquad\qquad (b) \qquad\qquad\qquad (c)$$

图 20.2.3　非小细胞肺癌患者右肺后部病灶的影像

（a）CT 图像；（b）^{18}F-EDG PET 图像；（c）PET-CT 融合图像

图片来源于肿瘤学影像数据库,TCIA［www.cancerimagingarchive.net］

20.2.6　PET：衰减校正

湮灭光子穿透患者后,会发生衰减。这种衰减是不均匀的,其主要取决于组织种类和湮灭光子在患者体内的产生位置。例如,在肺的衰减要小于其他软组织(图 20.2.4(a))。如果不考虑这种影响,从 PET 影像中似乎可以看到肺具有一定的活度,即从肺中会观察到比实际更多的光子计数。但这并不是因为肺中有放射性活度,只是因为光子衰减更少(即有更多的光子出现)。图 20.2.4(c)显示的是未经过衰减校正的 PET 图像。肺部似乎有活度,并且还有其他伪影,例如皮肤周围有一个高信号的"环"形伪影以及肝脏侧面有一个明亮的高信号伪影。在重建过程中,可以联合 CT 信息来进行衰减校正(这也是将 CT 与 PET 系统同机安装的另一个原因)。运用这种校正,可以获得真实的放射性活度的分布图像(图 20.2.4(b))。

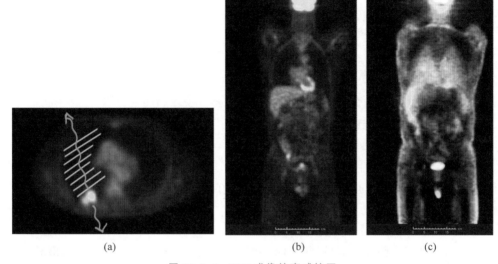

图 20.2.4　PET 成像的衰减校正

(a)肺的衰减较低(灰线),如果不进行校正,会导致伪影;(b)有衰减校正;(c)无衰减校正

图片来源于肿瘤学影像数据库,TCIA

20.2.7　FDG 之外用于 PET 扫描的放射性药物

虽然 FDG 是 PET 扫描中应用最广泛的放射性药物,但其他化合物药物也在使用。这些化合物可以探测肿瘤及其他疾病的各种生物学过程,详见表 20.2.2。

表 20.2.2　用于 PET 扫描的放射性药物及其应用

同　位　素	示踪化合物	生物学过程	典型应用
^{11}C	甲硫氨酸	蛋白质合成	肿瘤
^{11}C	氟马西尼	苯二氮䓬受体拮抗剂	癫痫
^{11}C	雷氯必利	D2 受体激动剂	运动障碍
^{13}N	氨	血液灌注	心肌灌注
^{15}O	二氧化碳	血液灌注	大脑活动的研究
^{15}O	水	血液灌注	大脑活动的研究
^{18}F	氟脱氧葡萄糖	葡萄糖代谢	肿瘤、神经、心脏
^{18}F	氟离子	骨代谢	肿瘤
^{18}F	氟米索硝唑	乏氧	肿瘤-对放疗的响应

表 20.2.3 中列出的同位素具有不同的能量与半衰期。一些半衰期较短的同位素使用时非常具有挑战性,^{18}F 半衰期为 110 min,非常适中,这也是它得到广泛使用的一个原因。

表 20.2.3　用于 PET 的放射性同位素

同　位　素	半衰期/min	最大光子能量/MeV	水中光子射程/mm	制 造 方 式
^{11}C	20.3	0.96	1.1	回旋加速器
^{13}N	9.97	1.19	1.4	回旋加速器
^{15}O	2.03	1.70	1.5	回旋加速器
^{18}F	109.8	0.64	1.0	回旋加速器
^{68}Ga	67.8	1.89	1.7	发生器
^{82}Rb	1.26	3.15	1.7	发生器

20.3　超声

超声波的应用,可以追溯到第二次世界大战期间水下声呐的发展,随后被转化应用于医学等许多领域。超声广泛应用于放射治疗中,包括外照射放疗的图像引导和前列腺癌近距离治疗等。有关超声的详细介绍可在视频中查阅。

进阶阅读

Bushberg, J.T., J.A. Seibert, E.M. Leidholdt Jr. and J.M. Boone. 2012. *The Essential Physics of Medical Imaging.* Chapters 12, 13, 18, and 19. Philadelphia, PA: Lippincott Williams & Wilkins.

Khan, F.M. and J.P. Gibbons. 2014. *Khan's The Physics of Radiation Therapy.* 5th Edition. Chapter 12. Philadelphia, PA: Wolters Kluwer.

McDermott, P.N. and C.G. Orton. 2010. *The Physics of Radiation Therapy.* Chapter 19. Madison, WI: Medical Physics Publishing.

习题

注： * 表示问题较难。

1. 请列出低场强 MRI 的 3 个优点和 3 个缺点(如<0.5 T)。

2. 以下哪项参数决定了 MRI 的层厚？（　　）
　　a. 主磁场 B_0 的场强　　　　　　　　　b. 频率带宽
　　c. T_E 的设置　　　　　　　　　　　　d. T_R 的设置

3. 在立体定向放射治疗的靶区定位中，哪种 MRI 伪影会导致靶区定位的偏差？（　　）
　　a. B_0 磁场的不均匀性　　　　　　　　b. 射束硬化
　　c. T_E 过长　　　　　　　　　　　　　d. 相位缠绕（phase wrapping）

4. 在患者身上放置射频表面线圈进行 MRI 扫描的一个优点是什么？（　　）
　　a. 磁场场强更低　　b. SAR 更低　　c. 扫描时间更快　　d. 信号更高

5. 与人类 PET 系统相比，哪个物理因素提高了小型动物 PET 系统的分辨率？（　　）
　　a. 组织中正电子的射程　　　　　　　　b. 较低的注射活度
　　c. 湮灭光子的非共线性　　　　　　　　d. 飞行时间

6. 按照扫描的空间分辨率升高的顺序，将以下 PET 中使用的同位素进行排序。（　　）
　　a. ^{11}C E_{max}：0.96 MeV　　　　　　　b. ^{13}N E_{max}：1.19 MeV
　　c. ^{15}O E_{max}：1.70 MeV　　　　　　　d. ^{18}F E_{max}：0.64 MeV

7. 简述与其他 PET 示踪剂相比，^{18}F-FDG 在临床使用更广泛的原因。

8. 3.5 MHz 超声设备的深度分辨率是多少？假设声音在组织中传播的速度是 1540 m/s，若脉冲使用 3 个周期，简述在 5 MHz 的频率下，脉冲是如何变化的，以及这种情况下的缺点是什么？（　　）
　　a. 0.66 mm　　　　b. 1.32 mm　　　　c. 1.75 mm　　　　d. 2.64 mm

*9. 简述 MRI 中的 SAR 是什么，SAR 的影响因素有哪些。

*10. 简述 PET 灵敏度是如何依赖注射的放射性药物的活度。它是单调递增还是单调递减，为什么？

第21章
图像引导放射治疗和运动管理

21.1　图像引导放射治疗

图像引导放射治疗（image-guided radiation therapy，IGRT）是指在治疗过程中或者之前使用图像引导来提高治疗设施准确性。在 2000—2010 年的 10 年时间里，IGRT 得到迅猛发展，目前，在北美和欧洲的每个诊所几乎都在使用。

21.1.1　C 形臂直线加速器系统上的锥形束 CT

即使 IGRT 概念的外延很宽，术语"IGRT"有时被认为是 C 形臂直线加速器系统上的锥形束 CT（cone beam computed tomography，CBCT）的同义词。在这些系统中，X 线球管和影像板安装在直线加速器的机架上（图 21.1.1），可以通过机架的单次旋转获得锥形束 CT（见 19.2.5 节）。

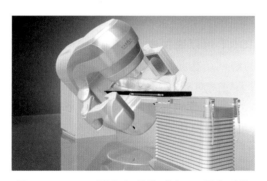

图 21.1.1　C 形臂机架的锥形束 CT 图像采集

X 线球管和影像板安装在机架上，并与射线方向垂直。在机架旋转一周时采集图像，并在如图所示的锥形区域
（绿色）中重建图像。（图片由瓦里安公司提供）

IGRT 开始于定位 CT 时采集的容积图像（图 21.1.2）。该参考图像在治疗计划设计期间被用于射野和剂量计算的确定。在此过程中，将在参考图像上确定治疗等中心点，目的是确定患者在治疗期间的摆位。IGRT 的第二个图像集是"定位"图像，也就是患者处于治疗位置时在治疗机上采集的 CBCT 图像。该图像也有一个等中心点，该点为治疗机的实际等中心点，也是 CBCT 图像的中心。

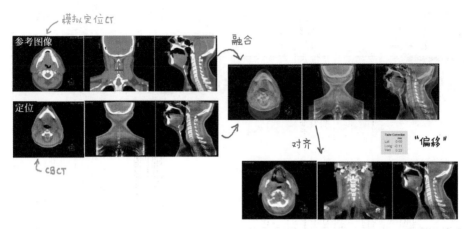

图 21.1.2　IGRT 过程

模拟定位 CT 采集的参考图像与直线加速器上采集的 CBCT 图像进行配准或"融合"。对齐图像使得坐标配准或
"偏移",并将配准或偏移结果传送到治疗机。治疗床根据摆位误差进行位置校正

治疗时,患者在治疗体位采集定位图像。该图像与 IGRT 软件中的定位图像配准或"融合"。如果患者未与定位图像中的预期等中心对齐,则这两个图像将发生偏移(参见图 21.1.2 右上角)。使用 IGRT 软件,用户可以移动这两幅图像,直到它们完全对齐(图 21.1.2 右下图)。对齐过程进行治疗床的校正,患者在三维空间的移动也就是为了满足两个等中心对齐。这些"位移"参数传递到治疗机上,通过治疗床对患者进行移位。有关此过程的视频动画,请参阅视频。

治疗床不仅可以沿着每个轴进行平移(即在 X、Y、Z 坐标方向上移动),还可以围绕三个主轴进行旋转(即俯仰、倾斜、翻转)。尽管旋转角度被限制在很小的范围内($<3°$),一些治疗设备还配备了能够实现这种旋转的患者支撑组件(治疗床或治疗床面),这些被称为六维(six degree-of-freedom,6-DOF)治疗床。

需要重视的是,虽然 IGRT 可以确保患者对齐到预期的治疗等中心,但这种对齐是一种"刚性配准",即假设患者的解剖结构是完全刚性的,并且可以进行简单的平移和旋转以确保患者与 CT 模拟扫描的结果完美对齐。而实际情况通常不是这样的。例如,患者的颈部可能很灵活(如视频中所示),意味着可能只有一部分脊柱可以对齐而不是整段脊柱。另外,在治疗过程中,患者的体重可能会发生变化或者肿瘤可能会缩小。所有这些情况都涉及 IGRT 无法解决的解剖学形变。这是驱动自适应放射治疗(adaptive radiation therapy,ART)发展的部分原因,ART 是一种新兴的放疗方法,在治疗过程中会调整治疗计划来适应肿瘤或者患者解剖结构的变化。

21.1.2　基于平面图像的影像引导放射治疗

治疗机千伏级或兆伏级成像系统产生的平面图像,也可用于 IGRT。图 21.1.3 给出了一个定位骨骼中心的示例。以彼此垂直的角度采集两个图像图(a)和图(b)。骨骼的中心必须位于每张图像中的绿线上。结合图(a)和图(b)的图像,可以在三维空间中定位骨的中心图(c)。这个过程通常称为正交成像(因为成像角度通常相互垂直)。由于存在两张图像,因此经常使用术语"正交配对"(orthogonal pair)或"等中心配对"(iso pair)。

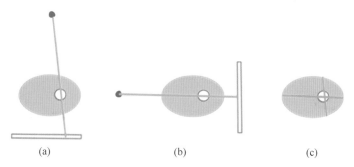

图 21.1.3　使用正交图像进行患者配准

目标的位置(例如此处的骨中心)必须位于图像 A 和图像 B 线段的相交处

　　配准位置需要数字重建放射影像(digitally reconstructed radiograph,DRR)(图 21.1.4 左上图)。DRR 是基于 CT 模拟机扫描图像,从感兴趣的视角以数字追踪射线的方式创建的平面 X 射线图像。图 21.1.4 示意性地展现了这个过程,其中将计划扫描得到的 DRR 与治疗机上采集的正交图像进行配准。注意这样处理不仅可以配准骨骼,还可以配准患者体内植入的金标或其他高密度的物体。有关此过程的进一步说明,请参阅相关视频。

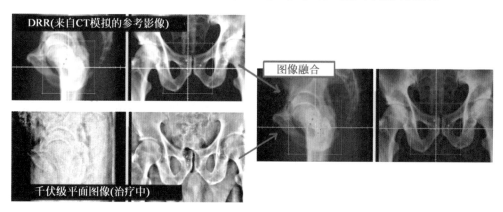

图 21.1.4　IGRT 平面成像

数字重建放射影像(DRR)是根据治疗计划中定义的等中心处的 CT 模拟的参考扫描影像创建的,这些图像与治疗机上采集的正交图像(此处为千伏级平面图像)进行配准或融合

21.1.3　其他影像引导放射治疗技术

　　前文重点介绍了基于 C 形臂直线加速器的 IGRT,但也可以使用其他技术。在 9.2 节中有关于直线加速器的详细描述。螺旋断层放疗设备是最早的现代 IGRT 系统之一(TomoTherapy 系统,图 21.1.5(a),Accuray 公司)。从外观上看,该设备类似于 CT 扫描仪,但内部有一个紧凑型直线加速器和一个兆伏级成像探测器。因此,该系统能够生成兆伏级 CT 图像。较新的型号("RadiaExact"加速器)还具有千伏级射线球管和成像设备,能够实施千伏级的 IGRT。有关该系统的更多信息,请参见 AAPM Task Group 148(Langen et al.,2010)。最近出现的另一个支持 IGRT 的系统是瓦里安公司的 Halcyon 系统(图 21.1.5(b))和相关的 Ethos 系统,该系统添加了软件能够实施自适应放射治疗。Halcyon 平台是一个环形机架系统,带有一个能量为 6 MV 的直线加速器。锥形束 CT 扫描可在 17 s 内完成。

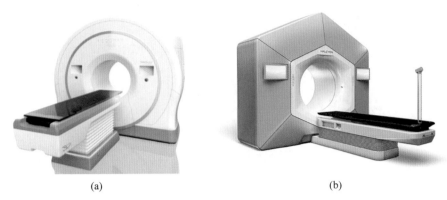

(a)   (b)

图 21.1.5   其他 IGRT 设备

TomoTherapy 系统(a)（图片由安科锐公司提供）；Halcyon 系统(b)（图片由瓦里安公司提供）

其他支持 IGRT 的系统如下所列：

（1）射波刀(CyberKnife)。立体定向成像（间隔大约 1 s）。见 9.2 节和 AAPM Task Group 135(Dieterich et al.，2011)。

（2）ExactTrac 系统（瓦里安公司/Brianlab 公司）。C 形臂直线加速器的立体定向 X 射线成像系统，见 AAPM Task Group ♯104(Yin et al.，2009)。

（3）超声引导。超声探头与直线加速器的等中心配准并用于引导治疗。多年来该技术已用于多种疾病的治疗，尤其是用于前列腺癌的治疗。

（4）植入式电磁(eletromagnetic，EM)信号收发器信标（如 Calypso，瓦里安公司）。收发器信标是由玻璃外壳包裹的微型线圈组成，可通过导管植入组织中。在治疗过程中，射频线圈阵列面板放置在患者前，从而可以在治疗过程中实时跟踪信标的位置。

（5）表面成像。示例包括 AlignRT(VisionRT，英国伦敦)和 C-RAD(C-Rad AB，瑞典乌普萨拉)。更多信息，请参阅 AAPM Task Group147(Willoughby et al.，2012)。

21.1.4   磁共振引导放射治疗

MR 引导的放射治疗(magnetic resonance guided radiation therapy，MRgRT)不仅在治疗前，甚至在治疗中都可清晰地显示软组织。商业化 MRgRT 系统于 2014 年首次用于临床患者治疗。该系统为 0.35 T 低场强磁体的 MRIdian(ViewRay 公司)。在最初版本的治疗机上，为了避免 MR 影像引导系统和直线加速器在操作过程中可能出现的电子机械故障，使用了三个钴源。然而，该系统的更新版本采用了 6 MV 的直线加速器。另一个 MR 引导系统是医科达公司的 Unity 系统，已于 2019 年上市，它采用了 1.5 T 磁场。有关这些技术的更多信息，请参见 9.2 节。

在强磁场（设备中总是存在）中，射束受磁场影响发生的一些独特的物理现象会影响剂量分布。最重要的是电子在磁场存在的情况下不能保持直线运动。这在气腔或低密度区域（如肺）中尤其明显，其中电子会朝源方向回转（"电子回转效应"）并在胸壁处产生剂量提升区。在电离室的气腔中，磁场会影响电子平衡，可能需要对剂量学进行校正。即使在组织等效的均匀区域中，在某些情况下，磁场也可以使原本平坦和对称的射束离轴剂量分布形状发生改变。

21.1.5　影像引导放射治疗的应用场景

按使用方法,IGRT 可分类为:

(1) 在线 IGRT:治疗前即刻成像;

(2) 离线 IGRT:治疗时成像,但在下一次治疗前进行位置校正;

(3) 实时 IGRT:在整个治疗过程中连续成像。根据需要干预以停止或调整治疗。

表 21.1.1 说明了支持这些选项的各种 IGRT 技术。更多信息和背景可以在视频中找到。

表 21.1.1　一些主要 IGRT 技术及其性能

	kV/MV 平面成像	CBCT/MV-CT	射波刀	磁共振放射治疗	超声	射频发生器信标
软组织显示	×	√	×	√	√	×
金标	√	√	√	√	×	√
在线 IGRT	√	√	√	√	√	√
离线 IGRT	×	√	×	√	×	×
实时 IGRT	√	×	√	√	√	√

21.1.6　IGRT 的普及性、实践模式和有效性的证据

IGRT 普及性和实践模式的数据最近有所报道。对美国放射治疗机构的调查发现,92%的受访者都表示其机构具有某种形式的容积 IGRT 能力,通常是锥形束 CT。(这里的92%不包括基于射野的影像引导技术,基本上每个机构都具有基于射野影像引导技术。)

图 21.1.6 显示 IGRT 的使用与疾病部位有关。例如,对于颅内肿瘤治疗,最常使用 CBCT/MV-CT 并每周实施一次。CBCT/MV-CT 也是头颈部肿瘤治疗最常用的形式,但在该部位,每次治疗都需要使用。乳腺癌治疗一次半天,仅进行每周一次的射野影像体位验证。

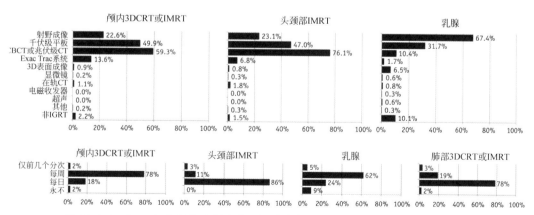

图 21.1.6　2014 年美国临床调查中不同癌症部位使用的 IGRT 类型与使用频率

来自 Nabivizadeh et al.,2016

自 2000 年以来,IGRT 技术发展迅速。图 21.1.7 显示了 Simpson 等(2010)的调查数据,展示了各种类型的 IGRT 随着时间推移的应用情况。在 2000 年之前,任何形式的

IGRT 都没有广泛使用,但从 20 世纪 90 年代后期开始,IGRT 的应用迅速增长,首先是通过 EPID 设备使用兆伏级平面图像,然后是 2004 年之后开始的千伏级平面和立体成像(主要是 CBCT)。如上所述,大约在 2019 年,美国 90％以上放疗单位提供容积 IGRT。

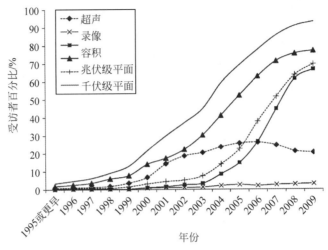

图 21.1.7　美国临床调研中,IGRT 的应用情况

来自 Simpson et al. ,2010

IGRT 的临床获益有哪些证据？Bujold 等(2012)的综述文章研究了这个问题并得出结论:尽管几乎没有直接证据,但有大量数据支持 IGRT 在提高肿瘤控制率、降低毒性和增加患者治疗选择方面的益处。然而,体现 IGRT 在各种疾病部位的临床价值的数据已经不断出现。有关更多信息,请参阅视频。

21.1.7　影像引导放射治疗和成像系统的质量保证

有大量关于成像系统质量保证(QA)的参考信息(表 21.1.2)。表 21.1.3 列出了一些关键的 IGRT QA 要求。

可以在视频中找到对这些 QA 测试的进一步描述。一些重要的 QA 测试示例包括:

(1) 平面成像(兆伏级或千伏级)QA:如图 21.1.8 所示;

(2) 使用"客户验收测试模体"(customer acceptance test phantom,CATPhan,由于它是 IGRT 系统验收测试期间使用的测试设备,由供应商命名)的 CBCTQA:如图 21.1.9 所示;

(3) 每天进行的基于图像定位和配准测量:如图 21.1.10 所示。

表 21.1.2　影像引导放射治疗系统的质量保证指南

年　份	报　告	QA 主题
2014	MPPG2(版本 A)	基于 X 线的 IGRT 系统
2012	TG179	基于 CT 的 IGRT 系统
2009	TG142	直线加速器 QA
2011	TG135	射波刀
2010	TG148	螺旋断层放疗系统(TomoTherapy)
2017	TG132	图像配准
2003	TG66	CT 模拟机 QA

续表

年　份	报　告	QA 主题
其他文件		
2014	ACR-AAPM	ACR-AAPM 关于医学物理的技术标准：IGRT（定期更新）
2014	ACR-ASTRO	ACR-ASTRO 关于 IGRT 的实践参数（定期更新）
2013	ASTRO	关于 IGRT 的安全考虑
2018	TG180	IGRT 的剂量（TG75 的更新）
2009	TG104	kV IGRT
2005	CAPCA	关于 EPID 的加拿大质量控制标准
2012	TG147	非放射影像定位系统
2011	TG154	超声引导前列腺癌外照射治疗

表 21.1.3　IGRT 系统的关键质量保证测试：不包括为 CyberKnife（TG135）、
TomoTherapy（TG148）和其他专用系统所推荐的项目

测试	kV/MV 平面成像			CBCT		
	MPPG 2.a	TG179	TG142	MPPG 2.a	TG179	TG142
定位和配准	D		D	D	D	D
成像 vs 治疗等中心	D		D	D	D	D
几何维度	A		M	A	A	M
空间分辨率	A		M	A	A	M
对比度	A		M	A	A	M
噪声			M	A	A	M
均匀性			M	A	A	M
剂量	A		A	A	A	A

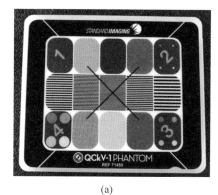

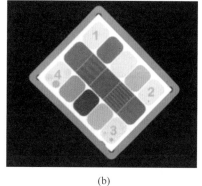

(a)　　　　　　　　　　　(b)

图 21.1.8　模体（a）及其千伏级影像（b）

类似的（金属）模体可用于兆伏级成像，用于测试分辨率（每毫米可见线对的数量）和对比度（外缘的条块）

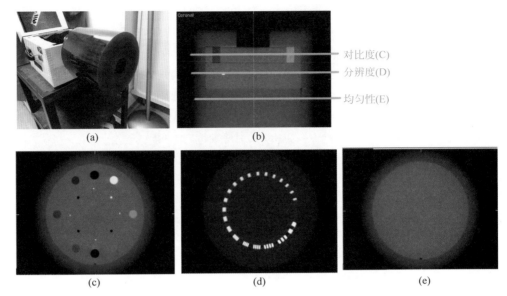

图 21.1.9　用于 CBCT 图像 QA 的模体

模体由不同的组成部分构成(冠状位图像所示)(b),包括用于测量对比度(c)、空间分辨率(d)和图像均匀性(e)的部分

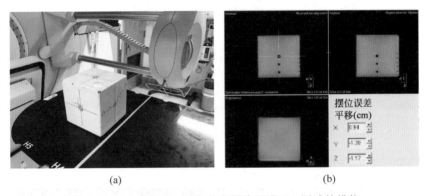

图 21.1.10　用于 CBCT 摆位和图像配准 QA 测试的模体

(a) 带有嵌入物体(气孔)的模体与等中心对齐,各个孔与等中心的距离已知；(b) 再用 CBCT 图像进行平移配准,并将平移位移与已知距离进行比较

21.2　运动管理

21.2.1　分次间和分次内运动

患者运动和变化可以在两个时间尺度上进行分类：

(1) 分次间运动：治疗分次之间的变化。例如：患者相对于等中心的偏移、患者的旋转、颈部弯曲、膀胱充盈程度。

(2) 分次内运动：治疗分次内的运动。例如：呼吸运动、蠕动、咳嗽、肌肉收缩。

减少分次间和分次内运动的一种方法是患者"固定"。图 21.2.1 展示了一些常用的固定装置,包括加热后在患者身上塑形的热塑面网图(a),形成患者身体轮廓的真空密封塑料袋、可塑形头部托架,用于控制患者头部的位置和颈部曲度图(b),腿垫和扶手来控制手臂、肩膀和腿的位置图(c)。体位固定的目标不是让患者完全不动,而是在保证患者舒适的同时,保证每天定位的可重复性。无论是否使用 IGRT,良好的患者体位固定至关重要。即使使用 IGRT,也不能控制或消除患者体位的所有变化。例如,IGRT 可用于配准颈椎,但如果颈部弯曲,那么即使颈椎配准,颅骨和胸椎也可能无法很好地对齐。有关这方面的说明,请参阅视频。

需要注意的是,固定装置也会影响射束的剂量(例如衰减和类组织补偿器效应)。这在 AAPM TG 176(Olch et al.,2014)中有更深入的讨论。

固定装置通常支持如图 21.2.1(d)所示的台面分度系统,该系统允许固定装置在每次治疗时以相同的位置放置在治疗床上。然后可以将治疗床坐标编程到移床控制系统中,以确保每次治疗时治疗床都位于相同的位置,来保证治疗位置的正确性。

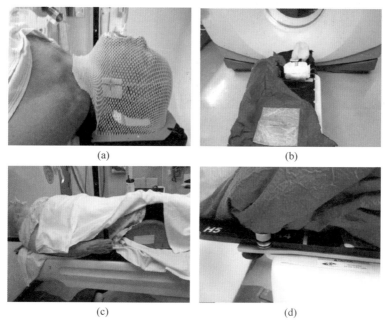

(a)　　　　　　　　　　　(b)

(c)　　　　　　　　　　　(d)

图 21.2.1　用于患者治疗的固定装置

(a)热塑面网;(b)真空密封塑料袋和可塑形头部托架;(c)腿垫和扶手;(d)治疗床位置指示系统

21.2.2　呼吸运动

呼吸运动是分次内运动的重要组成部分,会影响肺、肝及腹部其他器官。在放射治疗计划设计和实施过程中必须考虑到这一点,以确保治疗效果。Keall 等发布的 AAPM Task Group 76 是一个很重要的参考文件。

放射治疗中呼吸运动管理的主要目标是:活动测量和运动管理,在治疗期间通过一些主动控制或在治疗计划中将其呼吸运动纳入考虑来实现。呼吸运动可以通过透视来测量。虽然这可以提供肺部肿瘤的一些可视化图像,但软组织可视化是有限的,除非使用双摄像头系统,否则只能从单个角度采集图像。

21.2.3 4DCT

在 20 世纪初,研究人员开发了一种允许使用 CT 扫描对运动进行动态可视化的技术,称为"4DCT"。该技术首先由 Ford 等提出(2003 年)。对于第一部 4DCT 动态影像,请参阅视频。

早期,4DCT 系统需要一些呼吸信号采集设备,如使用放置在患者腹部的红外标记块以及治疗床末端安装的摄像头,来观察红外标记块的运动(图 21.2.2)。当这个标记块上下运动时,会生成一个呼吸曲线(图 21.2.2(c))。还有其他系统可以测量呼吸信号,如带有压力传感器的充气式腹压带。最近也出现了可以使用"无外置呼吸信号采集设备"的 4DCT 系统,通过图像本身的特征来跟踪呼吸。

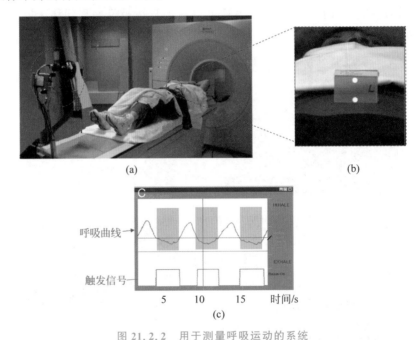

图 21.2.2   用于测量呼吸运动的系统

(a) 摄像头;(b) 放置在患者腹部的红外线标记块;(c) 呼吸运动生成呼吸曲线
该呼吸曲线用于重建 4DCT,或使用呼吸门控在治疗时向加速器提供射束触发信号

4DCT 重建是通过将呼吸信号与 CT 图像采集相关联来完成的。这样可以将 CT 图像分配到它们所属的呼吸时相。进一步的相关描述,请参阅视频。

4DCT 可能产生伪影,主要是由于患者的不规则呼吸造成的。需要注意的是,在任何给定的断层位置,仅采集一个呼吸周期的图像。(尽管 4DCT 通常是为连续的影像循环,但仅在患者的一个呼吸周期采集,而不是多个呼吸周期。)因此,如果患者呼吸不规律,这种不规律性将体现在重建的图像中。例如患者在扫描中的某个时间点深呼吸,将导致某个 CT 断层处胸壁位置发生位移和横膈膜"鬼影",即横膈膜的一小部分出现在主横膈膜上方并与主横膈膜断开。有关示例,请参阅视频。

目前,已经采集了成千上万患者的 4DCT,发现了呼吸运动的一些规律。通常,肺部肿瘤的运动在头足方向最大,前后方向次之,左右方向最小。某些患者呼吸运动可达 2 cm 甚至更大。呼吸运动不在一个平面上,而是在呈现曲面运动。然而,这些都是一般情况,有些患者不符合这种规律。有关示例,请参阅视频。因此,重要的是测量每个患者的呼吸运动。

最后,不仅在肺部而且在腹部和盆腔都观察到了较大幅度的呼吸运动。肝、肾以及其他器官也随着呼吸而大幅度运动。因此,虽然 4DCT 对肺部肿瘤最有用,对肺部以外肿瘤也适用。

21.2.4 呼吸和边缘外扩

管理呼吸的最简单方法是确定适当的边缘外扩,以确保肿瘤在治疗期间都包含在内。回忆一下 ICRU62 和其他报告中对靶区的定义(见 13.1 节)。根据上述讨论,我们知道 GTV 可能会随着呼吸而移动。因此,考虑这种运动的一种简单方法是将 4DCT 扫描的所有时相图像都输入靶区勾画或治疗计划软件中,并定义一个内大体肿瘤区(internal gross tumor volume,iGTV),其中包括来自 4DCT 采集的整个运动范围。这是一种保守且简单的方法,可确保整个 GTV 在治疗过程中都在照射范围内。

关于呼吸需要注意的一个重要方面,是患者通常呼气末相比吸气末时间更长(参见图 21.2.2 中的呼吸曲线)。因此,平均而言,肿瘤的位置通常比所有呼吸时相的中心略靠近头部。

除了将 4DCT 扫描的所有时相图像输入靶区勾画或治疗计划软件之外,还有其他方法可以处理 GTV 定义。可以定义最大密度投影(maximum intensity projection,MIP)图像(所有呼吸时相的每个体素的最大密度)或平均密度投影(每个体素的平均密度)。没有 4DCT 时,另一种方法是"慢速扫描",即采集正常 CT,但射线球管旋转速度慢到足以采集整个呼吸时相的信号。平均密度投影的主要缺点是相对于更快的扫描或 4DCT,肿瘤的边界有些模糊。

21.2.5 呼吸门控

管理和减少治疗期间呼吸运动的另一种技术是呼吸门控。在呼吸周期的特定相位直线加速器出束照射,其他时相停止照射,如图 21.2.2(c)所示。在治疗期间使用标记块等设备监测呼吸时相。当患者呼吸进入某个预定义窗口时呼吸信号触发直线加速器出束照射。如果采用门控技术,重要的是 CT 扫描要找到特定患者的门控窗口。

呼吸门控相比于简单边缘外扩的一个优点是可以使用更小的外扩边界,因为肿瘤在门控窗口内移动较小。呼吸门控技术的问题是治疗效率降低,治疗时间延长(出束不连续),可能存在的呼吸不规则可能导致肿瘤位置改变。另外,门控依赖于呼吸信号,呼吸信号和肿瘤位置间的关系可能存在不确定性。

21.2.6 屏气治疗

另一种减少治疗期间呼吸运动影像的方法是屏气治疗,即患者在治疗期间屏住呼吸。这种方法的一个难点是从 CT 模拟以及在各个治疗分次中,每个呼吸周期的屏气量必须相同。可以使用包括图 21.2.3 中所示的主动呼吸协调器(active breathing coordinator,ABC)在内的设备来帮助实现可重复的屏气。这里,使用连接到患者口腔的软管的肺活量计测量气流。当气体体积达到某个预定义值时,阀门关闭,患者屏住呼吸。将呼吸信号发送到治疗设备以出束治疗。该系统可用于吸气相（如果患者接受相关指导，能够耐受也可以深呼吸屏气）或呼气相治疗。

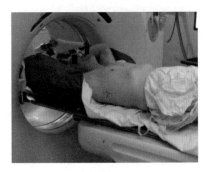

图 21.2.3　使用主动呼吸协调系统（ABC，医科达公司）进行屏气
通过软管用肺活量计测量通过的气流。当达到预设的空气量时，出束治疗或采集影像

这个系统存在一些问题。一些患者可能肺功能受损，难以长时间屏住呼吸，治疗效率也会降低。患者通过呼吸操作指导并进入屏气状态时，该过程中射束保持关闭，当进入屏气状态时才出束治疗或采集影像。效率可能远低于 50％，甚至低于 10％。

21.2.7　压腹技术

还有一个用于控制呼吸运动的方法是压腹技术，通常应用于患者的腹部，如图 21.2.4 所示。这种压腹技术可以限制肿瘤和其他解剖结构受呼吸运动的影响，或者至少提醒患者以浅而有规律的方式呼吸。

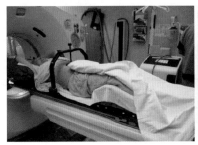 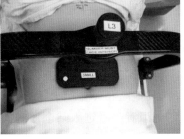

图 21.2.4　压腹技术
用一块板压住患者腹部

进阶阅读

Bujold, A., T. Craig, D. Jaffray, and L.A. Dawson. 2012. Image-guided radiotherapy: Has it influenced patient outcomes? *Semin Radiat Oncol* 22(1):50–61. doi:10.1016/j.semradonc.2011.09.001.
Dieterich, S., et al. 2011. Report of AAPM TG 135: Quality assurance for robotic radiosurgery. *Med Phys* 38(6):2914–2936.

Ford, E.C., G.S. Mageras, E. Yorke and C.C. Ling. 2003. Respiration-correlated spiral CT: A method of measuring respiratory-induced anatomic motion for radiation treatment planning. *Med Phys* 30(1):88–97.

Keall, P., et al. 2006. The management of respiratory motion in radiation oncology report of AAPM Task Group 76. *Med Phys* 33(10):3874–3900.

Langen, K.M., et al. 2010. Quality assurance for helical tomotherapy: Report of the AAPM Task Group 148. *Med Phys* 37(9):4817–4853.

Nabavizadeh, N., et al. 2016. Image guided radiation therapy (IGRT) Practice patterns and IGRT's impact on workflow and treatment planning: Results from a National Survey of American Society for Radiation Oncology members. *Int J Radiat Oncol Biol Phys* 94(4):850–857. doi:10.1016/j.ijrobp.2015.09.035.

Olch, A.J., et al. 2014. Dosimetric effects caused by couch tops and immobilization devices: Report of AAPM Task Group 176. *Med Phys* 41(6):061501. doi:10.1118/1.4876299.

Simpson, D.R., et al. 2010. A survey of image-guided radiation therapy use in the United States. *Cancer* 116(16):3953–3960. doi:10.1002/cncr.25129.

Willoughby, T., et al. 2012. Quality assurance for nonradiographic radiotherapy localization and positioning systems: Report of Task Group 147. *Med Phys* 39(4):1728–1747.

Yin, F.F., et al. 2009. The role of in-room kV X-ray imaging for patient setup and target localization. AAPM Task Group 104.

习题

1. 相比于 CBCT，以下哪个选项是 IGRT 中使用千伏级平面成像的优点？（　　）

    a. 提高软组织的可视化　　　　　　b. 剂量更低

    c. 可用于实时追踪　　　　　　　　d. 支持自适应放疗重新计划的能力

2. 旋转 3°时，距等中心 10 cm 的靶区边缘移动了多少？（　　）

    a. 3.0 mm　　　　b. 5.2 mm　　　　c. 7.5 mm　　　　d. 14.2 mm

3. 盆腔 CBCT 扫描的典型剂量是多少？（　　）

    a. 0.02 cGy　　　　b. 0.2 cGy　　　　c. 2.0 cGy　　　　d. 20.0 cGy

4. 对于肺癌的影像引导放射治疗，与 CBCT 相比，至少列举出 MR 引导放疗的两个优点和两个缺点。

5. 在 CBCT QA 测试中，比较 20 cm 直径模体与 40 cm 直径模体的 CT 值均匀性。（　　）

    a. 40 cm 的更均匀

    b. 40 cm 的更不均匀

    c. 相同。CT 值与模体的大小无关

6. CBCT 的 QA 测试中噪声与电流的关系？（　　）

    a. 随电流增大而增大

    b. 随电流增大而减小

    c. 相同。CBCT 中噪声与电流无关

7. 假设 GTV 建模为一个圆柱体,底部直径为 3 cm,高度为 3 cm。GTV 没有运动(高无外扩)和有运动(高外扩 0.5 cm)的体积是多少?(　　)

	无　运　动	有 0.5 cm 运动
a	6.8	7.9
b	21.2	24.7
c	27.0	31.5
d	84.8	98.9

8. 列举治疗左侧肺癌时屏气治疗的 3 个优点和 3 个缺点。

9. 在 4DCT 中,对呼吸周期为 6 s 的患者进行螺旋采集,如果使用以下参数:螺距 $p=0.5$,球管旋转速度 $T=1.0$ s/圈,层厚 $S=3$ mm,则在一个呼吸周期中治疗床移动多少? 可以重建多少个独立断层?(　　)

　　a. 3 mm　　　　　　b. 4.5 mm　　　　　　c. 9 mm　　　　　　d. 18 mm

10. 如果肺从 2 L 膨胀到 4 L,横膈膜会移动多少? 假设肺是圆柱体,高度是直径的两倍。(　　)

　　a. 3.5 cm　　　　　　b. 4.4 cm　　　　　　c. 5.6 cm　　　　　　d. 6.8 cm

第**22**章
立体定向放疗

22.1 立体定向放射外科

立体定向放射外科(stereotactic radiosurgery,SRS)通常是对颅内靶区进行高剂量的单次治疗。立体定向放射外科治疗多种疾病,包括转移癌、听神经瘤、脑膜瘤、动静脉畸形(arterial venous malformations,AVMs)、三叉神经痛,以及一些不太常见的功能性疾病,如强迫症或特发性震颤。本章不详细讨论这些疾病的临床情况,但这些疾病涵盖了从高度恶性的癌症到慢性生长的肿瘤和良性疾病。

SRS 的技术特点如下:

(1) 单次治疗;

(2) 分次剂量>5 Gy:通常范围在 12~20 Gy,有时会更高;

(3) 靶区直径<3.5 cm(脑部肿瘤);

(4) 治疗精度<1 mm;

(5) 没有 PTV 外放(有的情况会有 CTV)。

"立体定向"这个词来源于希腊语的"stereo"(与空间有关)和"taxis"(排列或定向),因此"stereotaxis"可以翻译为"3D 定向"。最初的意思是将活检针或探针定位于大脑的某个位置。立体定向系统可以实现高度精确的定位。立体定向系统的坐标系统是由固定在患者颅骨上的框架定义的。这些框架和相应的坐标系统是在 19 世纪为放射外科应用而开发的,早期使用的是布朗-罗伯茨-威尔斯(Brown-Roberts-Wells,BRW)系统,后来是考斯曼-罗伯茨-威尔斯(Cosman-Roberts-Wells,CRW)系统,这些系统至今仍在使用。

立体定向系统也可用于放射外科,如将射线准确地照射在患者颅内的某个位置,而不是使用活检针或探针。这里以医科达公司的伽马刀(GammaKnife®)为例,系统由瑞典神经外科医生 Lars Leksell 在 20 世纪 60 年代开发。但放射外科的一般原则也适用于其他供应商的系统,包括标准 C 型臂直线加速器和其他设备。

SRS 框架如图 22.1.1 所示,它将销钉固定在患者的头部。患者在钉子部位需接受局部麻醉,钉子夹住颅骨并不穿过颅骨。这样可以使框架在长达数小时的治疗期间始终保持固定。虽然这个框架看起来是有创的,但患者通常能够忍受。

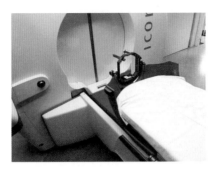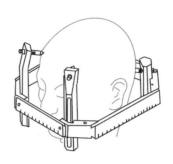

图 22.1.1　伽马刀治疗机中使用的 SRS Leksell G 型框架

框架用销钉固定在患者的头部。患者的头部被锁定在治疗床上的支架上（左图）

22.1.1　立体定向放射外科治疗的实施

伽马刀设备采用 192 个高活度^{60}Co 源，在患者周围呈环状同心圆排列（图 22.1.2(a)）。每个源由长钨管进行准直，这些钨管全部朝向一个共同的等中心（颅内的红圈）。准直器有三种尺寸可供选择：4 mm、8 mm 和 16 mm（图中的红色、蓝色和绿色部分）。患者治疗床的位置决定了等中心的位置。SRS 的坐标系统由固定框架决定，而固定框架又被锁定在治疗床上。因此治疗床的位置可以用来确定 SRS 坐标空间中感兴趣目标的位置。

类似的坐标系统同样可以用于基于直线加速器的 SRS，只是治疗床位置的控制精度不能达到立体定向放射外科的精度要求，所以通常治疗床是固定的，而 SRS 框架用专门的设备进行移动，通过这种方式能够达到亚毫米的精度。此外，在基于直线加速器的 SRS 中，三级准直器系统通常固定在直线加速器的机头。三级准直器通常是一个圆锥体，材料是一种高密度的金属，中间有一个圆锥形的孔。这使得准直器能够更接近患者，从而减小射束的半影。加速器的机架可以旋转，以便在不同的平面上围绕患者进行治疗。

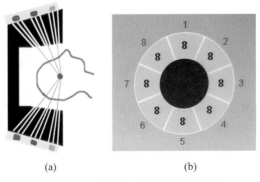

(a)　　　　　　(b)

图 22.1.2　伽马刀治疗几何示意图

(a) 192 个^{60}Co 源指向一个共同的等中心（红圈）；(b) 每个环分为 8 个区域

22.1.2　立体定向放射外科计划和剂量分布

SRS 的治疗计划与传统的放射治疗计划不同，主要区别是 SRS 计划允许剂量分布不均匀。这可以从图 22.1.3(a)中看出，剂量不是均匀地分布在整个靶区，而是在靶区中心剂量很高,周围剂量较低。可以从剂量分布图(图 22.1.3(b))和该计划的 DVH(图 22.1.3(b))中看出,该计划在靶区内有一个 35 Gy 的高剂量区。

　　剂量分布不均匀是 SRS 和 SBRT 的共同特征,其原因是 SRS 和 SBRT 在靶区边缘提供了一个非常陡峭的剂量梯度(注意图 22.1.4(b)中靶区边缘的剂量下降有多快)。这种陡峭的剂量跌落意味着附近的关键结构可以得到保护。这也意味着有对患者固定有更高的要求,因为如果靶区移动哪怕是很小的距离,它也会落在低剂量区域。

　　影响剂量跌落的一个因素是处方的等剂量线。在图 22.1.4(a)中,计划的目的是将 20 Gy 归一到靶区外围的 57% 等剂量线(处方剂量归一到 50% 等剂量线在伽马刀计划中是常见的)。然而,也可以有其他选择。例如,可以将 20 Gy 归一到 70% 等剂量线。这样会使靶内的剂量分布更加均匀(最高的剂量为 20 Gy/0.70＝28.6 Gy,而不是 20 Gy/0.57＝35.1 Gy)。这些不均匀的剂量分布和处方剂量归一依赖性的特点在 SBRT 计划中也存在(参考 22.2 节)。

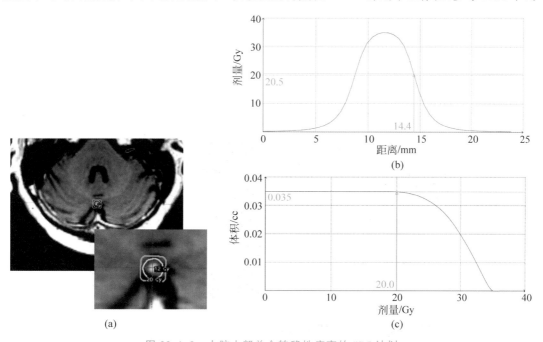

图 22.1.3　小脑中部单个转移性病变的 SRS 计划

(a) 使用单个等中心治疗,计划的等剂量线分布,20 Gy 归一到 57% 的等剂量线;(b) 穿过病灶的横截面的剂量分布图;(c) 剂量体积直方图

　　图 22.1.3(a)显示的是一个单一等中心治疗的计划(即伽马刀术语中的单一"焦点")。然而,由于脑部病变通常不是完美的球体,因此往往需要更复杂的计划方法。在这里考虑的治疗系统中,是通过使用多个治疗等中心并且赋予每个等中心不同的权重,来实现所需的剂量分布。

　　患者治疗的典型工作流程如下。

　　(1) 患者提前到达,并放置固定框架。

　　(2) 放置好框架后患者进行图像采集(MR、CT 和(或)血管造影)。

　　(3) 进行治疗计划设计,创建一个具有所需剂量分布的计划。

　　(4) 计划发送到治疗控制系统。计划包括等中心的位置和每个等中心的剂量/时间。

（5）进行质量检查。

（6）治疗开始。

伽马刀的实际治疗时间大约为 15 min 至 4 h 或更长，这取决于计划的复杂性、处方剂量和 ^{60}Co 源的活度。基于直线加速器的 SRS 治疗时间通常要短得多。总的来说，整个治疗过程是 2～12 h 或者更长时间。

22.1.3 立体定向 N 形定位系统

对 SRS 治疗和计划有了基本了解，我们现在介绍立体定向坐标系统，以更好地了解立体定向治疗。为了进行治疗计划设计，SRS 坐标系统需要对患者的解剖位置进行定义，这就意味着需要在图像（CT、MR 或血管造影 X 射线片）上确定立体定向坐标。

实现这一目标的关键是"N"形定位框的定位方法（图 22.1.4），该方法于 1978 年由神经外科医生 Russell Brown 开发。这是一项重要的创新，实现了利用图像进行立体定向治疗。标记框被刚性固定在患者头部的框架上。标记框上嵌有形似字母"N"的标记。（图 22.1.4(a)，红色所示）。患者的每一侧都有一个"N"形标记。患者与框架一起采集 CT 或 MRI 图像，产生一个通过标记框的断层（图中的绿色显示）。在该断层中，N 形标记显示出 3 个亮点（图 22.1.4(b) 和(c)）。通过测量图像中标记的间距，可以确定图像平面在立体空间的位置和方向。进一步的说明，请观看视频。

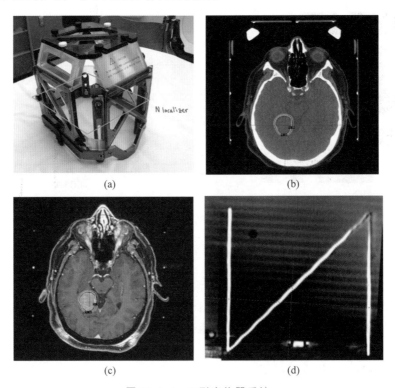

(a)   (b)

(c)   (d)

图 22.1.4　N 形定位器系统

（a）固定在框架上的标记框；（b）显示标记的 CT 图像；（c）MR 图像也能显示标记；（d）在 CT 扫描的矢状切面上显示的 N 形定位标记

一种特殊情况是对血管造影成像的 AVM 病例进行定位。这些图像不是三维的，由于没有图像断层，所以"N"形定位方法是行不通的。取而代之的是另一种框架，该框架安装了具有 4 个标记的定位器。通过获取投影图像，面板上标记的位置可以在这些图像上可视化。

上述讨论假设 SRS 治疗是使用框架的。然而，"无框架"的 SRS 正变得越来越普遍。在无框架 SRS 中，患者在治疗过程中不是用框架而是用一个成像系统来定位。该系统可以是正交平面图像（如 CyberKnife 或 ExacTrac 系统）或基于锥形束 CT 的系统。这里的关键是在治疗过程中尽量减少患者的运动，或采用一些近乎实时的跟踪系统来补偿运动。

22.1.4　分次放疗

对靶区的治疗可以分次进行。治疗计划设计与之前相同，并在一个短疗程内执行多个分次。每个分次照射较高的剂量（如 8 Gy×3 个分次），而不是照射一个分次。因此，这种治疗并不称为"SRS"（SRS 定义是单分次治疗），而是称为分次立体定向放射治疗（FSRT）。

由于需要多次治疗，每次都使用框架是不现实的。因此，治疗通常是"无框架"的，并依靠 IGRT 系统来准确定位病灶进行治疗（见第 21 章）。IGRT 系统包括 C 型臂直线加速器和其他设备上的锥形束 CT 系统、正交平面成像系统（如 CyberKnife 或 ExacTrac 系统），以及使用 CBCT 和面网（体网）的 GammaKnife ICON®。更详细的解释和插图请观看视频。

22.1.5　立体定向放射外科的质量保证

AAPM 医学物理学实践指南 9a（Halvorsen et al.，2017）为立体定向放射治疗技术的质量保证提供了的有用的资源。该文件概述了关键的质量保证测试，包括以下测试内容：

（1）辐射等中心的检查：每天；
（2）成像中心的测试：每天；
（3）端对端测试：每年一次。

完成这些质量保证测试的方法有很多，而且与前几章所述的质量保证测试有很多重叠之处。然而，由于 SRS 每个分次的剂量非常高，而且靶区只有很小的外放或者没有外放，所以对 SRS 的质量保证要求更加严格。

图 22.1.5 显示了伽马刀的等中心和成像验证测试的一个示例。该 QA 设备有一个安装在框架上的半导体探测器（图 22.1.5(b)），通过射束扫描设备可以确定辐射等中心的位置。该设备还嵌入了金属 BB 标记（图 22.1.5(b)）。对该设备进行锥形束 CT 扫描，标记的位置用于确定成像系统在 SRS 坐标空间中的位置。

直线加速器系统使用多种方法来完成这些定位测试。一个重要的质量保证测试是 Winston-Lutz 测试，由 Wendell Lutz 及其同事在 20 世纪 80 年代在联合中心开发使用。在这种测试方法中，需要将一个金属 BB 小球放置在 SRS 坐标空间的中心，传统上是通过激光灯定位，但最近则是通过成像系统定位。然后用治疗射束来获取这个 BB 小球的影像。BB 小球相对于射野边缘的偏移量决定了辐射等中心（射束中心）相对于预定治疗位置（BB 位置）的偏差。

与任何放射设备一样，SRS 设备也必须定期进行（每天、每月和每年）输出验证。这些测试在第 18.2 节有更详细的描述。由于所使用的射野非常小，所以对 SRS 治疗有额外的

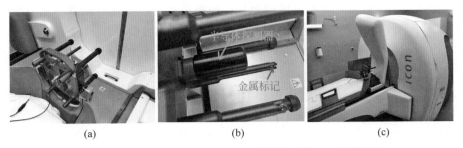

(a)   (b)   (c)

图 22.1.5   伽马刀系统中用于 SRS 质量保证的日常测试装置

（a）安装在框架支架上的测试装置；（b）测试装置中的半导体探测器（在黑色塑料外壳内）；（c）锥形束 CT 通过装置内嵌的标记物来确定成像的中心

要求；主要要求之一是使用尺寸合适的小型探测器（图 22.1.6）和应用相应的修正因子，见 16.1 节。

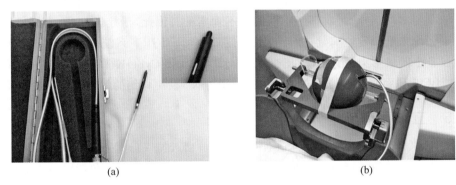

(a)   (b)

图 22.1.6   SRS 的输出验证

（a）小体积探测器是一个关键要求。这里显示的是 A16 微型电离室（体积 $0.007\ \mathrm{cm}^3$）；（b）模体中的探测器。请注意，该模体是塑料的，不是水等效的

最后，SRS 治疗的准确性还依赖于图像系统的几何准确性。换句话说，成像系统的任何失真都会转化为对靶区的错误定位。因此，成像系统的质量保证是 SRS 治疗的一个关键要求。图 22.1.7 展示了一个用于磁共振成像系统 QA 的模体。该装置充满了液体（如 $CuSO_4$ 溶液），并有塑料插件，其 T_1 弛豫率较长，因此在磁共振图像中显示为无信号。这个

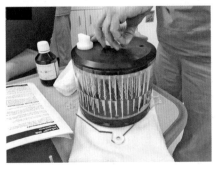

图 22.1.7   用于磁共振成像系统几何学质量保证的设备

嵌入的塑料棒的位置可以在 MR 图像上显示

装置安装在头部框架上,并附有 N 形定位框,治疗患者时可获取图像。类似的设备也可用于 CT QA。

22.2　体部立体定向放射治疗

立体定向放射治疗(stereotactic body radiation therapy,SBRT)是指在颅外进行的高分次剂量治疗。尽管剂量分割方案差别很大,但 SBRT 的一个共同特点是分次剂量＞5 Gy(通常＞10 Gy/分次),且分次很少,有时只有 1 个分次。SBRT 有时在文献中也被称为体部立体定向消融放疗(stereotactic ablative body radiotherapy,SABR)。

22.2.1　体部立体定向放射治疗部位和剂量分割方案

SBRT 目前最常用于肺癌、肝癌以及脊柱转移癌的治疗。2017 年 AAPM 第 275 工作组对北美实践的调研显示有 81％接受调研的机构提供 SBRT 治疗。使用 SBRT 的临床理由因部位而异。脊柱是最常见的肿瘤转移部位之一,脊柱肿瘤如果浸润到硬膜外间隙,会引起严重的疼痛及神经功能损伤。SBRT 治疗可以有效缓解疼痛,预防或恢复神经功能损伤。SBRT 也用于其他部位和疾病治疗,包括前列腺(超低分割)、乳腺、头颈部和各个部位的寡转移癌。

表 22.2.1 说明了 SBRT 的主要临床特征,并参考了合作组的试验。SBRT 通常旨在治疗边界清晰、体积较小的肿瘤(对于胸部或腹部病变,直径通常小于 5～7 cm)。SBRT 也采用了相对较小的 PTV 外扩,这样能更好地保护危及器官。

表 22.2.1　SBRT 常用的部位、临床试验示例、剂量分割方案和靶区外放标准

部　　　位	临床试验示例	筛　选　标　准	剂量分割方案	靶　区　外　放
肺	RTOG-0236 RTOG-0915	不能手术的 Ⅰ/Ⅱ 期非小细胞肺癌；局限于肺外周部的病变	20 Gy×3 34 Gy×1 12 Gy×4	ITV ＋ 5 mm(如果使用 4DCT)
肝	RTOG-1112	肝细胞癌 (hepatocellular carcinoma, HCC)	最高可以到 10 Gy×5	允许 4～20 mm 的外放；最好小于 10 mm
脊柱	RTOG-0631	脊柱的转移性病变		

22.2.2　体部立体定向放射治疗计划设计

与标准分次的计划相比,SBRT 计划在设计上剂量分布更加不均匀。图 22.2.1 中的肺部 SBRT 计划的例子说明了这一点。沿 PTV 中心线的剂量分布显示在中心处剂量达到峰值(图 22.2.1(b))。在这个例子中,处方剂量为 18 Gy×3(即总共 54 Gy),归一到最大剂量的 63％的等剂量线。这意味着肿瘤内有一个 85.7 Gy(即 54 Gy/0.63＝85.7 Gy)的高剂量区域。这种剂量不均匀性在 DVH 中也可以观察到(图 22.2.1(c))。PTV 的 DVH 曲线并不像预期的那样,靶区内剂量分布相对均匀,而周围剂量有着阶跃式的快速跌落。相反,它

的 DVH 是随着剂量的增加而缓慢下降,这意味着 PTV 的某些区域接受剂量低,而其他区域接受剂量高。

SBRT 计划中的剂量的非均匀分布是有目的的,这样可以实现肿瘤外陡峭的剂量梯度,并像 SRS 一样能够改善对正常组织的保护(第 22.1.2 节)。SBRT 计划的一个关键特点是,处方剂量归一到一个相对较低的等剂量线值(图 22.2.1)。标准分割方案计划的处方剂量可能归一到 98% 或 99% 等剂量线,SBRT 计划的处方剂量可能归一到 70% 等剂量线。RTOG-0813 规定,处方剂量应归一到 60%~90% 剂量线。如果肿瘤的外围被较低的等剂量线覆盖,那么根据定义,就会有高剂量的区域。这个高剂量区域应该位于 PTV 内。

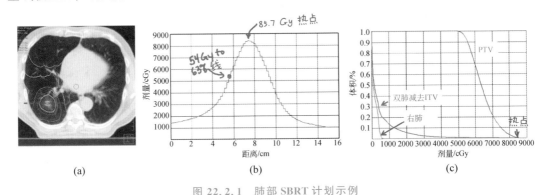

图 22.2.1　肺部 SBRT 计划示例

(a) 等剂量线分布图;(b) 沿(a)中所示虚线的剂量分布曲线;(c) 不同感兴趣区域的 DVH 曲线

SBRT 计划还有其他剂量学目标。其中一个目标是限制 PTV 内的冷点,有一些剂量学指标可以用来确保这一点。例如,RTOG-0813 中规定 PTV $V_{100\%}$>95% 和 PTV $V_{90\%}$>99%。这两个剂量学指标确保了 PTV 有足够的剂量覆盖。

另一个目标是我们不仅要考虑 PTV,还要考虑周围的正常组织。这方面的一个重要参考是 AAPM 的 HyTEC 系列文章(见下面的阅读列表),其中讨论了在 SBRT 等大分割放射治疗方案下正常组织的剂量限制。在 SBRT 计划中,可能会设计出一个"过度覆盖"PTV 的计划,虽然这样能实现 PTV 的剂量学目标,但它会给周围的正常组织带来很大的剂量,这是不能接受的。

目前使用的几种剂量学指标可以确保正常组织接受较低的剂量。一个是适形指数(CI),它的定义为

$$\frac{处方等剂量线包绕的体积}{PTV\ 的体积}$$

也有一些衡量低剂量溢出的指标,比如 $R_{50\%}$,它的定义为

$$\frac{50\%\ 等剂量线包绕的体积}{PTV\ 的体积}$$

还有 $D_{2\,cm}$(Gy),代表距离 PTV 2 cm 处的最大剂量。最后,肺部 SBRT 计划中常用的计划评价指标是 $V_{20\,Gy}$,它是预测肺部毒性的一个有意义的剂量学指标(参考肺部 SBRT 的 HyTEC 报告)。

虽然这些剂量指标的限值因方案的不同而不同,但有一些常用的限值,比如:CI<1.2 和肺的 $V_{20\%}$<10 Gy。有些分割方案允许 CI 达到 1.5,肺 $V_{20\%}$ 达到 15 Gy,超过这个限值

才被认为是违反剂量限值。对 $R_{50\%}$ 和 $D_{2\,cm}$(Gy)合适的限值比较难界定,因为在一个计划中这两个指标的值取决于 PTV 的大小。对于体积较小的 PTV,有可能实现较小的 $R_{50\%}$ 和 $D_{2\,cm}$(Gy),因此对 $R_{50\%}$ 和 $D_{2\,cm}$(Gy)的限值通常取决于 PTV 大小。更多细节可以参考临床试验协议(如 RTOG-0236)和视频。

22.2.3 安全有效开展体部立体定向放射治疗的建议

为了确保安全和有效地开展 SBRT。一些报告提供了技术和实践上的建议,这些报告包括 AAPM 第 101 号技术报告(Benedict et al.,2010),以及 ASTRO 的 SBRT 安全白皮书(Solberg et al.,2012)。这些报告中的关键推荐有以下几方面:

1)调试

(1)在调试中必须特别注意使用的探测器和相关的修正因子。

(2)应使用 6 MV 射束。

(3)应使用≤5 mm 宽度的 MLC 叶片。窄于 5 mm 的叶片优势不大。

(4)应进行端到端测试。

2)治疗计划设计

(1)对胸部和腹部病变需要进行运动评估。

(2)应使用小于 2 mm 的剂量计算网格。

3)影像采集和治疗实施

(1)应使用 IGRT 进行图像配准。

(2)不能仅使用体架固定。

(3)在每次治疗前,应由放射肿瘤医师审核图像配准的结果。

(4)第一次治疗时应有一名具有资质的医学物理师在场,其余分次治疗时能够呼之即到。

进阶阅读

AAPM 2014 Summer School on SRS/SBRT. See virtual library on AAPM and meeting program. https://www.aapm.org/meetings/2014SS/default.asp.

Benedict, S.H., et al. 2010. Stereotactic body radiation therapy: The report of AAPM Task Group 101. *Med Phys* 37(8):4078–4101.

Dieterich, S., E. Ford, D. Pavord and J. Zeng. 2016. *Practical Radiation Oncology Physics*. Chapter 17. Philadelphia, PA: Elsevier.

Halvorsen, P.H., et al. 2017. AAPM-RSS medical physics practice guideline 9.a. for SRS-SBRT. *J Appl Clin Med Phys* 18(5):10–21.

Solberg, T., et al. 2012. Quality and safety considerations in stereotactic radiosurgery and stereotactic body radiation therapy: Executive summary. *Pract Radiat Oncol* 2(1):2–9. doi:10.1016/j.prro.2011.06.014.

习题

1. 列出在直线加速器上进行用框架固定的颅内 SRS 治疗的 3 个优点和 3 个缺点。

2. 在基于直线加速器的 SBRT 计划中,其最陡峭处的剂量梯度大约是多少?(　　)
   a. 10 Gy/mm　　　　b. 1 Gy/mm　　　　c. 0.1 Gy/mm　　　　d. 0.01 Gy/mm

3. 如果一个肺部 SBRT 计划的处方从 18 Gy×3 归一到 75% 等剂量线修改为 10 Gy×5 归一到 80% 的等剂量线,$D_{2\,cm}$(距 PTV 2 cm 处的剂量)的值如何变化?(　　)
   a. 减少为原有剂量的 87%　　　　　　　b. 减少为原有剂量的 99%
   c. 增加为原有剂量的 103%　　　　　　d. 增加为原有剂量的 123%

4. 将图 PS22.1 中的 3 条 DVH 曲线(实线)与它们对应的结构相匹配。
   iGTV
   PTV
   肺

5. 将图 PS22.1 中的两条 DVH 曲线(实线与虚线)与对应的处方相匹配。(　　)
   a. 12 Gy ×4 归一到 82% 等剂量线
   b. 12 Gy ×4 归一到 72% 等剂量线

6. 图 PS22.1 中虚线所示的 DVH 的下列剂量学参数的近似值是多少? 对该计划的可接受性进行评论。(　　)
   a. PTV $V_{100\%}$
   b. PTV $V_{90\%}$(=4320 cGy)
   c. 肺 $V_{20\,Gy}$

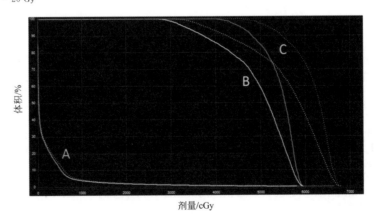

图 PS22.1　SBRT 胸部治疗计划的 DVH 示例(问题 4~6)

7. 根据 HyTEC 报告以及 QUANTRC 和临床试验协议,在 SBRT 计划中推荐的肺部结构定义的方法是什么?(　　)

a. 左肺＋右肺

b. (左肺＋右肺)- iGTV

c. (左肺＋右肺)- PTV

d. 左右肺分开定义

8. 对于 18 Gy×3 的 SBRT 治疗,"双肺"的 $V_{20\,Gy}[\%]$ 与"双肺-GTV"的 $V_{20\,Gy}[\%]$ 比较如何?(　　)

a. 较高

b. 较低

9. 下列 SBRT 计划优化中的哪些参数会产生更好的适形度?(选择所有适用的)(　　)

a. 使用 9 个射野,而不是 3 个

b. 总的处方剂量

c. PTV 中的热点允许达到处方剂量的 130％而不是 120％

d. 允许更大的 $R_{50\%}$

10. 在你的计划系统中选择一个肺部肿瘤的 SBRT 治疗计划,重新优化设计一个常规分割的 IMRT/VMAT 计划。比较两个计划的肺的平均剂量和 PTV $V_{100\%}$ 和 $D_{2\%}$。

第23章

全身照射和全身皮肤电子束照射

23.1 全身照射

23.1.1 全身照射：背景和剂量学目标

全身照射(total body irradiation,TBI)是治疗淋巴瘤或白血病时为骨髓移植做准备的一个关键步骤。全身照射后骨髓移植技术给这种疾病的治疗带来了重大进步,弗雷德-哈钦森癌症研究中心的 E.唐纳-托马斯因这项技术的发展而在 1990 年获得诺贝尔医学或生理学奖。在接受自体或异体的骨髓移植之前,患者要接受包括 TBI 在内的治疗方案。TBI 可以清髓,即根除骨髓中的干细胞,这种情况下,常规处方是 12~15.5 Gy,分 6~10 次进行,每天 2 次,有时还要对男性患者的睾丸进行序贯补量。另外,为了在移植前抑制免疫系统,通过非清髓性的方式进行全身照射。在这种情况下,剂量要低得多(如单次 2 Gy);需要注意的是,T 淋巴细胞对辐射非常敏感。

TBI 治疗的重要剂量学目标包括:全身剂量均匀的照射(许多方案要求小于±10%的剂量差异),限制肺部剂量(使用挡块或其他技术),并控制剂量率以防止发生依赖剂量率的放射生物学反应(患者体中线平面部位的典型剂量率为 5~15 cGy/min)。通常情况下,规定剂量计算点是在患者体厚最大处体中线平面,即成人的脐部或儿童头部的体中线平面。

23.1.2 全身照射的主要特点

图 23.1.1 显示了对患者进行 TBI 治疗的一种摆位方法。这里患者是站着的,加速器的光子束水平照射,患者接受 AP/PA 照射(这里只显示了 AP 射野)。一些主要特征如下:

(1) 较大的源皮距(通常>400 cm)。这样确保了高大的患者能在射野范围,并确保射束方向上的剂量均匀性(见 23.1.3 节)。

(2) 患者前面的"散射板"是一块塑料板(大约 1/4 英寸厚)。当光子与这块塑料相互作用时,会产生康普顿散射电子并到达患者身上。这在患者身上产生了额外的浅层剂量,在这种治疗中是有帮助的,因为肋骨的骨髓处于相当浅的深度。这种装置被称为散射板,因为它"破坏"了高能量光子束通常具有的皮肤保护效应。

(3) 需要时进行肺部遮挡(如用于清髓治疗)。对于 AP/PA 治疗,肺部很容易遮挡。一个典型的治疗方案要求一半的治疗分次中使用 2 个 HVL 厚度的挡块。请注意,即使是比较厚的挡块(如 2 HVL),挡块后的剂量也相对较高,因为挡块离患者体表相对较远,而且空

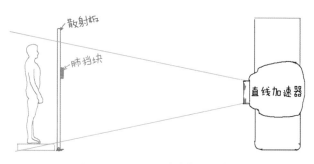

图 23.1.1　TBI 治疗摆位示例

气中和患者体内会有光子散射。

（4）补偿器（在此显示为靠近机架机头在射束中的一个红色结构）。这个补偿器弥补了患者的某些部位较薄（颈部）而某些部位较厚（如腹部）的影响。为了提供均匀的剂量，补偿器是为每个患者定制的，在患者比较薄的地方补偿器要厚一些。

23.1.3　剂量均匀性

图 23.1.2 总结了 TBI 治疗中常用的两野对穿照射的剂量学结果。这个概念在第 12.2节中也提到过，这里使用两野对穿（如图 23.1.2(a)中所示的红色和蓝色）。患者体内的最终剂量是来自这两个射野的剂量之和（黑色）。为了在体中线层面提供预期的剂量，需要向附近的组织提供更高的剂量，换句话说，在深度方向上剂量存在不均匀性。

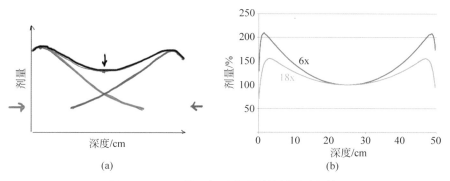

图 23.1.2　两野平行对穿照射的剂量均匀性

（a）患者接受的最终剂量是两个射野剂量（红色和蓝色）的总和；（b）由于深度剂量的快速下降，高能量射束的剂量更加均匀。同样使用更大的源皮距会产生更均匀的剂量

这种不均匀性可以通过使用随深度增加剂量下降较慢的射束来减少。实现这一目的的一种方法是使用更高能量的射束，如图 23.1.2(b)所示。在这里，18 MV 的射束比 6 MV 的射束产生的剂量要均匀得多。另一个改善均匀性的方法是采用更大的 SSD。较大的 SSD，平方反比衰减的影响相对较小，深度剂量下降的速度会较慢。因此，较大的 SSD，两野叠加会形成一个更均匀的剂量。为了更好理解这种 SSD 的依赖性，考虑一个非常小的 SSD（如40 cm）的情况。在这种情况下，组织中每增加 1 cm 的深度，就会因平方反比衰减而使剂量大大减少。相反，在较大的 SSD（如 400 cm）的情况下，每增加 1 cm 的组织深度，因平方反比定律，剂量减少会小很多。最后，剂量均匀性也会因患者体厚的减小而改善。这也是由于

在解剖结构较薄的情况下,在患者体中线深度剂量衰减较小。控制剂量均匀性的因素是一个关键概念,这些因素有能量、SSD 和患者体厚。

剂量均匀性可以通过峰值剂量(D_{peak})与体中线剂量(D_{mid})的比值来量化。当比值越接近 1 表示剂量越均匀。图 23.1.3 显示了 TBI 治疗的 D_{peak}/D_{mid} 值和其依赖关系。对以上的讨论和图 23.1.3 中的趋势进行了总结,可以发现剂量均匀性在以下情况下会得到改善:①使用更高能量的射束;②使用更大的源皮距;③患者体厚更薄。

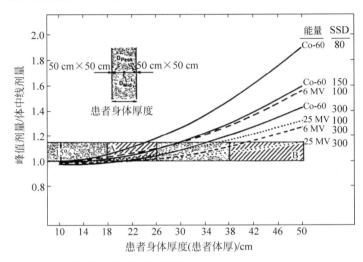

图 23.1.3　不同 TBI 技术的剂量均匀性指数(来自 AAPM TG-29,Van Dyk et al.,1986)

23.1.4　全身照射的摆位技术和设备

全身照射的患者摆位有许多方式,可以考虑的摆位方法包括以下几种:

(1) AP/PA 照射,患者站立。使用这种摆位方式的挑战是患者可能无法长时间站立。为了安全起见,一些治疗中心使用束缚带固定患者。

(2) AP/PA 照射,患者侧卧位(侧卧)。这种摆位方式的挑战是如何准确地应用肺部挡块;患者在治疗时可能会移动,而且侧卧靠近床面的肺部会受到压迫。一些治疗中心使用右/左侧卧位交替治疗。

(3) 侧向射束照射。患者站立、(更经常)坐位或卧位。这对患者来说更容易耐受,但侧向照射不能应用肺部遮挡。另外,由于患者侧向体厚较大,与 AP/PA 治疗相比,剂量在深度方向上均匀性较差。

接受 TBI 的儿童患者在摆位时需要特殊考虑。有一种摆位技术是将患者摆放在治疗室地板上的一个较低的平台上,然后将机头方向向下照射。这种摆位方式能延长 SSD,并且更容易进行麻醉。该技术要考虑对于年龄较大的患儿,使用一个射野即能够完成治疗。这里也需要一个散射板,可以放在患者上方的支架上。塑料补偿板和挡块可以放在这个散射板的上方。

23.1.5　基于在体测量的剂量验证

用于患者剂量验证的探测器有很多种,包括二极管探测器、光致发光剂量计(OSLD)、热释光剂量计(TLD)和金属氧化物半导体场效应晶体管(metal-oxide-semiconductor field-effect transistor,MOSFET)。半导体探测器因其使用方便和即时读出的特性经常应用。需要注意的是,无论使用什么类型探测器,都必须针对 TBI 的几何条件进行校准。由于在 TBI 几何条件下射束的能谱和散射条件与标准条件不同,因此标准条件(100 SSD,10 cm× 10cm 射野大小)下获得的校准因子不能准确计算 TBI 条件下的剂量。还需要注意的是,像半导体探测器通常配备有建成帽,在校准中需要考虑这一点。

在体探测器可以放置在患者的不同部位,例如,额头、颈部、胸部、脐和(或)四肢。探测器通常在治疗过程中保持开启状态,并在治疗结束后读取数值。通过这种方式,探测器可以同时记录进入患者之前的剂量(如 AP 射束)和通过患者之后的剂量(如 PA 射束)。这样便能提供测量点处剂量计算、患者体厚和补偿器的验证。

23.2　全皮肤电子束治疗

23.2.1　全皮肤电子束治疗的背景和剂量学目标

全皮肤电子束治疗(total skin electron therapy,TSET)用于治疗皮肤 T 细胞淋巴瘤,这是一种非霍奇金淋巴瘤,其中最常见的形式是蕈样真菌病。典型的剂量分割方案是 36 Gy,分 36 次,每周治疗 4 次。这种疾病治疗的主要目标是提供较高的表层剂量,但对内部器官的剂量要低。因此,电子束是最佳选择。使用低能量的电子束,通常为 6 MeV,以限制患者体内深处的 X 射线轫致辐射剂量。回顾一下 15.1.5 节,这些 X 射线轫致辐射光子是在电子与加速器机头的部件和患者相互作用时产生的,这些轫致辐射光子在低能量时产生的效率相对较低。

23.2.2　全皮肤电子束治疗实施和剂量均匀性

如图 23.2.1 所示,使用双野技术来实施 TSET。在这种照射技术中,射束不是直接对准患者,而是倾斜一个角度。因为射束中心轴上 X 射线的成分是最高的,通过角度倾斜可以减少 X 射线。选择相对较远的距离(通常是 2~4 m)实施治疗,以便将整个患者包括在射野中。在较远的距离上,空气中的电子会产生大量的散射和衰减。因此,通常需要在高剂量率模式下进行治疗。

TSET 的关键剂量学目标是在患者表面提供均匀的剂量(剂量差异通常在 10%~ 15%)。这是通过使用围绕患者的多个不同角度的射野来实现的。将患者在相对于射束的不同角度进行旋转并摆出一系列姿势,在这些不同的角度进行治疗。这一点在图 23.2.2 中得到了说明,图 23.2.2 是 6 个射野照射技术的示意图:第一天使用 3 个角度的射野(红色箭头)照射,第二天使用另外 3 个不同角度的射野(蓝色箭头)照射。在治疗过程中,也可以旋转患者的身体。

剂量均匀性也可以通过使用散射器实现(图 23.2.1)。在这里,散射器放置在加速器靠近出束的地方,而不像 TBI 那样放置在靠近患者的位置(图 23.1.1)。将散射器放置在加速器靠近出束的地方(相对于放置在靠近患者的位置)会使散射的电子角度更窄,从而导致治疗深度较深的深度-剂量曲线。患者的某些区域不会直接接受电子束照射,例如头皮、下巴、

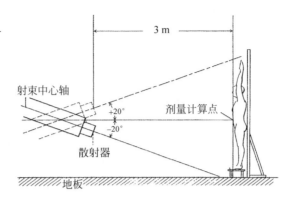

图 23.2.1   TSET 治疗使用双射野技术，以避免沿射束中心轴的 X 射线的成分
摘自 AAPM TG-30，Karzmark et al.，1987）

会阴和脚底。这些区域可以用常规技术的电子束补量。我们还必须注意皮肤的褶皱，这可能会形成低剂量区域。皮肤褶皱应尽量展开暴露，也可以用常规技术进行电子束补量。

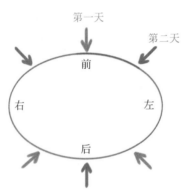

图 23.2.2   TSET 治疗示意图
每天从围绕患者的 3 个不同角度照射

进阶阅读

ACR-ASTRO Guidelines for the Performance of Total Body Irradiation. 2017. https://www.acr.org/-/media/ACR/Files/Practice-Parameters/TBI.pdf.

Dieterich, S., E. Ford, D. Pavord and J. Zeng. 2016. *Practical Radiation Oncology Physics*. Chapter X. Philadelphia, PA: Elsevier.

Dieterich, S., E. Ford, D. Pavord and J. Zeng. 2016. *Practical Radiation Oncology Physics*. Chapter 24. Philadelphia, PA: Elsevier.

Khan, F.M. and J.P. Gibbons. 2014. *Khan's The Physics of Radiation Therapy*. 5th Edition. Chapters 14 and 18. Philadelphia, PA: Wolters Kluwer.

Karzmark, C.J., et al. 1987. Total skin electron therapy: Technique and dosimetry, report of AAPM Task Group 30. AAPM Report No. 23.

Metcalfe, P., T. Kron and P. Hoban. 2007. *The Physics of Radiotherapy X-rays and Electrons*. Chapter 5. Madison, WI: Medical Physics Publishing.

Van Dyk, J., J.M. Galvin, G.P. Glasgow and E.B. Podgorsak. 1986. The physical aspects of total and half-body photon irradiation, report of AAPM Task Group 29. AAPM Report No. 17.

习题

注：＊表示问题较难。

1. 如果标准 SSD 设置是 450 cm，那么在 400 cm SSD 的情况下意外进行 TBI 治疗会有什么影响？（选择所有正确的）（　　）

    a. 皮肤剂量更低　　　　　　　　　b. 患者体中线剂量更高

    c. 剂量分布更均匀　　　　　　　　d. 头和脚接受的剂量更低

2. 如果在 400 cm SSD 的标准治疗条件下患者体中线的剂量是 200 cGy，那么在 410 cm SSD 的情况下患者体中线的剂量大概是多少？（　　）

    a. 190 cGy　　　　　b. 195 cGy　　　　　c. 205 cGy　　　　　d. 210 cGy

3. 将图 PS23.1 中的 PDD 曲线与相应的场景进行匹配。（　　）

    a. 使用 18 MV 光子束的全身照射治疗

    b. 使用 6 MV 光子束的全身照射治疗

    c. 使用 6 MV 光子束但不使用散射板的全身照射治疗

    d. 18 MV 的光子束在 10 cm×10 cm 的射野大小，100 SAD 的条件下的深度剂量曲线

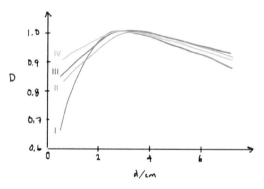

图 PS23.1　深度剂量曲线

4. 用于全身照射治疗的直线加速器进行调试时，可以采取哪些操作提高整个患者的剂量均匀性？（选择所有正确的）并讨论每个操作的利弊。（　　）

    a. 使用尽可能低的能量的射线　　　b. 使用尽可能大的 SSD 进行照射

    c. 使用尽可能薄的散射板　　　　　d. 使用 AP/PA 射野进行照射

5. 如果在一个曾用于低能量（6 MV）直线加速器的特定治疗机房中开始全身照射治疗，必须考虑到哪些屏蔽因素？

6. 对儿童患者进行全身照射治疗时,肺部挡块后的剂量与治疗成人患者相比会如何变化?(　　)

    a. 增加　　　　　　　b. 减少　　　　　　　c. 保持不变

7. 将图 PS23.2 中的电子束的 PDD 与相应的场景进行匹配。(　　　)

    a. 6 MeV 电子线,10×10 射野大小,100 SSD

    b. 9 MeV 电子线,10×10 射野大小,100 SSD

    c. 9 MeV 全皮肤电子束治疗

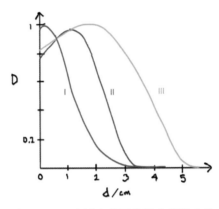

图 PS23.2　电子束的百分深度剂量曲线

8. 对患者进行全皮肤电子束治疗时机头直接指向患者与机头倾斜一定角度进行治疗会有什么不同?

*9. 在全身照射治疗过程中,使用二极管探测器进行在体剂量测量时,剂量读数比较低的原因是什么?

*10. 描述在全皮肤电子束治疗中如何将切伦科夫辐射作为体剂量测量工具。

第24章
粒子治疗

在第 15 章中,我们讨论了一种用于放射治疗的带电粒子——电子。电子束的剂量沉积随深度迅速下降,同时电子在组织中也会发生大量散射,并在穿过组织时"随机游走",这些特性对电子的剂量分布有重要影响。本章我们将研究较重的带电粒子:质子和其他粒子。第一节将重点讨论质子放射治疗束。

质子的静止质量大约是电子的 2000 倍,因此,当它进入人体组织时,发生的大角度散射要少得多。如果把电子比作豌豆,质子就是保龄球。这个保龄球可以"直接穿过"人体组织。质子束流的这一特性将对放射治疗有着重要实践意义。

24.1 质子治疗束流产生的物理学原理

24.1.1 概述和临床适应证

质子束治疗的主要优势如图 24.1.1 所示。其表面附近的剂量略低于光子束的剂量,更重要的是,质子束在某一深度下有着非常剧烈的衰减。在这个深度之后基本没有剂量沉积。因此,质子束可以更好地保护此深度后方的正常组织。

质子束的这一特点可从治疗计划中体现出来。图 24.1.2 是一名儿童肿瘤患者全中枢神经系统治疗示例。此处使用质子束后野照射,由于剂量迅速发生衰减,椎体前方沉积的剂量非常小。这能够为心脏、肠道和其他器官提供实质性的保护。

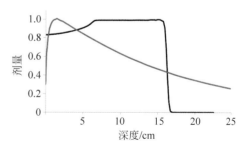

图 24.1.1 6 MV 光子束(红色)和质子束(黑色)的深度-剂量曲线

图 24.1.3 为脑部肿瘤质子治疗方案示例。值得注意的是,质子治疗计划使用的束流数目通常比光子治疗少得多,例如单束流或双束流。由于剂量迅速衰减,质子治疗可使用较少数目的束流实现对正常组织的保护。

质子治疗的适应证是一个非常复杂的问题,通常由多种因素决定,包括相对较高的治疗成本和一级证据的缺乏等。有关质子治疗循证指标的最新研究请参见 Misra 等(2017)。该文献及其他相关文件概述了质子治疗的适应证。主要包括以下内容(这里只列出一些具

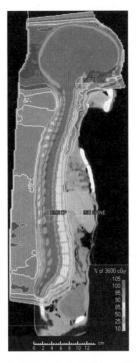

图 24.1.2 儿童患者全中枢神经系统治疗的质子
治疗计划示例

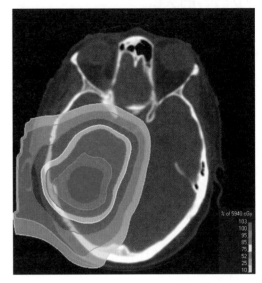

图 24.1.3 质子治疗计划示例

有代表性的适应证）：

（1）儿童肿瘤：由于患者的预期寿命较长，质子对正常组织的剂量较低，因此在减少继发性恶性肿瘤方面具有潜在优势；

（2）中枢神经系统（CNS）肿瘤；

（3）眼肿瘤；

（4）肉瘤；

（5）晚期或无法切除的头颈部肿瘤；

（6）肝细胞癌；

（7）再次照射病例：减少对正常组织的剂量。

24.1.2 历史概况、发展和成本

1954 年，物理学家 Robert Wilson 和内科医师 Cornelius Tobias 率先在加州大学伯克利分校实验室将质子治疗用于人体。在 21 世纪的第一个十年间，质子治疗中心开始在美国和全球迅速扩张。但综合近几十年的数据来看，质子治疗增长相对较缓，主要原因是成本较高及相对复杂的原理和技术。关于这方面的更多内容请参阅视频。

24.1.3 原始布拉格峰的物理特性

关于质子束的物理特性，我们从图 24.1.4 中的单能质子束的深度-剂量曲线开始理解。在深度较浅处，质子的能量较高，沉积的剂量相对较低。这表明粒子能量较高时阻止本领较

小(图 24.1.4(a))。当质子不断运动,在人体组织中穿行时,会损失更多的能量,阻止本领也随之增加(如图 24.1.4 中的"点 2")。这是一个加速递进的过程。质子损失的能量越多,其阻止本领增大的越多,因此损失的能量就更多,以此类推。最终,质子几乎失去了所有能量,沉积的剂量非常高("图 24.1.4 中的第 3 点")。剂量沉积的最高点被称为布拉格峰。在布拉格峰之后,质子基本上已失去了所有能量,不再前进。注意,图 24.1.4 中的峰值通常被称为"原始"布拉格峰,即如果束流路径上不添加任何校正器(modifier)产生的布拉格峰。这部分内容将在下面的章节中讨论。

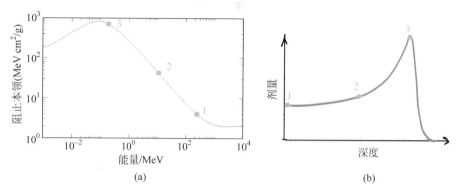

图 24.1.4　质子束流的深度-剂量曲线和阻止本领

(a) 质子的阻止本领(单位长度的能量损失)随能量增加而降低;(b) 剂量随深度增加而增加。能量损失的越多阻止本领增加的越快。剂量在布拉格峰处达到最大值(数据来自 NIST pstar)

　　质子的射程(以及布拉格峰的深度)取决于入射质子的能量。能量越高的质子射程越大。图 24.1.5 给出了布拉格峰的深度与入射质子能量的关系。需要注意的是,临床上质子束的能量范围为 90～230 MeV,但也有一些特定的低能质子束流(如 60 MeV)用于治疗浅表肿瘤(如眼部黑色素瘤)。

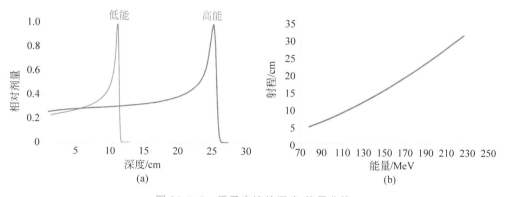

图 24.1.5　质子束流的深度-能量曲线

(a) 束流能量越高,布拉格峰的位置越深;(b) 入射质子能量与其在水中射程的关系(数据来自 NIST pstar)

24.1.4　展宽布拉格峰

　　上一节中,我们通过质子的原始布拉格峰介绍了其中的物理学原理,但原始布拉格峰在深度方向过窄,导致其无法用于肿瘤治疗,特别是无法覆盖较大体积的肿瘤。如图 24.1.6

所示,单个高能质子束(红色曲线)无法在整个靶区内给出均匀的剂量。据此,我们可以通过增加一些布拉格峰出现在较浅深度的低能质子束(如图24.1.6中的蓝色和绿色曲线),将这几种能量束相互叠加,通过适当调节每个束流的能量,即可产生展宽布拉格峰(spread out bragg peak,SOBP)。SOBP能够在指定的深度范围内给出均匀的剂量分布。

在SOBP中,能量最高的质子束在最远端沉积剂量(如图24.1.6中的红色曲线)。较低能量的质子束通过在束流路径上加入射程调制器来生成。射程调制器是一种原子序数较低的塑料装置,束流经过调制器后可降低其能量,从而减小射程。临床上通常利用射程调制轮来控制射程调制器,射程调制轮在不同区域有不同厚度的塑料,通过调整即可在调制轮旋转时提供SOBP。SOBP还可通过脊型过滤器等其他装置获得。

质子治疗束的两大特性是射程和调制,前者由能量最高的束流决定,后者由调制轮或其等效装置决定。如图24.1.7所示,这两点在制订治疗计划时必须确定。图24.1.7(b)给出了最大深度相同但调制器不同的两个质子束。对于调制器越厚的束流,由于添加了许多原始布拉格峰,会在浅表处沉积较高的剂量,这是因为每个原始布拉格峰都在入射表面贡献剂量。这种影响在临床上必须注意,因为质子治疗的挑战之一就是如何控制皮肤接受的剂量。

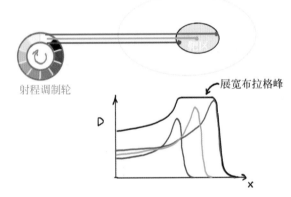

图 24.1.6　展宽布拉格峰的产生

利用不同厚度塑料的射程调制轮,将不同能量的束流叠加在一起,使其在某个深度范围内(黑色)产生均匀剂量的 SOBP

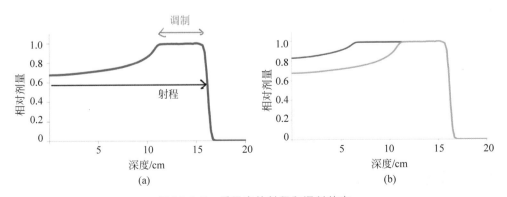

图 24.1.7　质子束的射程和调制效应

(a)示例束流 R16MOD5(即射程 16 cm,调制 5 cm);(b)射程相同但调制不同的两个束流。调制越大的束流其表面剂量越高

24.1.5　补偿器辅助束流适形

本小节主要讨论如何生成适形于靶区的束流。如图 24.1.8 所示,开野束流的 SOBP 为一个近似矩形的区域,但沉积剂量的区域与肿瘤靶区并不相符。解决该问题的一种办法是在束流路径上引入补偿器(图 24.1.8(b))。通过调整补偿器的厚度,来调节靶区内不同点的束流强度,从而使束流的远端边缘与肿瘤形状相符。如果患者皮肤表面倾斜或不规则(图 24.1.8(c)),则肿瘤远端每个点的深度将不再相同。这种情况也可通过补偿器来调节束流,使其远端符合肿瘤的形状。需要注意的是,虽然补偿器的引入可以使束流形状与肿瘤远侧边缘符合得很好,但无法使束流与肿瘤近侧边缘的形状相匹配,因为补偿器产生的 SOBP 会使束流形状向射束反方向延伸,而补偿器的形状与肿瘤近侧边缘并不匹配。因此,这也是引入补偿器的一个不足之处。

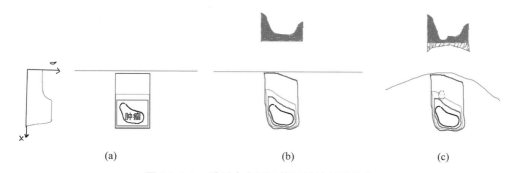

图 24.1.8　质子束中不同情况下的剂量分布

(a) 原始束流;(b) 加入补偿器;(c) 考虑了患者表面形状及不均匀性的补偿器

组织不均匀性对质子束流的影响与其对光子束流的影响大不相同。例如,图 24.1.9 比较了厚度为 3 cm 的骨骼在两种束流中的影响。对光子束流,骨骼导致其远端区域的剂量减少了 11%。而对质子束流,其效果更为明显。SOBP 的远侧边缘被拉回约 2 cm,这很可能导致肿瘤区域内剂量不足。如果存在不均匀的低密度的组织(如肺,密度约为 0.3 g/cm^3),则 SOBP 的远端将比在高密度物质中更远。

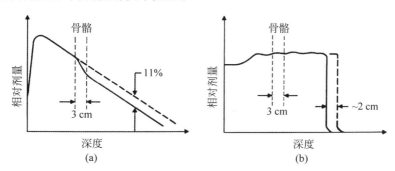

图 24.1.9　光子束(a)和质子束(b)中组织不均匀性的影响

取自 ICRU 第 78 号报告。经 SAGE 出版社许可

图 24.1.8(c)显示了组织不均匀性带来的影响,以及如何设计补偿器来消除这种影响。其中灰色部分为骨骼。在束流穿过骨骼区域(图 24.1.8(c))的位置处,将补偿器变薄,即可

补偿骨骼的影响并产生适形剂量分布。如果不均匀区域发生移动(如患者摆位时发生变化),也可通过改变补偿器形状来进行补偿,使靠近均匀组织的边缘更平滑,从而减少运动带来的影响。

24.1.6　束流适形系统

图 24.1.10 给出了质子射束施照系统的示例。束流首先通过两个散射体,散射体可使束流变得更宽。与单散射体相比,双散射体结构能更高效地利用射束剂量。随后束流通过射程移位器,通过调节射程移位器的厚度来使束流的 SOBP 远端边缘符合治疗需求。之后束流经过射程调制轮,使束流形成 SOBP。然后通过准直器,最后通过补偿器。准直器和补偿器需根据患者条件和治疗束流设置。

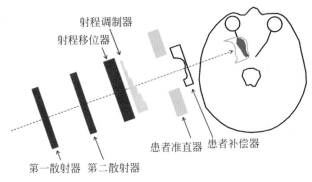

图 24.1.10　质子射束施照系统的主要部件

通常情况下,患者治疗所需束流形状的准直器由黄铜建造。多叶准直器在质子治疗中并不常用,准直器的孔径一般需要现场打磨。补偿器通常也在现场制作,材料为蜡或塑料等原子序数较低的材料,从而减少束流的散射。

质子束流的半影数据如图 24.1.11 所示。从图中可以看出,半影的大小随深度的增加而增加。其原因在于质子穿过人体组织时发生了多次库仑散射。此外,质子束流半影的大小与中等能量的光子束流相当。这一点非常重要,表明与光子相比,质子束流的半影并没有很大的改进。

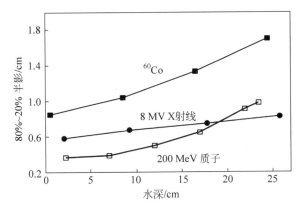

图 24.1.11　质子束与光子束的半影

摘自 ICRU 第 78 号报告。经 SAGE 出版社许可

另一种射束施照技术是点扫描或笔形束扫描(PBS),如图 24.1.12 所示。在该方法中,束流通过磁偏转系统来回扫描肿瘤。首先扫描第一层,然后改变束流能量,使布拉格峰的深度发生移动,再扫描另一层(图 24.1.12)。该过程不断重复,直至肿瘤的所有区域都被扫描到。该技术能使剂量分布更加合理。同时,由于束流路径中的设备较少,可以减少中子剂量的影响。近年来,很多质子治疗中心都相继采用了这种笔形束扫描技术。

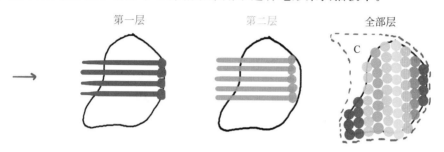

图 24.1.12 点扫描或笔形束扫描(PBS)

质子束通过磁偏转系统扫描一层区域。然后降低质子束能量扫描下一层,直至肿瘤内所有区域都被照射。此种方法产生的剂量分布比散射或均匀扫描(右图虚线)更为适形

24.1.7 回旋加速器和同步加速器

质子的静止质量约为电子的 2000 倍,小型直线加速器无法将质子加速到放疗所需的能量范围。取而代之的主要是两种技术:回旋加速器和同步加速器。这两种加速器可用于加速质子和其他重离子。

回旋加速器是二者中较早的一种技术,其使用高频振荡器和磁场来加速带电粒子(图 24.1.13)。回旋加速器由两个半圆组成,并在两个半圆中间施加电场。粒子(如质子)由于电场力而加速运动。此外,还需在垂直于质子的路径施加磁场。当质子在运动时受到磁场作用后,其轨迹将为圆形(回想一下第 1 章磁场对带电离子施加的力)。当质子穿过半圆中间时,外加电场使其能量增加。因此,质子将以螺旋轨迹运动,运动半径逐渐增加。能量越高的粒子其运动半径越大。通过在特定半径处将其引出,即可获取特定能量的质子。现代回旋加速器设计采用了磁场为 5~10 T 的超导磁体,可以使加速器结构非常紧凑。

另一种加速带电粒子的技术是同步加速器。同步加速器中的粒子束流在真空管中运动。在束流路径的不同位置处安装磁铁,用来获取圆形束流。束流在每次旋转时都会穿过一个加速腔,加速腔中施加射频电场用于加速粒子。束流在设备中不断被加速,当达到所需能量时即可将其引出。同步加速器可以将粒子加速至极高的能量。目前很多国家级及国际著名的粒子加速器(如费米实验室和欧洲核子中心)都采用这种技术。

这里简要介绍回旋加速器和同步加速器之间的主要区别。一些回旋加速器可提供连续的粒子束能量,而同步加速器在引出带电粒子束流时只能提供重复的极短束流的爆发(或"溢出")(bursts or "spills")。回旋加速器的平均束流强度远高于同步加速器。这两种加速器的另一个区别是能量切换。同步加速器中的束流能量可以快速切换,而回旋加速器通常以固定能量运行,很难实现能量切换。此外,回旋加速器比同步加速器紧凑得多。目前质子治疗所用的加速器主要为旋转机架式回旋加速器(Mevion Inc.)。

值得注意的是,尽管回旋加速器和同步加速器在质子治疗设备市场上占据主导地位,但

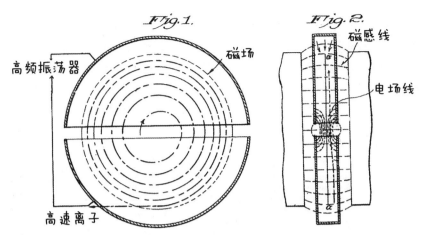

图 24.1.13 用于加速带电粒子的回旋加速器

摘自美国专利 1948384，Ernest O。Lawrence，离子加速方法与装置，1934

其他技术也在不断发展当中。例如，欧洲核子中心的研究人员正在开发一种质子束流系统，包括 4 个耦合的直线加速器，工作频率为 3 GHz。该系统长 20 m，能提供 70 MeV 的束流，并实现快速能量切换。

24.2 质子治疗计划、质量保证和离子束

24.2.1 质子剂量和相对生物效应

作为理解质子治疗计划的第一步，我们首先需要理解质子治疗中剂量的概念及如何报告剂量。与所有放疗技术一样，剂量单位仍然是每单位质量的能量：J/kg（即 Gy）。但在使用质子和较重带电粒子进行治疗时，重要的是要考虑粒子的相对生物效应（relative biological effect，RBE）。

对质子束流，有数据表明其 RBE 可能高于光子或电子，但这一观点仍存在争议。ICRU 78 号报告（Jones et al.，2007）建议质子的 RBE 为 1.1。另外有数据表明，布拉格峰末端的粒子能量变低，其传能线密度（LET）增加，则 RBE 增加。因此这里的 RBE 或许会显著增加。但 ICRU 78 号报告则认为质子的 RBE 为恒定值1.1。另一个问题是，当报告质子束或重离子束的剂量时应该使用哪些术语？ICRU 的第 78 号报告建议将剂量报告为"D_{RBE}"，即通过 RBE 因子加权后的剂量（单位为 Gy）。但目前仍有人使用一些旧制剂量单位，如"钴戈瑞当量"（cobalt gy equivalent，CGE）或"戈瑞当量"（Gy 或 Gy(E)）。

24.2.2 质子治疗计划

质子治疗需要考虑的侧重点与光子治疗有所不同。首先是对外扩边界（margin）的处理。在光子治疗中，通常将肿瘤边缘均匀外扩（如从 GTV 到 PTV，图 24.2.1）。但质子治疗中必须考虑束流方向。靶区远端需要外扩的更多，因为不确定度对该区域的影响更大。回想一下，质子的剂量在 SOBP 远端突然下降，因此即使很小的射程不确定度也会对该区域造成较大影响。

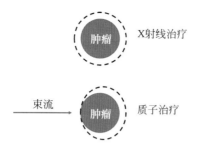

图 24.2.1　质子治疗的外扩边界。虚线表示光子治疗(上图)与质子治疗(下图)外扩边界的示意图

其次,在质子治疗计划中,由于 CT 值及材料阻止本领带来的不确定度也会对质子的射程造成影响。注意,CT 值并不能反映物质材料成分的信息,只是材料和密度等物理量的某种组合。所以将 CT 值转化为材料信息时会带来不确定度,而这种不确定度可能会导致射程产生偏差。因此,质子治疗需在 PTV 的远端再外扩一些区域。例如文献 Moyers et al.,(2001)中,远端外扩边界 $= 0.035 \times$(深度 CTV_{distal}) $+ 3$ mm,其中深度 CTV_{distal} 是 CTV 远端边缘的深度。由于 CT 值和阻止本领转换的不确定度,每单位长度需考虑 3.5% 的额外外扩。此外还增加了 3 mm 来自其他步骤的不确定度,如加速器能量、束流路径中的装置和补偿器结构。很多质子治疗中心都采用上述类型的公式计算不确定度,但具体参数的选择会有所不同。

此外,质子治疗与光子治疗的不同点还包括:①运动所带来的影响和产生的后果更为复杂。如果肿瘤移动到质子束远端之外,其照射剂量可能会严重不足。②质子束流射程终点附近的潜在 RBE 效应(见 24.2.1 节)。③解剖结构的改变会对质子束产生很大影响。例如,如果患者体重增加,靶区的深度可能会发生变化。这种变化对兆伏量级的 X 射线影响不大,但对质子剂量计算产生很大影响(例如:靶区可能会超出质子的射程)。类似地,呼吸和肺密度的变化可能会导致质子束射程超出计划的深度。④IGRT 技术。目前,很多质子治疗中心的图像引导能力有限,且没有配备 CBCT。但随着新的质子中心不断建成和技术升级,这种情况也在迅速改变。

24.2.3　质子治疗的质量保证

质子治疗的质量保证(QA)与光子治疗有所不同。质子治疗设备的质量保证必须针对每个靶点(spot)进行,包括每个靶点的位置、大小和深度。质子治疗 QA 的难点包括每个靶点的高瞬时剂量率(>1000 Gy/min),以及 SOBP 的动态创建,这表明无法使用带扫描探测器的 QA 系统。有关质子治疗 QA 技术和设备的更多信息,请参阅视频。

24.2.4　重离子治疗

重离子治疗可采用多种原子核,如 He、C、Ne、Si 和 Ar 等。鉴于碳离子是目前研究最多、拥有治疗设备最多的重离子,这里我们将重点讨论。重离子的质量比质子的大得多,所以要把重离子加速到用于放射治疗的能量,需要更大的加速器和更大的偏转磁铁,即需要更大的机架。此类设备的建造和维护成本更高、更复杂。

下面列举一些重离子与质子束流相比的主要特点:

(1)重离子与质子的很多特点比较类似。两者都有布拉格峰,LET 随深度增加(随着粒子能量降低,阻止本领增加)。

(2)在相同能量下,碳离子在人体组织中的射程小于质子,如能量为 62 MeV 的质子射程为 25 cm,而能量为 62 MeV/u(MeV 每核子)的碳离子射程仅为 8 mm。

（3）碳离子的 LET 远高于质子,远大于 100 MeV/μm。

（4）碳离子在布拉格峰后仍有剂量沉积。这些剂量主要来自于碳离子发生非弹散射产生的核碎片。这些核碎片的 LET 相对较高,在束流能量较高或入射粒子较重时,峰后的剂量沉积更为明显。

（5）碳离子束的半影小于质子,这是因为碳离子较重,发生多次库仑散射较少（见图 24.1.11）。

关于这部分的更多内容请参阅视频。

24.2.5　重离子束的相对生物效应

与光子束和电子束相比,肿瘤和人体组织对重离子束的照射有不同的生物反应,原因是这些束流的 LET 不同。具体请参考图 24.2.2。在光子束（图(a)）中,光子与组织发生相互作用的区域很大,然后将剂量沉积在这些位置。需要注意的是,这一区域的范围比细胞大得多。原因在于康普顿散射中光子产生的电子运行距离很长（在组织中运行的距离通常在厘米量级）。沉积剂量的位置在这一较大区域内随机分布。相比之下,高 LET 的粒子沿着运动轨迹只发生局域内的剂量沉积。LET 最高的剂量沉积区域通常较小（细胞尺度）,如图 24.2.2(b)所示。

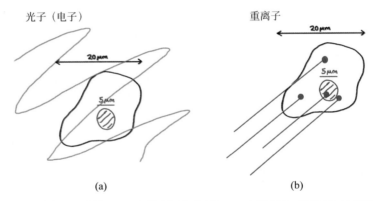

图 24.2.2　低 LET 束流((a),光子/电子)与高 LET 束流((b),重离子)的剂量沉积

图中所示为一种典型的细胞和细胞核(蓝色)

细胞对辐射的主要反应是 DNA 双链断裂（double strand break,DSB）及其随后的修复（或无法修复）。实验表明,染色质单位长度的 DSB 数量与 LET 无关,因此不能解释高 LET 的增强效应。然而,在高 LET 辐射中发生 DSB 的间距要小于低 LET 辐射,同时,高 LET 束流能够在 DNA 上产生 DNA 团簇损伤,这将使细胞更难修复。由于这些复合效应,高 LET 重离子束的 RBE 要大于低 LET 的光子或电子束。表 24.2.1 给出了不同类型束流的 LET 和 RBE 值。

表 24.2.1　不同束流的 LET 和 RBE 示例

粒 子 种 类	LET	RBE
^{60}Co 光子	0.3 keV/μm	1
质子	2 keV/μm（布拉格峰尾更高）	1.1
碳离子	100 keV/μm（随深度变化很大）	$\geqslant$3

图 24.2.3 给出了碳离子治疗束流中剂量和 RBE 的关系。其中物理剂量在 SOBP 中均匀分布,但 LET 和 RBE 随束流入射深度显著增加。因此,该束流的生物加权剂量非常不均匀。这表明了将 LET 和 RBE 效应纳入重离子治疗计划的重要性。

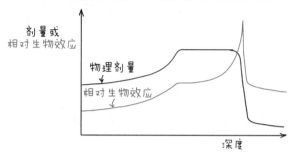

图 24.2.3　碳离子治疗束的物理剂量和 RBE

LET 随着深度的增加而增加,从而使 RBE 增加。虽然 SOBP 中的物理剂量是均匀的,但生物加权剂量非常不均匀

进阶阅读

Dieterich, S., E. Ford, D. Pavord and J. Zeng. 2016. *Practical Radiation Oncology Physics*. Chapter 8. Philadelphia, PA: Elsevier.

Jones, D.T.L., et al. 2007. Prescribing, recording, and reporting proton-beam therapy. *ICRU Report 78* 7(2):1–210.

McDermott, P.N. and C.G. Orton. 2010. *The Physics of Radiation Therapy*. Chapter 20. Madison, WI: Medical Physics Publishing.

Mishra, M.V., et al. 2017. Establishing evidence-based indications for proton therapy: An overview of current clinical trials. *Int J Radiat Oncol Biol Phys* 97(2):228–235.

Moyers, M.F., D.W. Miller, D.A. Bush and J.D. Slater. 2001. Methodologies and tools for proton beam design for lung tumors. *Int J Radiat Oncol Biol Phys* 49(5):1429–1438.

习题

注：* 表示问题较难。

1. 下列哪个物理过程导致质子束的半影随深度增加(参考 ICRU 第 78 号报告的图 1.7)?(　　)

　　a. 非弹性散射　　　　b. 多次库仑散射　　c. 电子对产生　　　d. LET 增加

2. 列举出在质子治疗中,回旋加速器较同步加速器的三个优点。

3. 在图 PS24.1 所示案例中,侧向束与 AP/PA 相比在治疗前列腺癌方面的优势是什么?(　　)

a. 阻止本领的不确定度较小　　　　b. 对直肠保护更好

c. 皮肤剂量降低　　　　　　　　　d. 更小的外扩边界

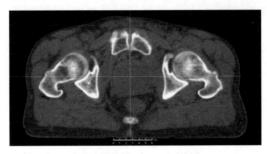

图 PS24.1　前列腺的 CT 横断面

4. 根据文献 Moyers 等(2001)中给出的外扩边界公式要求,图 PS24.1 中左侧束流 PTV 远端需要多大的外扩边界?(　　)

a. 0.83 mm　　　　b. 3.7 mm　　　　c. 6.8 mm　　　　d. 10.0 mm

5. 在连续慢化近似下,肌肉组织中 200 MeV 质子的射程是多少?(有关数据,请参阅 NIST PSTAR 网站)(　　)

a. 4.3 mm　　　　b. 1.4 mm　　　　c. 12.4 mm　　　　d. 25.2 mm

6. 碳离子束治疗与质子束治疗相比有哪些缺点?(多选题)(　　)

a. 更宽的半影　　　　　　　　　　b. 布拉格峰后有较高剂量

c. 更高的成本　　　　　　　　　　d. 更低的 RBE

7. 在日常 QA 测试中,导致靶点错误的可能原因是什么?(　　)

a. 磁场强度不正确　　　　　　　　b. 患者准直器(patient aperture)不正确

c. 射程移位器过薄　　　　　　　　d. 束流引出头(snout)长度过长

8. 绘制碳离子束所需的物理剂量分布图,以用于在展宽布拉格峰中获得恒定的生物剂量。

*9. 质子束流中的哪个参数能影响图 PS24.2 中原始布拉格峰的宽度 W?

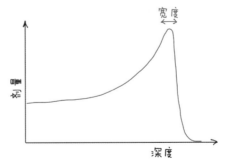

图 PS24.2　布拉格峰及其宽度

*10. 在回旋加速器中,当使用较小射程束流时,宽度 W 如何变化?(　　)

a. 减少　　　　　　b. 增加　　　　　　c. 不变

第**25**章

辐射防护

25.1 剂量当量和有效剂量

25.1.1 剂量当量

剂量当量定义为

$$H = D \cdot W_R \tag{25.1}$$

式中：

D 是吸收剂量，单位 Gy；

W_R 是辐射权重因子；

H 的单位是希［沃特］，Sv。旧制单位是雷姆，rem(Roentgen-equivalent man)。1 Sv＝100 rem。辐射权重因子解释了不同辐射类型射线的相对生物效应(RBE)。从第 7.3.2 节中回顾一下，RBE 取决于粒子的类型(例如，光子、电子、质子)和粒子的传能线密度(linear energy transfer，LET)。W_R 的定义由国际辐射防护委员会(International Commission on Radiation Units and Protection，ICRP)提出。注意，该因子过去被称为 Q 因子，或辐射品质因子，美国核管理委员仍在使用该术语。W_R 值见表 25.1.1。除中子外，不同的报告和机构针对该因子给出的适用值已达成了一致意见。

25.1.2 有效剂量

虽然剂量当量本身是一个有用的量，但其不能完全解释辐射照射对生物体的影响。为了解释这一点，引入另一个变量有效剂量 E，其中包括不同器官的辐射敏感性因子。有效剂量 E，定义为

$$E = \sum_T W_T \cdot H_T \tag{25.2}$$

总和是针对所有器官，H_T 是该器官的剂量当量，W_T 是组织权重因子，考虑该器官的放射敏感性。有效剂量的单位也是希［沃特］，Sv。组织权重因子的值见表 25.1.2。请注意，NCRP 116 报告与 ICRU 103 报告中组织权重因子的值并不完全一致。

表 25.1.1　辐射权重因子,W_R

辐射类型	W_R(摘自 NCRP 116)	W_R(摘自 ICRP 103)	美国 NRC(品质因子)
光子和电子	1	1	1
中子(能量相关)	5~20(0~1 MeV 处峰值 20)	2.5~5	2~11(0~1 MeV 处峰值 11)
质子	2	2	未列出
α 粒子	20	20	20

表 25.1.2　来自 NCRP 报告 116(Meinhold et al.,1993)和 ICRP 报告 103 的组织权重因子

机构	W_T(摘自 NCRP 116)	W_T(摘自 ICRP 103)
性腺	0.20	0.08
红骨髓	0.12	0.12
结肠	0.12	0.12
肺	0.12	0.12
胃	0.12	0.12
膀胱	0.05	0.04
乳腺	0.05	0.12
肝	0.05	0.04
食道	0.05	0.04
甲状腺	0.05	0.04
皮肤	0.01	0.01
脑	包括在"剩余器官"中	0.01
唾液腺	不包括	0.01
骨表面	0.01	0.01
剩余器官	0.05	0.05

25.2　风险模型、剂量限值和监测

25.2.1　BEIR Ⅶ报告:确定性效应和随机效应

关于电离辐射生物学效应(biological effect of ionization radiation,BEIR)的一个重要共识性报告是 BEIR Ⅶ 报告(2006)。该报告指出在最高剂量辐射下,其效应是确定性的,即可以预测其效应。相关的剂量阈值水平和效应分别为 5 Sv 骨髓衰竭、10 Sv 胃肠道(gastrointestinal,GI)综合征和 20 Sv 中枢神经系统(central nervous system,CNS)综合征。在较低剂量辐射时,其效应是随机性的,即在本质上是随机的。其主要效应是辐射诱发的癌症。BEIR Ⅶ 报告所提倡的模型是一个针对癌症额外风险的线性无阈值(linear no-threshold theory,LNT)模型(图 25.2.1)。超过 100 mSv,具有来自"二战"期间广岛和长崎核弹爆炸幸存者的风险数据。然而,低于 100 mSv 数据很少,因此有很多种模型,甚至包括低辐射水平的辐射激效模型(低辐射水平有益)。BEIR Ⅶ 报告得出的结论是,没有证据表明存在低剂量阈值,并提倡将 LNT 模型作为对风险的保守估计。

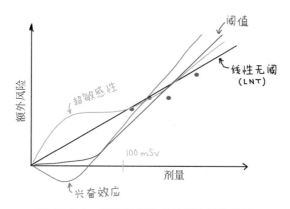

图 25.2.1　辐射照射造成的额外风险模型

25.2.2　照射限值

这些风险模型为确定辐射照射的允许限值提供了一些理论依据。表 25.2.1 显示了 NCRP 116 号报告(Meinhold et al.,1993)中规定的最大允许剂量,这是美国所遵循的剂量。照射限值分为两类,一类针对职业工作人员,另一类针对一般公众。**LNT 模型和最大允许剂量限值是需要记住的关键概念**。

表 25.2.1　NCRP 116 号报告推荐的最大允许剂量(Meinhold et al.,1993)

照射类型	基　　础	最大允许剂量(年限值)
职业照射	随机效应	50 mSv(5 rem) 累积限值为 10 mSv×年龄
	确定性效应	晶体: 150 mSv(15 rem) 皮肤、手和脚: 500 mSv(50 rem)
公众照射	随机效应	连续照射: 1 mSv(0.1 rem) 偶然照射: 5 mSv(0.5 rem)
	确定性效应	晶体和四肢: 50 mSv(5 rem)
	胚胎或胎儿	一旦怀孕每个月 0.5 mSv(0.05 rem)

25.2.3　本底照射

为了更好地理解剂量限值,了解由宇宙射线等自然来源引起的本底辐射照射率是有用的。在美国,平均本底照射率约为 3 mSv/年,即比 NCRP 的公共剂量限值高出 3 倍。此外,还有医学检查带来的照射,在一般公众中平均增加 3 mSv/(年·人),主要来自于 CT 扫描。

25.2.4　照射监测

在近距离放射治疗过程中,可以使用佩戴在身体上(图 25.2.2)或手指上的设备来监测照射情况。这些设备嵌入了光致发光剂量计(OSLD)来记录剂量,通常每月邮寄给监测公司读取一次数据。监测建议可见 NCRP 102 号报告(Gregg et al.,1989)。该报告建议,对于照射程度可能超过允许限值 10% 的人员应进行监测,剂量监测设备应该可见,佩戴在腰部以上的躯干位置。但是作为患者接受治疗时则不应该佩戴。需要注意的是如果人员所受照射程度超过剂量限值10%,应书面通知本人。

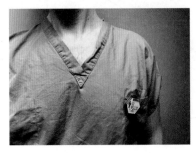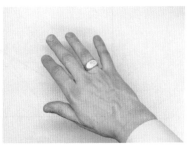

图 25.2.2　个人辐射监测佩章

25.2.5　患者出院的标准

本节的最后一个主题是患者在接受了近距离放射治疗植入后出院的标准。在美国,出院标准由 NRC 决定,该法规可以在 NUREG1556(2019)中找到。这些标准取决于所使用的同位素。示例见表25.2.2。如果活度低于第 1 列中列出的活度,或者在距离患者 1 m 的空气中测量的剂量率低于第 2 列中所示的剂量率,则可以在没有具体指导的情况下让患者出院。在这些法规中,还有患者出院的一些其他标准,它们更为复杂,还包括对患者和公众的具体剂量计算。更多的细节可以在 NUREG 中找到。

表 25.2.2　接受近距离放射治疗植入患者出院标准(NUREG-1556,2019)

放射性同位素	第 1 列　活度限值	第 2 列　剂量率限值
^{125}I 植入	9 mCi (0.33 GBq)	1 mR/h (0.01 mSv/h)
^{103}Pd 植入	40 mCi (1.5 GBq)	3 mR/h (0.03 mSv/h)

25.3　屏蔽和监测仪表

放射治疗室和诊疗室需要进行屏蔽,以保持周围环境剂量在可接受的范围内。这部分内容在 NRCP 151 号报告(Deye et al.,2005)中有明确说明。该报告提供了与屏蔽相关问题的展示,以及可支持计算的丰富数据。首先我们考虑计算直线加速器所需屏蔽的情况。

25.3.1　屏蔽计算公式

有三个关键的辐射来源需要进行屏蔽:原射线、散射线和漏射线(图 25.3.1)。这是屏蔽计算中的一个关键概念。原射线是射线本身的直接辐射,散射线是从患者身上散射的辐射,漏射线是穿过直线加速器机头和波导组件逃逸的辐射线。首先,我们考虑一个主辐射屏蔽计算例子(图 25.3.2)。

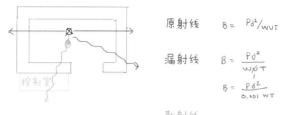

图 25.3.1　不同辐射来源屏蔽计算

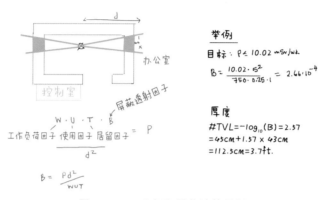

图 25.3.2　几何和屏蔽计算示例

屏蔽公式采用了以下因子：

（1）W，工作负荷因子。等中心处 Gy/周。例如，750 Gy/周。

（2）U，使用因子。光束指向该屏障的时间份额。例如，一面墙为 0.25。

（3）T，居留因子。居留于该位置的时间份额。此处的位置是指进行屏蔽计算的点。例如，一个距离墙 1 ft(1 ft＝0.3048 m)的点。

（4）B，屏蔽透射因子。通过该屏蔽透射辐射的比例。

屏蔽外的剂量率用符号 P 表示，相关公式为 $P=\dfrac{WUTB}{d^2}$。分母中的因子是平方反比因子；d 是从等中心到进行屏蔽计算的点的距离。通常，基于允许剂量率对于 P 有一些设计目标，需要解决的是所需屏蔽透射因子 B，所以上面公式可以重新写为

$$B=\frac{Pd^2}{WUT} \tag{25.3}$$

25.3.2　屏蔽示例：主屏蔽

以直线加速器机房屏蔽为例，如图 25.3.2 所示。绿色区域是加速器射束可以直接照射到的屏蔽区域，因此需要按主屏蔽计算。目标是计算在距离等中心 5 m 处标记为"x"的点所需的屏蔽(注意该点距离墙 1 ft，是 NCRP 151 号报告推荐的屏蔽计算的距离)。首先需要考虑的是确定合适的 P 值。NCRP 151 号报告推荐屏蔽设计应当符合允许剂量的"ALARA"原则，即尽可能合理的低。对于公共区域，NCRP 151 号报告推荐使用的允许剂量限值(表 25.2.1)为 0.02 mSv/周(＝1 mSv/年)；对于职业工作人员所处并佩戴监测剂量

计的控制区,报告推荐使用允许限值的 1/10,或 0.1 mSv/周(＝1/10×50 mSv/年)。如果图 25.3.2 中的区域是一个办公室,那么这将是一个公共区域,并且目标要求 $P \leqslant 0.02$ mSv/周。对于其他值,我们取 $W=750$ Gy/周,$U=0.25$(即射束在四分之一时间直接照射向该墙壁)和 $T=1$(办公室总是有工作人员居留)。这就得到了 $B=0.02\times5^2/(750\times0.25\times1)=2.66\times10^{-3}$。

这个值 B 代表透射因子,但不是屏蔽的厚度。为了计算厚度,我们实际采用的透射因子 $B=(1/10)^{TVL}$,其中"TVL"是什值层。取以 10 为底的对数得到

$$TVL = -\log_{10}B \qquad (25.4)$$

继续上面的例子,式(25.4)得到 $TVL=-\log_{10}(2.66\times10^{-3})=2.57$。即需要 2.57 个 TVL 才能达到所需的屏蔽。

为了以厘米为单位得到所需的厚度,NCRP 151 号报告提供了各种能量射束和屏蔽材料的 TVL。如果是 18MV 的射束,而屏蔽体完全是混凝土,那么 TVL 将是 45 cm。总厚度将为(2.57×45)cm＝115.8 cm。然而,这并不完全正确,因为在这些屏蔽计算中,第一个 TVL 通常比随后的 TVL 要大,这是由于射束中的散射增加和能谱逐渐软化。对于本例,NCRP 151 号报告表 B.2 中显示第一个 TVL 为 45 cm,随后的 TVL 为 43 cm。因此,所需要的总厚度是(45+1.57×43)cm＝112.5 cm＝3.7 ft。一个 1.1 m 厚的混凝土屏蔽非常厚,所以主屏蔽通常至少部分由钢材料建造。18MV 射束在钢中的 TVL 为 11 cm。

除了对长时间屏蔽的要求(如公共区域为 0.02 mSv/周)外,还有对剂量率的要求,即在任何 1 h 内应小于 2 mrem(0.02 mSv)。这通常是公共区域中屏蔽要求最严格的规范。穿过该屏蔽的剂量率可以用透射公式计算出来 $\dot{D}=\dfrac{\dot{D}\cdot U\cdot T\cdot B}{d^2}$,其中 $\dot{D}$ 为等中心的剂量率(Gy/h)。

25.3.3　漏射和散射的屏蔽

上面的例子说明了计算主屏蔽厚度的方法,但也有其他的辐射来源,即散射和漏射(图 25.3.1)。漏射的屏蔽计算公式与原射线非常相似,但有两个小的变化。首先,对医用加速器的监管限制要求必须有自屏蔽,才能产生不超过主剂量率的 0.1%。因此,式(25.3)中的 W 因子被替换为 0.001 W。其次,使用因子为 1。也就是说,假定从直线加速器发出的漏射线是各向同性的,总是指向所考虑的屏蔽。然后式(25.3)变成:

$$B_{漏射} = \frac{Pd^2}{0.001WT} \qquad (25.5)$$

还需要另一个因子,即"IMRT 因子",考虑到 IMRT 投照时在等中心处每戈(Gy)剂量可能需要更多的 MU。MU 越大,漏射辐射率就越高。IMRT 照射的 W 因子增加,经常使用的因子数值是 5。

散射屏蔽计算公式也遵循类似的公式。同样,所有的屏蔽都在散射线照射之中。散射的公式比较复杂,更多的细节可以在 NCRP 151 号报告中找到。NCRP 151 号报告建议同时计算散射和漏射屏蔽,并使用两者中较大的一个来定义屏蔽厚度。如果两者彼此在一个 TVL 内,则添加一个 HVL 的厚度。

请注意,如果屏蔽门直接暴露于散射线或漏射线照射之下(图 25.3.2),那么所需的门可能会变得非常厚。在这种情况下,迷路十分有用,即建造一堵墙,避免门受到直接照射。

25.3.4 中子屏蔽

能量约大于 10 MV 的光子束能够通过光致核分解过程产生中子。因此,这些射束防护需要考虑到中子屏蔽。最突出的点是:铅或钢不宜作为屏蔽材料(屏蔽需要非弹性散射强的富含氢元素材料,见 7.3 节);混凝土屏蔽通常能提供足够的厚度;屏蔽门可能存在一个问题,因为门通常是使用金属建造的。解决问题的方法是使用迷路或门中加用硼化聚乙烯材料(回想一下,硼的中子俘获截面较大)。使用屏蔽门进行防护时,门的含钢部分应该在外面,以屏蔽由中子俘获反应产生的光子。

25.3.5 监测仪表

有各种监测仪表来测量屏蔽处的照射。最常见的是手持式电离室,可以根据照射量率(mR/h)进行校准,并且能量依赖性很小。其他监测仪表如盖革-穆勒计数器,其电压和电荷放大很大,虽然无法校准给出绝对照射量率,其有助于定位屏蔽周围的高剂量点或寻找近距离治疗过程中丢失的粒子。更多的细节和图像,请观看视频。

进阶阅读

Committee to Assess Health Risks from Exposure to Low Levels of Ionizing Radiation and National Research Council. 2006. *Health Risks from Exposure to low levels of Ionizing Radiation: BEIR VII – Phase 2*. Washington, DC: National Academies Press.

Deye, J., et al. 2005. *NCRP Report No. 151, Structural Shielding Design and Evaluation for Megavoltage X- and Gamma-Ray Radiotherapy Facilities*. Bethesda, MD: National Council on Radiation Protection Report.

Dieterich, S., E. Ford, D. Pavord and J. Zeng. 2016. *Practical Radiation Oncology Physics*. Chapter 10. Philadelphia, PA: Elsevier.

Gregg, E.C., et al. 1989. *NCRP Report No. 102, Medical X-Ray, Electron Beam and Gamma-Ray Protection for Energies Up to 50 MeV*. Bethesda, MD: National Council on Radiation Protection Report.

Khan, F.M. and J.P. Gibbons. 2014. *Khan's The Physics of Radiation Therapy*. 5th Edition. Chapter 16. Philadelphia, PA: Wolters Kluwer.

McDermott, P.N. and C.G. Orton. 2010. *The Physics of Radiation Therapy*. Chapters 8 and 17. Madison, WI: Medical Physics Publishing.

Meinhold, C.B. et al. 1993. *NCRP Report No. 116, Limitation of Exposure to Ionizing Radiation*. Bethesda, MD: National Council on Radiation Protection Report.

Metcalfe, P., T. Kron and P. Hoban. 2007. *The Physics of Radiotherapy X-rays and Electrons*. Chapter 13. Madison, WI: Medical Physics Publishing.

United States Nuclear Regulatory Commission. 2019. Consolidated guidance about materials licenses program-specific guidance about medical use licenses: Final report. *NUREG*, 9(3).

习题

注：*表示问题较难。

可参考 NCRP 151 号报告(Deye et al.,2005)相关材料,特别是表 B.1 提供居留因子,表 B.2 提供主屏蔽的 TVL 值,表 B.5a 或表 B.7 为次级辐射的 TVL。

1. 9 MeV 电子照射 5 cGy 的剂量当量是多少?（   ）

    a. 5 mSv   b. 50 mSv   c. 5 cGy   d. 5.5 cGy

2. 全肺接受 1 MeV 中子、1 cGy 照射的有效剂量当量是多少? 参考值查找 NCRP 116 报告。（   ）

    a. 0.12 mSv   b. 0.6 mSv   c. 24 mSv   d. 48 mSv

3. 根据 NCRP 116 号报告,怀孕的职业工作人员的最大允许剂量是多少?（   ）

    a. 每月 0.5 μSv   b. 每月 0.5 mSv

    c. 怀孕期间 50 mSv   d. 怀孕期间为 500 mSv

4. 据美国国家核管理委员会要求,一个接受过总活度为 20 mCi 的 ^{125}I 植入近距离治疗的前列腺癌患者,如果在距离前表面 1 m 处测量的照射率为 1.5 mR/h,那么其出院的最低要求是什么? 如果这是一个 ^{103}PD 植入患者呢?（   ）

    a. 没有具体指导即可出院

    b. 指导患者减少给家人和其他人带来剂量后出院

    c. 留院直至 10 个同位素半衰期

    d. 留院直至 1 个同位素半衰期

对于以下问题,请参见图 PS25.1,除非另有规定,否则假设如下：直线加速器 6MV 光子,每堵墙的使用因子为 1/4,工作负荷为 750 Gy/周。列出的距离是到所标记点的距离。注意,列出的所有点都离墙 1 ft(约 0.3048 m)。箭头表示直线加速器的旋转方向,即射束可以指向 A 点和对面的墙壁和天花板。

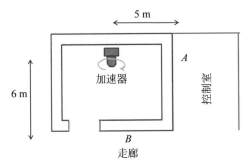

图 PS25.1 直线加速器机房示例

5. 要使图 PS25.1 中的 A 点低于允许限值的 1/10,所需的钢材厚度是多少?（   ）

    a. 15.7 cm   b. 18.8 cm   c. 24.8 cm   d. 48.7 cm

6. 如果从等中心到 A 点的距离增加到 8 m,那么图 PS25.1 中屏蔽 A 点所需的 TVL 数量如何变化?(　　)

  a. 降至原始值的 0.77   b. 降到原始值的 0.92

  c. 增加到原始值的 1.09   d. 增加到原始值的 1.31

7. 如果将射波刀放置在这个机房中,则需要如何改变屏蔽设计?

8. 如果机房为屋顶无人接近的独立建筑,请讨论天花板的屏蔽要求。这在农村和城市地区会有什么不同呢?

*9. 如果问题 5 中的钢屏蔽意外安装了一半厚度,则图 PS25.1 中 A 点的剂量率如何?
(　　)

  a. 高 2 倍   b. 高 4 倍   c. 高 9 倍   d. 高 270 倍

*10. 图 PS25.1 所示屏蔽 B 点所需的混凝土厚度是多少?(　　)

  a. 14.2 cm   b. 43.2 cm   c. 60.7 cm   d. 74.4 cm

第26章

近距离治疗的应用和放射性药物

26.1　平面插植

第 4 章提出了一种单一近距离放射治疗源的剂量计算方法,但临床上很少只使用单一放射源实施治疗。相反,通常会使用多个放射源以阵列的形式植入病灶中。在本节中,我们将以平面插植为例,阐述近距离治疗的物理原理。

26.1.1　昆比系统:均匀装载

图 26.1.1 显示了一个使用线源进行平面插植近距离治疗的示例。历史上,曾经使用过镭针。有几个系统可以用来确定所使用的镭针的合适活度。昆比系统,是由伊迪丝·昆比和她的同事于 20 世纪 30 年代在纽约纪念医院开发,要求在这些针中均匀装载活度。然而,均匀的活度会导致一个不均匀的剂量分布,这可以通过插植平面中心的一个点来理解。这个点的剂量来自 4 个象限的活度的总贡献。而对于靠近周围的一个点,3 个象限距离该点相对更远,由于平方反比衰减,因此这 3 个象限贡献的剂量会更少。由于放射源会对平面插植的远

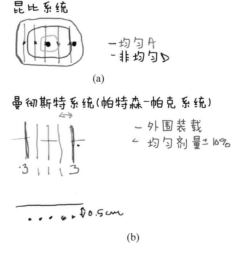

(a)

(b)

图 26.1.1　使用近距离治疗线源的平面插植系统

(a) 昆比系统产生的剂量不均匀,中间高(绿色),外围低(红色); (b) 曼彻斯特系统要求外围装载,剂量分布均匀(10% 以内)

端贡献剂量,这种效应对于高能源如^{226}Ra(平均能量 830 keV)或 ^{137}Cs(能量 662 keV)更明显。

26.1.2　曼彻斯特系统:均匀剂量

平面插植的另一种系统是曼彻斯特系统,或帕特森-帕克系统,也是在 20 世纪 30 年代开发出来的。该系统规定了线源之间的间距为 1 cm,适用于高能源。此外,**该系统需要外围装载**,这是一个重要概念。靠近外围的源的活度较高,如图 26.1.1 所示。其结果是,在中心附近的一个点将接受的剂量与在外围附近的点大致相同。靠近中心的点有来自更多附近源的贡献,但靠近外围的点更接近更高活度的源。表格中提供了优化装载的活度计算,以实现均匀剂量分布(在本系统中指定为±10%)。外周源的数量取决于插植范围。规范要求与源垂直、距离源中心 0.5 cm 处的一条线上剂量均匀分布。

26.1.3　历史上使用过的系统

20 世纪 30 年代的昆比系统和曼彻斯特系统,以及 60 年代的巴黎系统(这里没有描述)都有很多局限性。这些系统忽略了组织中的过滤、散射和衰减效应。因此,虽然它们对高能源有效,但不适用于低能源,如^{125}I。此外,剂量学不遵循现代剂量学协议,如 AAPM TG-43。这些系统已不再用于近距离插植治疗,但说明了均匀装载与外周装载的重要概念。

26.2　前列腺癌近距离治疗

前列腺是直肠前的一个小体积器官,在解剖学上适合近距离治疗(图 26.2.1(a))。虽然也可以使用 HDR 治疗,但更常见还是低剂量率(low-dose rate,LDR)永久植入的近距离治疗方式(关于 LDR 和 HDR 的描述见 4.1 节)。

26.2.1　经直肠超声引导的低剂量率前列腺癌粒子植入

前列腺癌 LDR 粒子植入采用经直肠超声探头(trans-rectal ultrasound,TRUS),在植入前和植入过程中提供腺体的影像,用于治疗计划设计。

从靠近膀胱的头侧到足侧,通过探头从前列腺基底部移动到前列腺尖采集横断面图像(图 26.2.1(a)和(c)中的绿色层面)。通过这些图像制订治疗计划,确定粒子活度和每个粒子的位置(图 26.2.2)。计划目标是实现处方剂量对腺体的完整覆盖,但要避免在中心(尿道所在处)和靠近直肠的后部产生剂量热点。为了达到较均匀的剂量分布,通常采用外周布源,即在外周植入更多的粒子(图 26.2.2)。最常用的同位素是^{125}I 和^{103}Pd,有时也使用^{131}Cs 和^{198}Au,但应用不太广泛。常用的处方剂量见表 26.2.1。值得注意的是,与^{125}I 相比,由于^{103}Pd 半衰期较短从而具有更高的生物有效剂量,因此其处方剂量更低。

植入时,超声探头连接到一个模板上(图 26.2.1(b)),模板由一个带有孔的坐标网格组成。植入针根据需要,插入到模板的特定网格孔中。步进器用于控制探头的进出位置,并验证针尖的位置。粒子可以是单颗粒子或粒子链。图 26.2.1(d)显示了按治疗计划确定的预装针中粒子间距示意图。

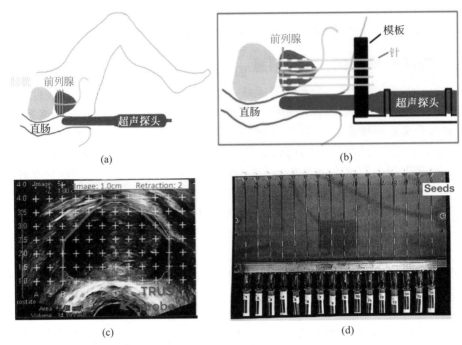

图 26.2.1　前列腺癌粒子植入

（a）经直肠超声探头得到的横断面图像（绿色）；（b）带有网格的植入模板；（c）融合模板网格的植入前图像；（d）计划所需的预装针与粒子

表 26.2.1　前列腺癌粒子植入近距离治疗常用的处方剂量

同位素	单独治疗常用处方剂量/Gy	结合外照射常用处方剂量/Gy
^{125}I	145	110
^{103}Pd	125	100

26.2.2　前列腺癌近距离治疗的质量保证和安全

　　前列腺癌近距离治疗质量保证的重要参考文献有关于前列腺近距离治疗的 AAPM TG-64、超声系统质量保证的 AAPM TG-128（Pfeffer et al.,2008）、近距离治疗质量保证的 AAPM TG-56（Nath et al.,1997）和 ACR-ABS 前列腺癌近距离治疗实践参数（2015）（表 26.2.1）。

　　粒子活度必须进行独立验证。通常抽检 10% 的粒子,要求活度必须在粒子制造商指定活度的 3% 以内。使用井型电离室验证粒子活度,对特定型号的粒子给定一个已知的电流活度（mCi/nA）校准系数,测量电流并计算活度。如果使用预装针,则通过自动辐射成像验证粒子活度。详情请参见视频。另一个重要的质量保证工作是粒子检测,植入前对进行植入的房间进行检测。在植入过程中,对废物进行检测以确保粒子没有丢失,植入后对患者进行检测以确保其符合出院标准（见 25.2.5 节和 25.3.5 节）。最后,植入后进行剂量验证,通常在植入后 30 d 肿胀基本消失时进行。需要包括 CT 成像,以验证粒子的位置。

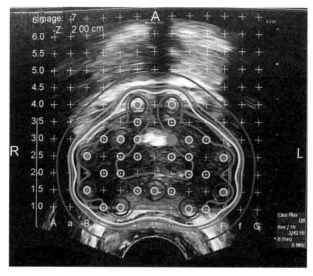

图 26.2.2　前列腺癌粒子植入治疗计划

剂量均匀分布时典型的粒子分布(绿色)

26.3　高剂量率近距离治疗

高剂量率(HDR)近距离治疗应用广泛,其中最常见的是宫颈癌治疗(表 26.3.1)。关于 HDR 物理学的回顾,请参见 4.1 节。常用的同位素是^{192}Ir,半衰期为 73.8 d,β^-衰变,产生衰变光子,平均能量为 380 keV。

表 26.3.1　HDR 近距离治疗在宫颈癌治疗中的应用

分　　　期	治 疗 方 法
ⅠA1 和 ⅠA2	近距离治疗
ⅠB1	EBRT+近距离治疗(+化疗)
ⅠB2—ⅣA	化疗+放疗+近距离治疗
ⅣB	近距离治疗(+EBRT)-姑息

26.3.1　宫颈癌的高剂量率近距离治疗:临床适应证

早期宫颈癌可以单独 HDR 近距离治疗,晚期宫颈癌采用 HDR 近距离治疗联合外照射放疗。在最晚期阶段使用近距离治疗,有时联合 EBRT,作为姑息治疗(表 26.2.1)。

26.3.2　宫颈癌:施源器

HDR 治疗需要一个插入患者体内的施源器,提供远程控制高活度源的远程控制后装机,以及连接两者的导源管(图 26.3.1(a))。后装机驱动放射源在施源器的不同位置停留,以实现期望的剂量分布。这些驻留的位置相当于粒子的位置。

目前有不同型号的施源器,阴道直筒施源器如图 26.3.1(a)所示,直径为 20～40 mm,

剂量处方位于阴道表面或阴道表面下 5 mm 深度。宫腔管＋环形施源器和宫腔管＋卵圆体施源器(图 26.3.1(b))用于治疗宫体(通过宫腔管)和宫颈口周围(通过环形施源器或卵圆体)的病变。对于更广泛的病变,使用组织间插植施源器,如 Syed 施源器,其结合了近距离治疗的插植针与腔内施源器。关于更多施源器结构细节以及施源器组装使用展示见视频。

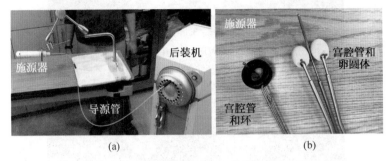

图 26.3.1 HDR 治疗

(a) HDR 后装机连接到施源器,这里是一个阴道直筒施源器;(b) 其他适用于腔内 HDR 的施源器,宫腔管＋环和宫腔管＋卵圆体

26.3.3 剂量规范系统

曼彻斯特系统提供了一种记录和报告妇科 HDR 近距离治疗剂量的方法。这在 ICRU 38 号报告(Wyckoff et al.,1985)中进行了描述,并在 ICRU 89 号报告 (Potter et al.,2013) 中进行了更新,该报告还讨论了更多关于基于 CT 或 MRI 现代容积成像的近距离治疗方法。图 26.3.2 显示了治疗过程中宫腔管-卵圆体施源器的结构以及在曼彻斯特系统中的相关剂量参考点。这些点是用正位和侧位的正交 X 线片来定位的。"A 点"位于卵圆体和宫颈顶部上方 2 cm,距宫腔管外侧 2 cm。"B 点"位于 A 点外侧 3 cm,对应于骨盆侧壁。膀胱受量参考点是通过 Foley 导管注入 7 ml 造影剂来确定的;这个点在膀胱的后方(沿膀胱中心和阴道容器连线、过膀胱后表面一点为膀胱受量的参考点)。直肠受量参考点位于阴道壁后 0.5 cm 处,用对射线显影的纱布标示。A 点的典型剂量处方是 5.5 Gy×5 分次,6 Gy×5 分次,或 7 Gy×4 分次。常见的剂量参考限制是:B 点,是 A 点剂量的 30%～40%;直肠<4.1 Gy/分次(<70% Rx);膀胱<4.6 Gy/分次(<75% Rx);黏膜<120 Gy(<140% A 点剂量)。

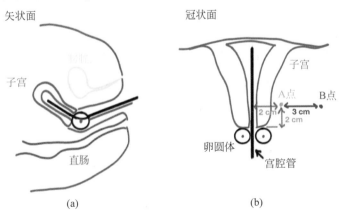

图 26.3.2 基于宫腔管和卵圆体的 HDR 治疗和曼彻斯特系统的剂量参考点

26.3.4　高剂量率近距离治疗的其他应用

虽然 HDR 最常用于妇科肿瘤,但它也用于其他肿瘤治疗,包括前列腺癌、乳腺癌,以及术中放疗。乳腺癌的近距离治疗有几种施源器可选,如 Savi 施源器(Cianna 医疗公司)。在乳腺肿瘤切除术中放置一个仿制施源器,术后近距离治疗时使用一个扩展的六通道施源器取代仿制施源器。通过控制驻留时间精细调整剂量分布。进一步的细节介绍可以在视频和阅读材料中找到。

26.4　放射性核素治疗

用于放射性核素治疗的同位素有几个关键特征:半衰期短(5~15 h),通过短射程粒子(通常是 β 或 α 粒子)沉积能量,以及可产生用于成像的光子。表 2.1.2 显示了一些相关同位素的性质。

(1) ^{131}I。1974 年由美国 FDA 批准,由于碘可在甲状腺中自然积累,它被用作治疗甲状腺癌和甲状腺功能亢进的靶向药物。根据疾病的情况,使用的活度范围为 75~200 mCi。

(2) ^{90}Y。用于肝转移和肝细胞癌治疗,^{90}Y 可附着在小的玻璃珠(20~30 mm)上,并经肝动脉内注射到肿瘤,从而达到靶向治疗的目的。这是因为肿瘤的血液供应优先来自动脉,而正常肝脏来自静脉。两种微球产品分别是 1999 年批准使用的 Therasphere$^®$ 和 2002 年批准使用的 SIR-微球。

(3) 氯化 ^{223}Ra。用于治疗去势抵抗性前列腺癌。由于氯与钙的化学相似性,氯化 ^{223}Ra 可以靶向治疗骨转移。氯化 ^{223}Ra 比氯化 ^{90}Sr 有一些优势,氯化 ^{90}Sr 在 1993 年被批准使用。

(4) ^{177}Lu-dotatate。这种化合物是一种生长抑素类似物(somastatin analog),可靶向治疗生长抑素受体过表达的神经内分泌肿瘤。

放射性核素治疗是一个复杂的课题。关于同位素和 MIRD 计算剂量学的进一步详细信息可以在视频中找到。

进阶阅读

ACR-ABS Practice Parameter for Transperineal Permanent Brachytherapy of Prostate Cancer. 2015. https://www.acr.org/-/media/ACR/Files/Practice-Parameters/brachy-prostate.pdf.

Dieterich, S., E. Ford, D. Pavord and J. Zeng. 2016. *Practical Radiation Oncology Physics*. Chapter 8. Philadelphia, PA: Elsevier.

Khan, F.M. and J.P. Gibbons. 2014. *Khan's The Physics of Radiation Therapy*. 5th Edition. Chapters 15 and 23. Philadelphia, PA: Wolters Kluwer.

Kubo, H.D., et al. 1998. High dose-rate brachytherapy treatment delivery: Report of the AAPM Radiation Therapy Committee Task Group No. 59. *Med Phys* 25(4):375–403.

McDermott, P.N. and C.G. Orton. 2010. *The Physics of Radiation Therapy*. Chapter 16. Madison, WI: Medical Physics Publishing.

Nath, R. et al. 1997. Code of practice for brachytherapy physics: Report of the AAPM Radiation Therapy Committee Task Group No. 56. American Association of Physicists in Medicine. *Med Phys* 24(10):1557–1598.

Pfeiffer, D., et al. 2008. AAPM Task Group 128: Quality assurance tests for prostate brachytherapy ultrasound systems. *Med Phys* 35(12):5471–5489.

Potter, R., et al. 2013. ICRU Report No. 89, Prescribing, Recording and Reporting Brachytherapy for Cancer of the Cervix. *ICRU* 13(1):1–258.

Wyckoff, H.O., et al. 1985. *ICRU Report No. 38, Dose and Volume Specification for Reporting Intracavitary Therapy in Gynecology*. Bethesda, MD: ICRU.

Yu, Y., et al. 1999. Permanent prostate seed implant brachytherapy: Report of the American Association of Physicists in Medicine Task Group No. 64. *Med Phys* 26(10):2054–2076.

习题

注：＊表示问题较难。

1. 将图 PS26.1 中的曲线与 ^{192}Ir 平面插植的尺寸进行匹配。深度指插植中垂直于源方向的深度。（　　）

    a. (5×5) cm^2 b. (10×10) cm^2

图 PS26.1　平面插植活度

2. 在平面插植中,哪种同位素的剂量随深度的衰减最慢?（　　）

    a. ^{192}Ir   b. ^{226}Ra   c. ^{137}Cs   d. ^{125}I

3. 前列腺癌粒子植入在植入当天的 $D_{90\%}$ 与植入后 30 d 的 $D_{90\%}$ 相比如何?（　　）

    a. 更高   b. 更低   c. 相同

4. 如果施源器表面的剂量率为 10 Gy/h,则图 PS26.2 中阴道直筒施源器计划在点 1 处的剂量率是多少?（　　）

    a. 4.4 Gy/h   b. 6.7 Gy/h   c. 11.0 Gy/h   d. 22.5 Gy/h

5. 在图 PS26.2 所示的施源器中,如果表面的剂量分布均匀,哪个位置驻留时间最长?（　　）

    a. 最底部(最近端)   b. 最顶部(靠近尖端)

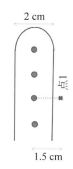

图 PS26.2　HDR 直筒施源器计划驻留点位置

c. 都是一样的　　　　　　　　　　　　　d. 取决于施源器的直径

6. 列出 3 种在宫腔管-卵圆体治疗计划中减少直肠剂量的方法。

7. 如果换源后初始治疗时间为 3.5 min,那么换源 3 个月后的阴道直筒施源器计划的治疗时间是多少?(　　)

　　a. 1.0 min　　　　　　b. 1.5 min　　　　　　c. 8.1 min　　　　　　d. 11.8 min

8. 列出宫腔管-环形施源器与宫腔管-卵圆体施源器治疗中期宫颈癌的优点和缺点。

*9. 在 ^{192}Ir 治疗乳腺癌术后残腔计划中,多通道施源器的一个优点是什么?(　　)

　　a. 较短的治疗时间　　　　　　　　b. 较小的治疗体积

　　c. 改善皮肤保护　　　　　　　　　d. 简单

10. 列出 HDR 在术中放疗(IORT)中相对于电子束放疗的优缺点。

第**27**章
患者安全和质量改进

患者安全和质量改进是一个涉及内容非常广泛的主题,本章重点讨论维持和提高质量的两种具体技术:事件学习(27.1 节)和风险分析(27.2 节)。尽管这些内容不只涉及物理学领域,但由于医学物理师的一个主要工作是质量管理监督,所以这也是本书的一个主题。

27.1 事件学习和根本原因分析

27.1.1 错误示例和命名

图 27.1.1 显示了一个错误(未按照预定方案的处方错误)场景,该错误通过工作流程的各个环节最终传递到患者治疗,在常规治疗单审核发现之前,计划已经完成 4 个治疗分次。这类问题被归类为事件(incident),也就是说,错误已经传递到患者治疗。如果该事件是在治疗前发现的,如由合格的医学物理师通过审核发现,该错误就会被归类为一个未遂事件(near-miss)。由于剂量误差超过了处方剂量的 25%($250/200 \times 100\% = 125\%$),因此理论上这是应该向监管机构报告的,法规规定剂量偏离处方剂量的 20% 需要向监管机构报告。在美国,这个机构是州卫生部。然而,这里需要注意的是,治疗分次为 25 次,如果在 4 个分次后纠正错误,总误差将是($4 \times 250 + 21 \times 200 - 5000$)/5000$\times 100\% = 4\%$,这是不用报告的。但因为错误已经影响了患者治疗,这仍然应归类为事件。

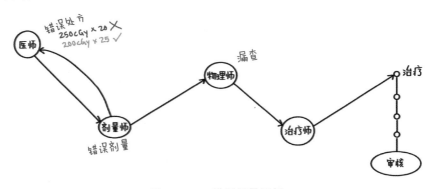

图 27.1.1 错误场景示例

27.1.2 瑞士奶酪事故模型

针对类似错误示例,曼彻斯特大学心理学教授詹姆斯·里森(James Reasons)提出了瑞士奶酪事故模型(图 27.1.2)。这里出现了一个错误,但在患者治疗之前,可能会在很多安全保障机制中的某一环节被发现,如由物理师或治疗师审核,或通过采集影像发现。这些安全保障机制就像一层层的奶酪。然而,这些安全机制运转并不完美。存在漏洞,这些漏洞可能排列起来使错误传递下去。

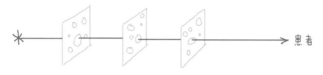

图 27.1.2 瑞士奶酪事故模型

27.1.3 根本原因分析

上述的错误场景提供了一个学习和改进的机会。这方面的一个重要手段是根本原因分析(root-cause analysis,RCA),让人们试图理解导致错误的潜在因果因素,以防止错误发生。在 RCA 中,人们调查事件以确定需要关心的问题(发生了"什么")和促成因素("为什么"发生)。尽管名称是"根本原因",但是通常没有一个单一的原因,而是有很多原因组合在一起。在上面的例子中,其中一个原因可能是缺少放射治疗师的审核。在 RCA 中,人们会反复问,为什么要揭示更深层次的因果因素。也许有一个新的治疗师不能理解为什么应该做审核。反过来,这可能是由于缺少正式的规章制度,等等。在进行 RCA 时,采用一种"系统思维"的方法是有帮助的,通过这种方法,人们看到的不仅是人和他们的行为,而且看到他们所工作的系统。这与安全文化(just culture)的概念有关,但不会对错误采取惩罚,而是试图理解是什么导致错误发生的。**安全文化、事件学习和 RCA 是关键的概念**。

27.2 事件学习

有强而有力的研究数据和行业建议支持在医疗和放射治疗中使用事件学习。数据显示,利用事件学习,事件报告率更高的医院的临床实践更安全。尤其是利用未遂事件作为学习工具可以明显改善临床实践的安全性。来自工业工程的海恩三角(Heinrich's triangle)指出,对于每一个危害事件都存在很多未遂事件和错误实践。国家和国际协会推荐使用事件学习,包括 ASTRO,在其《安全是没有事故》(Safety Is No Accident)报告中明确推荐使用事件学习。这里,值得一提的是一个由 ASTRO 和 AAPM 支持的在美国实践的国家系统-放射肿瘤学事件学习系统(Radiation Oncology Incident Learning System,RO-ILS™)。该系统于 2014 年推出,在受保护且非惩罚性的环境下提供了一个共享学习平台。这是在患者安全组织(Patient Safety Organization,PSO)的支持下开展,PSO 是一个受美国法律保护的机构。这些内容和其他相关问题将在视频中进一步讨论,更多的信息可以在最近的一篇关于放射肿瘤学事件学习的综述中找到(Ford&Evans,2018)。

27.3 失效模式与效应分析

27.3.1 失效模式与风险

FMEA 风险分析的目的是了解和识别所关注的复杂过程中的风险。这方面的一个标准参考文献是 AAPM 工作组 100 号报告（Huq et al.，2016），该报告为放射治疗环境中的 FMEA 提供了一个明确的指南。更多的细节也可以在视频中找到。

失效模式本质上是在处理过程中可能出错的任何事情。如治疗部位错误或者化疗开始时间沟通错误。FMEA 包括识别这些潜在的失效模式，然后为每个失效模式分配一个风险的数值分数。

27.3.2 FMEA 流程

FMEA 包含几个关键步骤。第一步，确定要研究的过程。通常，选择一个更聚焦的过程会更好（例如，SBRT 治疗计划，而不是所有的治疗计划）。第二步，组建一个应该包括所有相关专业小组的团队。第三步，绘制工作流程图。第四步，对可能出现的失效模式进行头脑风暴。第五步，对这些失效模式进行风险评分。

27.3.3 FMEA 评分系统

FMEA 评分考虑了 3 个变量：严重程度，S（失效模式到达患者后可能有多严重）；发生情况，O（在实践中发生的频率）；可检测性，D（识别失效模式的困难程度）。这 3 个分数通常采用 1~10 的等级制（建议分数见 TG-100 表格）。请注意，可检测性评分 10 意味着失效模式很难被检测到。S、O 和 D 的评分相乘得到风险优先级数，$RPN=S\times O\times D$。表 27.3.1 显示了两个示例的失效模式和评分。第一个示例失效模式的严重程度更低，但是风险评分更高，这是因为它更难被检测到。FMEA 的最终结果是一个按风险排序的失效模式列表，可以用于进一步的质量改进。

表 27.3.1 失效模式示例和相关的 FMEA 评分

失效模式	严重程度	发生情况	可检测性	$RPN=S\times O\times D$
重复治疗病例的沟通错误	7	7	6	294
治疗部位错误	8	6	2	96

27.3.4 FMEA 与事件学习

开始应用 FMEA 可能有点挑战性，但也不需要耗费很长时间。FMEA 对事件学习起到了有效的辅助作用，特别是识别临床中不经常发生但可能构成风险的潜在问题。更多信息可见视频。

进阶阅读

ASTRO. 2019. Safety is no accident. https://www.astro.org/Patient-Care-and-Research/Patient-Safety/Safety-is-no-Accident.

Dieterich, S., E. Ford, D. Pavord and J. Zeng. 2016. *Practical Radiation Oncology Physics*. Chapter 12. Philadelphia, PA: Elsevier.

Ford, E.C. and S.B. Evans. 2018. Incident learning in radiation oncology: A review. *Med Phys* 45(5):e100–e119. doi:10.1002/mp.12800.

Huq, M.S., et al. 2016. The report of Task Group 100 of the AAPM: Application of risk analysis methods to radiation therapy quality management. *Med Phys* 43(7):4209–4262.

习题

注：＊表示问题较难。

1. 什么特征最能描述一个未遂事件？（　　）

   a. 到达患者身上，但不是一个造成影响的不良事件

   b. 到达患者身上，但可以通过医疗干预来避免伤害

   c. 虽然没有到达患者身上，但却代表了一种风险

   d. 虽然没有到达患者身上，但在过去发生过

2. 一个有效的根本原因分析工作的特点是什么？（　　）

   a. 高年资管理者领导　　　　　　　　b. 针对所有未遂事件

   c. 以一种客观的方式来确定责任　　　d. 揭示了一个以上的起因

3. 以下哪个(些)是"系统思维"和"安全文化"的特征？（　　）

   a. 人为错误被认为是一个关键的起因　b. 遵章守纪，人人平等

   c. 对错误"免责"的环境　　　　　　　d. 个人责任与医疗服务系统一起考虑

4. 根据"海恩三角"（Heinrich's triangle），放射治疗中哪一种情况最常见？（　　）

   a. 剂量超量 20%　　　　　　　　　　b. 使用错误的同位素

   c. 忘记身份信息验证　　　　　　　　d. 胶片等中心错误

5. 在患者安全组织的支持下使用事件学习系统的优势是什么？（　　）

   a. 数据保护　　　　　　　　　　　　b. 更快地建立好系统

   c. 可以在美国以外的地方使用　　　　d. 访问来自其他医疗机构的事件报告

6. 以下哪些 QI 工具可用于评估一个新的 SBRT 项目中的安全风险？（　　）

   a. 失效模式与效应分析（FMEA）　　　b. 根本原因分析

   c. 事件学习　　　　　　　　　　　　d. 检查表

7. 根据总体风险对以下失效模式进行排序。

失 效 模 式	严 重 程 度	发 生 情 况	可 检 测 性
失效模式 1	9	2	5
失效模式 2	3	9	2
失效模式 3	7	5	5

8. 每年对机器输出的外部核查会降低风险的哪个(些)方面?(　　　)

    a. 严重程度　　　　　b. 发生情况　　　　c. 可检测性　　　　d. 财务

9. 哪些质量改进步骤将有助于防止治疗 MU 计算("手动计算")错误的患者? 逐项分析,标出每项分别是预防错误还是发现错误。(　　　)

    a. 调试确认　　　　　　　　　　　b. 年度质量保证

    c. 由第二个人进行审核　　　　　　d. 对新员工进行流程培训

*10. 根据 2010 年《纽约时报》报道的 IMRT 照射错误事件,列出所有可能识别出该错误的潜在 QA 步骤。

英 中 对 照

^{18}F-fluorodeoxyglucose,^{18}F-FDG(^{18}F 氟代脱氧葡萄糖)

^{90}Sr-chloride(氯化锶)

^{90}Y(钇-90)

^{131}I(碘-131)

^{177}Lu(镥-177)

^{223}Ra-chloride(氯化镭)

4DCT(四维 CT)

90-degree pulse(90°脉冲)

180-degree pulse in MRI(磁共振成像中的 180°脉冲)

3D conformal radiation therapy,3D-CRT(三维适形放射治疗)

A

AAPM Task Group 43,TG-43(美国医学物理学家协会第 43 号报告)

AAPM,TG-51(美国医学物理学家协会第 51 号报告)

AAPM,TG-69(美国医学物理学家协会第 69 号报告)

AAPM,TG-119(美国医学物理学家协会第 119 号报告)

AAPM,TG-120(美国医学物理学家协会第 120 号报告)

AAPM,TG-142(美国医学物理学家协会第 142 号报告)

AAPM,TG-476(美国医学物理学家协会第 476 号报告)

AAPM,TG-218(美国医学物理学家协会第 218 号报告)

AAPM,TG-263(美国医学物理学家协会第 263 号报告)

accredited dosimetry calibration laboratories,ADCL(认证过的剂量校准实验室)

achromatic bending magnet(消色差的偏转磁铁)

Acuros XB algorithm(Acuros XB 算法)

adaptive radiotherapy,ART(自适应放射治疗)

automatic frequency control,AFC(自动频率控制)

air kerma strength(空气比释动能强度)

Al_2O_3：crystal(三氧化二铝：晶体)

Alpha decay(α 衰变)

anisotropy function(各向异性函数)

anode design and materials(阳极设计和材料)

anti-scatter grid(防散射滤线栅)

artifacts in CT scans(CT 扫描伪影)

artifacts in magnetic resonance imaging(磁共振成像伪影)

atomic structure(原子结构)

attenuation(衰减)

Auger electrons(俄歇电子)

Aurora borealis(北极光)

B

B_0 field(B_0 场)

backprojection(反投影)

beam attenuation and spectra(射束衰减和能谱)

beam profile(射束离轴剂量分布)

beams-eye-view,BEV(射野方向观)

beam shaping(射束整形)

Beer's law(比尔定律)

BEIR Ⅶ report(电离辐射生物学效应报告Ⅶ)

bending magnets and targets(偏转磁铁和靶)

Beta decay(β 衰变)

Beta-minus decay(β$^-$ 衰变)

Beta-plus decay(β$^+$ 衰变)

Bethe-Bloch formula(贝特-布洛赫公式)

binding energy(结合能)

boron neutron capture therapy,BNCT(硼中子俘获治疗)

Bohr model(波尔模型)

bolus(组织补偿物)

brachytherapy(近距离治疗)

Bragg-Gray cavity theory(布拉格-格雷空腔理论)

breath-hold treatment(屏气治疗)

bremsstrahlung photons(韧致辐射光子)

Brown-Roberts-Wells system,BRW system(布朗-罗伯茨-威尔斯系统)

flattening filter(均整器)

fluid-attenuated inversion recovery，FLAIR(液体衰减反转恢复序列)

focal spot(焦点)

fractionated stereotactic radiation therapy，FSRT(分次立体定向放疗)

G

Gamma analysis(伽马分析)

Gamma index（γ-index）(伽马指数)

GammaKnife®(伽马刀)

geometric penumbra(几何半影)

geometry function(几何函数)

gradient distortions(梯度失真)

gross tumor volume，GTV(大体肿瘤区)

gyromagnetic ratio(旋磁比)

H

Halcyon® system(Halcyon®系统)

half-life(半衰期)

half-value layer，HVL(半价层)

H&D curve(胶片感光特性曲线)

HDR brachytherapy(高剂量率近距离治疗)

heavy ion beam(重离子束)

heel effect(足跟效应)

helical CT scanning(螺旋CT扫描)

I

image-guided radiation therapy，IGRT(影像引导下进行放射治疗)

image acquisition(图像采集)

image quality(图像质量)

immobilization devices(固定装置)

intensity modulated radiation therapy，IMRT(调强放射治疗)

incident learning(事件学习)

inhomogeneities(不均匀性)

inter-fraction motion(分次间运动)

interleaf leakage(叶片间漏射)

internal conversion mode(内转换模式)

internal gross tumor volume，iGTV(内大体肿瘤区)

internal target volume，ITV(内靶区)

International Commission on Radiation Units and Measurements，ICRU(国际辐射单位与测量委员会)

intra-fraction motion(分次内运动)

inverse planning(逆向计划)

inverse square falloff(平方反比衰减)

inversion recovery（IR）pulse sequences in MRI(磁共振成像中的反转恢复脉冲序列)

in vivo dosimetry(在体剂量测量)

ion collection efficiency(离子收集效率)

irradiated volume，Ⅳ(照射区)

isocenter(等中心)

isomeric transition(同质异能跃迁)

isotopes(同位素)

J

jaws(铅门)

K

kerma，defined(比释动能定义)

kernels(剂量核)

kilovoltage（kV）image(千伏级图像)

Klein-Nishina formula(Klein-Nishina公式)

klystron(速调管)

L

Larmor frequency(拉莫尔频率)

laser alignment(激光定位系统)

Leksell G-frame(Leksell G型框架)

linear energy transfer，LET(传能线密度)

linac-based SRS(基于直线加速器的立体定向放射外科)

linac beam energy(直线加速器中的射线能量)

linac collimation system(直线加速器准直系统)

linear accelerator systems(直线加速器系统)

linear attenuation coefficient(线性吸收系数)

line focus principle(线聚焦原理)

longitudinal magnetization(纵向磁化)

low-dose rate（LDR）brachytherapy(低剂量率近距离治疗)

low-energy photons(低能光子)

luminescent dosimeter(发光剂量计)

M

magnetic resonance imaging，MRI(磁共振成像)

magnetic susceptibility artifact(磁敏感伪影)

magnetron(磁控管)

magnification(放大倍数)

Poisson distribution(泊松分布)

polarity correction factor, P_{pol}(极性校正因子)

precession(进动)

primary collimator(初级准直器)

pristine Bragg peak(原始布拉格峰)

profile flatness(离轴剂量分布平坦度)

prostate brachytherapy(前列腺近距离治疗)

proton beam(质子束)

proton therapy(质子治疗)

proton treatment planning(质子治疗计划)

P-type crystal in diode(P 型晶体半导体)

pulse formation network, PFN(脉冲形成网络)

Q

quality assurance, QA(质量保证)

quantum model(量子模型)

Quimby system(昆比系统)

R

radial dose function(径向剂量函数)

radiation exposure(照射量)

radiation measurement devices(放射测量设备)

radiation protection(放射防护)

radiative energy loss(辐射能量损失)

radiative stopping power(辐射阻止本领)

radiochromic film(放射自显影胶片)

radiographic film(放射性胶片)

radiographic imaging(放射成像)

radioisotopes(放射性同位素)

radiological penumbra(放射性半影)

radionuclide therapy(放射性核素治疗)

radiopharmaceuticals(放射性药物)

random errors(随机误差)

Rayleigh scattering(瑞利散射)

relative biological effectiveness, RBE(相对生物效应)

root-cause analysis, RCA(根本原因分析)

real-time IGRT(实时影像引导放射治疗)

reference depth specification(参考深度的规定)

regions of interest, ROI(感兴趣区)

resolution(分辨率)

respiratory gating(呼吸门控)

respiratory motion(呼吸运动)

RF waves acceleration(射频微波加速)

ring artifact in CT(CT 中的环形伪影)

S

scatter(散射)

scattering foil(散射箔)

source-to-collimator distance, SCD(源到准直器距离)

scintillation detectors(闪烁探测器)

serial CT scanning(断层 CT 扫描)

shielding(屏蔽)

signal-to-noise ratio, SNR(信噪比)

single photon emission computed tomography, SPECT(单光子发射计算机断层扫描成像)

skin-sparing effect(皮肤保护效应)

slalom bending magnet(回转式偏转磁铁)

source model algorithm(源模型算法)

source-to-axis distance, SAD(源轴距)

source-to-surface distance, SSD(源皮距)

spatial resolution(空间分辨率)

spin-echo(自旋回波)

spot scanning(点扫描)

spread-out Bragg peak, SOBP(展宽布拉格峰)

stereotactic radiosurgery, SRS(立体定向放射外科)

standing waveguide(驻波波导)

step-and-shoot mode IMRT(步进式调强放射治疗)

stereoscopic imaging(立体成像)

stereotactic body radiation therapy, SBRT(体部立体定向放射治疗)

stereotactic coordinate system(立体定向坐标系统)

stopping power(阻止本领)

streaking artifact(条状伪影)

superposition convolution(卷积叠加)

surface imaging(表面成像)

Swiss cheese model of accidents(瑞士奶酪事故模型)

synchrotrons(同步加速器)

systematic error(系统误差)

T

total body irradiation, TBI(全身照射)

tumor control probability, TCP(肿瘤控制率)

tenth-value layer, TVL(什值层)

tray factor, TF(托盘因子)

TG-21 protocol for dose calibration(TG-21 剂量校准规程)

TG-43 formalism for brachytherapy(TG-43 近距离治疗体系)

TG-51 protocol for dose calibration(TG-51 剂量校准规程)

thermal luminescent dosimeter，TLD（热释光剂量计）

thermal neutrons（热中子）

Thompson scattering（汤普生散射）

tissue-maximum ratios，TMRs（组织最大剂量比）

tissue-phantom ratio，TPR（组织模体比）

thermal luminescent dosimeter，TLD（热释光剂量计）

TomoTherapy® system（螺旋断层放疗系统）

tongue-and-groove effect in MLCs（多叶准直器的凹凸槽效应）

total body irradiation，TBI（全身照射）

total energy released in matter，TERMA（比释总能）

total skin electron therapy，TSET（全皮肤电子束治疗）

tissue-phantom ratio，TPR（组织模体比）

treatment planning system，TPS（治疗计划系统）

transverse magnetization（横向磁化）

traveling waveguide（行波波导）

treated volume，TV（治疗区）

trans-rectal ultrasound，TRUS（经直肠超声）

TRUS-guided LDR prostate implants（经直肠超声引导低剂量率前列腺癌插植）

tumor control probability，TCP（肿瘤控制率）

U

ultrasound（超声）

Unity® MR-guided linac（Unity® 磁共振引导直线加速器）

V

volumetric modulated arc therapy，VMAT（容积旋转调强治疗）

voxel（体素）

W

wedge angle（楔形角）

wedge factor，WF（楔形因子）

wedge systems in linacs（直线加速器中的楔形板系统）

Winston-Lutz test（Winston-Lutz 测试）

X

X-ray tubes（X 射线管）